W0332343

Homöopathische Behandlung bei Säuglingen und Kindern

H. N. Guernsey

Dieses Buch ist zu beziehen bei:

Similimum-Verlag – Homöopathische Literatur
Aleksandar Stefanovic
D-53809 Ruppichteroth · Mertener Straße 34
Tel. 0 22 47/8 97 44 · Fax 1 21 82

© Copyright 2001, alle Urheberreche bei
Similimum-Verlag für homöopathische Literatur,
Aleksandar Stefanovic, D-53809 Ruppichteroth

Alle Rechte, einschließlich auszugsweiser oder photomechanischer Wiedergabe, vorbehalten. Kein Teil dieses Buches darf ohne schriftliche Genehmigung des Verlages in irgendeiner Form – durch Photokopie, Mikrofilm oder irgendein anderes Verfahren – reproduziert oder in eine von Maschinen, insbesondere von Datenverarbeitungsmaschinen, verwendbare Sprache übertragen oder übersetzt werden.

Satz: Satzstudio K. H. Romanowski, Ruppichteroth
Coverdesign: Made in Mondorf, Niederkassel-Mondorf
Druck: Krips b. v., NL-Meppel

ISBN 3-930256-11-8

Henry N. Guernsey

Homöopathische Behandlung bei Säuglingen und Kindern

Ins Deutsche übertragene, von Aleksandar Stefanovic mit umfangreichen Nachträgen versehene, erweiterte Fassung.

SIMILIMUM-VERLAG
HOMÖOPATHISCHE LITERATUR
ALEKSANDAR STEFANOVIC

Inhaltsverzeichnis

Vorwort

Das vorliegende Werk – Homöopathische Behandlung bei Säuglingen und Kindern – enthält die deutsche Übersetzung der Kapitel 41 bis 46 aus *H. N. Guernsey's* Werk *„The Application of the Principles and Practice of Homoeopathy to Obstetrics**". Hier finden sich, im zweiten Teil des Werkes, hervorragende homöopathisch-therapeutische Angaben zur Behandlung von Krankheiten bei Säuglingen und Kindern.

H. N. Guernsey stellt die charakteristischen, für die Arzneimittelwahl bei der Behandlung von Kindern besonders relevanten Symptome im Sinne seiner *Keynote-Methode* heraus. Es handelt sich hierbei um Symptome bzw. Symptomenkombinationen, die das Eigentümliche, Charakteristische eines Falles bzw. Arzneimittels in so treffendem Maße ausdrücken, dass bei deren Vorhandensein zuverlässig auf die Heilfähigkeit der entsprechenden Arznei geschlossen werden kann.

Hierzu eine Anmerkung *Guernseys*: „Die Gliederung des Werkes wird manchen Lesern neuartig vorkommen und könnte vielleicht auf den ersten Blick beanstandet werden, da es so aussehen mag, als würde hier anhand einzelner Symptome verordnet – das ist aber nicht der Fall! Es geht hier darum, einige ausgeprägte charakteristische Symptome herauszuheben, die sich häufig als Leitsymptome erweisen. Jedes Ding muss einen Kopf haben, so auch die Symptomatologie. Und wenn das innerste oder sonderlichste oder Schlüsselsymptom aufgedeckt werden kann, wird man feststellen, dass sich alle anderen Symptome des Falles ebenfalls bei dem Arzneimittel finden lassen, das dieses einzigartige Symptom in seiner Pathogenese zur Erscheinung bringt. Es muss also in dem Arzneimittel der Wahl eine Symptomenkombination geben – eine eigentümliche, charakteristische Kombination – oder anders ausgedrückt, einen Grundton (Leitgedanken, Schlüsselsymptom). Schlagen Sie diesen Ton an, und mühelos wird alles andere mitschwingen und in Einklang gebracht.

Wenn bei Kindern, die an Koliken leiden, ein roter Satz in der Windel festgestellt wird, so wissen wir, dass *Lycopodium* angezeigt ist. Durch die Wirkung dieses Mittels wird der *gesamte* krankhafte Zustand des Kin-

* Deutsche Fassung im *Similimum-Verlag*, 1995 – *„Homöopathie in Gynäkologie und Geburtshilfe"*. Amerikanisches Original erstmalig im Jahre 1867 erschienen.

des beseitigt, die gesamte Kette von Störungen, die mit dem Erscheinen des Harnsatzes ihren Höhepunkt fand. Der Harn indiziert hier *Lycopodium*; er ist das *Keynote* für dieses Arzneimittel in einem solchen Fall; und auch die anderen Symptome des Kindes werden dem Mittel zugeordnet werden können und ebenfalls durch diese Arznei beseitigt werden."*

In diesem Sinne kann das Keynote auch als einprägsames Leitmerkmal in der unübersehbaren Symptomenfülle der Mittel verstanden werden, das als „Spitze des Eisbergs" sichtbar ist, aber eben auch sämtliche, nicht so deutlich in Erscheinung tretende Symptome in seiner Pathogenese beinhaltet. Die *Keynote*-Betrachtung bietet somit eine Leitlinie, die vermeidet, sich in der Vielzahl der Symptome zu verlieren.

„Mit Hilfe des *Keynote-Systems* war *Stapf* in der Lage, unter Anwesenheit einer bewundernden Klasse von Schülern, ohne eine Frage zu stellen, korrekt zu verordnen, da das objektive *Keynote*, das in der Erscheinung des Patienten wahrgenommen werden konnte, ihm die Gewissheit vermittelte, dass unter *Cantharis* der *gesamte* Zustand und auch alle anderen Symptome sich finden würden."*

Dem oben ausgeführten Leitgedanken folgend wurden in dem vorliegenden Werk die von *Guernsey* angegebenen Indikationen durch weitere bzw. ähnliche Symptome zur Illustration ergänzt und erweitert. Diese Nachträge stammen, bis auf wenige Ausnahmen, aus „klassischen" Quellen und wurden zur Kenntlichmachung als Hinzufügung in [eckige Klammern] gesetzt sowie mit Hochzahlen für die einzelnen Quellen** versehen. Diese Nachträge sollen den symptomatischen Hintergrund der einzelnen Keynotes erhellen und darüberhinaus zusätzliche Möglichkeiten zur Verordnung der Mittel bieten.

Neben der Ergänzung derjenigen Arzneimittel, die *Guernsey* innerhalb der Kapitel aufführt, habe ich bei der Bearbeitung der vorliegenden Fassung außerdem zusätzliche Arzneimittel bzw. deren Symptomatiken in die unterschiedlichen Kapitel eingegliedert. Hierbei handelt es sich um solche Arzneien, die sich bei der Behandlung der angegebenen Beschwerden ebenfalls einen besonderen Ruf erworben haben und in der Praxis entsprechend bestätigt wurden.

* Auszug aus dem Artikel *„The „Keynote"-System; Hahnemannian Monthly"*, Vol. III (1868), No. 12. Als deutsche Übersetzung nachzulesen in *„Keynotes zur Materia Medica"* von *H. N. Guernsey*, Dynamis Verlag, Oberhausen, 1993.

** Siehe hierzu die Quellenangaben auf S. 299.

Sämtliche Hinweise und Symptome, die in den verschiedenen Kapiteln unter bestimmten hinweisenden Überschriften genannt werden, sind selbstverständlich auch bei jeglicher anderen Erkrankung einsetzbar, sofern sich die Symptomatik deckt. Dementsprechend sind z. B. die allermeisten der Indikationen in dem Kapitel Diphtherie ebenso auch z.B. für Tonsillitiden etc. anwendbar, was das Fehlen eines solchen Kapitels (Tonsillitis) so gut wie ausgleicht. So ist beispielsweise die sanfte, weinerliche Gemütsart des *Pulsatilla*-Kindes, das Verlangen nach frischer Luft und die eigentümliche Durstlosigkeit dieser Patienten eine Symptomenkombination, die bei *jeglicher* Erkrankung ausschlaggebend für die Wahl dieses Mittels sein kann, und zwar auch dann, wenn *Pulsatilla* nicht unter den genannten Mitteln in der Auflistung für eine bestimmte Erkrankung auftaucht. Das ist eine allgemeine Regel in der Homöopathie und gilt grundsätzlich, da für die Mittelwahl die besondere *Ähnlichkeit* entscheidend ist, und nicht der klinische Begriff. (Siehe hierzu auch den *Chamomilla*-Fall im Kapitel Krupp, S.100.) Dennoch halte ich es für eine Hilfe, ein solches Werk, wie das vorliegende, in klinisch definierte Abschnitte zu gliedern, da die hier enthaltenen Mittel sich als die häufigsten für die genannten Beschwerden erwiesen haben und viele Male bestätigt wurden.

Klinische Begriffe, die mitunter am Ende von Symptomen in (runden) Klammern auftauchen, sind so zu verstehen, dass diese Symptomenkombination in dem speziellen Fall gerade diese (in Klammer genannte) Erkrankung geheilt hat. Die dort angegebenen Symptome sind aber nicht nur auf diese genannte Erkrankung zu beschränken, wie bereits oben ausgeführt wurde.

Die von mir bei der Übersetzung und Überarbeitung der homöopathischen Indikationen vorgenommenen Ergänzungen stellen eine beträchtliche, sehr umfangreiche Erweiterung dieses Werkes dar. Arzneimittel, die gänzlich neu in die Kapitel eingebracht wurden, stehen vollständig in einer kennzeichnenden [Klammer].

Das am Schluss des Buches zusätzlich eingearbeitete Repertorium „Kinder“ bietet Hinweise für die akute und chronische Behandlung und beinhaltet speziell solche Rubriken, Symptome und Arzneimittel, die sich besonders bei der Behandlung von Kindern bewährt haben. Dieses Repertorium kann und will die großen, umfassenden Repertorien nicht ersetzen, bietet aber viele äußerst nützliche Hinweise, die gerade für die Mittelwahl bei Kindern von besonderer Relevanz sind.

Die pathognomonischen und pathophysiologischen Ausführungen *Guernseys*, die den Einstieg in die einzelnen Kapitel bilden, wurden, trotz ihres Alters, ungekürzt übernommen und stellen hervorragende Beschreibungen der verschiedenen Krankheitszustände dar, wie sie in dieser Anschaulichkeit heute wohl kaum noch zu finden sind. Diejenigen Passagen des Originaltextes, die durch neuere Erkenntnisse überholt sind bzw. eines Kommentars bedurften, wurden von *Dr. Veronika Rampold* bei ihrer Übersetzung dieser Textabschnitte mit Kommentaren bzw. Fußnoten versehen, wodurch diese Abschnitte zum besseren Verständnis erläutert und auch aktualisiert sind; für diese Unterstützung möchte ich ihr an dieser Stelle meinen ausdrücklichen Dank aussprechen.

Alles in allem bietet dieses Werk somit ein Handwerkszeug, dass den Bedürfnissen des behandelnden Homöopathen, der Homöopathin, in den entsprechenden Krankheitsfällen ebenso gerecht wird wie denen der kranken Kinder und Säuglinge.

Ruppichteroth, den 15. 2. 2001

Aleksandar Stefanovic

Der physiologische Ablauf der Ernährung des Säuglings und dessen Störungen

Der bemerkenswerteste Umstand im Zusammenhang mit einem Säugling ist dessen rasches Wachstum. Im Vergleich mit der sehr großen Aktivität der nutritiven Funktionen eines gesunden Säuglings scheinen die meisten anderen Funktionen desselben fast völlig zu ruhen. Daraus folgt, dass die meisten Erkrankungen eines jungen Kindes entweder primäre Störungen der Ernährung sind oder Folgen solcher Ernährungsstörungen darstellen.

Zunächst sei die normale, physiologische Entwicklung eines Säuglings kurz zusammengefasst, um den Weg für ein vernünftigeres Verständnis derjenigen Erkrankungen zu bereiten, die lediglich Abweichungen von diesem Entwicklungsmuster darstellen, und um Erklärungsmöglichkeiten für die Ursachen solcher Abweichungen zu bieten.

Direkt nach der Geburt des Kindes, bevor die Milchsekretion und der Milchfluss ausreichen, um das Baby zu nähren, befindet sich die Mutter in einem vorübergehenden Zustand des Ausruhens. Dasselbe gilt für die entsprechende Zeitspanne im Leben des Babys. Vor der Geburt war es direkt über den Blutkreislauf der Mutter ernährt worden. Nach seiner Geburt kommt diese kurze Ruhepause, in welcher sein Organismus wohl alle übriggebliebenen Nahrungsstoffe aus dem Blut der Mutter verbraucht. Es tritt ein Zustand des Hungers ein, in welchem der Organismus vorbereitet wird, seine notwendige Nahrung in einer ganz neuen Form und über ein völlig anderes Organsystem zu erhalten.

Nach dem mütterlichen Blut selbst ist die Milch der Mutter die einfachste und nahrhafteste Art von Nahrung und diejenige, welche die geringstmöglichen Veränderungen benötigt, um von ihrem Kind aufgenommen werden zu können. Die Milch enthält alle Nahrungsstoffe, die in die Zusammensetzung des Blutes und natürlich in den Aufbau des ganzen Körpers eingehen. Bei der Laktation der Mutter wird diese Nahrung frisch und nach Bedarf hergestellt und vom Baby von Zeit zu Zeit in kleinen Mengen aufgenommen – unter dem segensreichen Einfluss körperlicher und emotionaler Umstände, welche die freundliche Aufnahme der Nahrung im Organismus des Kindes, deren dankbare Assimilation und das infolgedessen auffallend rasche Wachstum und die Entwicklung des Säuglings in bemerkenswerter Weise fördern. Denn der emotionale Einfluss der fürsorglichen Freundlichkeit und zärtlichen Liebe der Mutter ist ebenso unverzichtbar für das gesamte geistige, intellektuelle und physische Wachstum ihrer Nachkommen wie die lebendige Körperwärme der Mutter, welche sie dem Baby in ihren Armen mitteilt, notwendig und nützlich für den physischen Organismus des Säuglings ist. Das grobmaterielle Leben des Babys wird in der Tat durch die reichliche Versorgung mit Milch aus der mütterlichen Quelle erhalten. Doch wird man finden, dass selbst diese materielle Versorgung einen großen Teil ihrer lebenspendenden Kraft verliert, wenn der ihr innewohnende Geist der Mutterliebe verlorengeht. Kraft dieser Mutterliebe formt die Milch in natürlicher Weise den materiellen Körper, und durch sie vor allem ist die Milch das wichtigste Kommunikationsmittel zwischen der Mutter und ihrem Kind. Dies erklärt bis zu einem gewissen Grade die große Mortalität derjenigen Säuglinge, welche man künstlich aufzuziehen sucht, anstatt dass sie von ihren eigenen Müttern gestillt werden, wie es die Natur will. „Das Baby, dessen Mutter ihm die Mutterrolle (die Brust) verweigert, oder das, durch Unfall, Krankheit oder Tod der Mutter, der von der Natur für es vorgesehenen Nahrung beraubt wird, kümmert oft dahin und stirbt. Solche Kinder kann man oft ohne das Fett sehen, welches ihren Gliedern die natürlichen Rundungen geben würde; ohne die roten Blutkörperchen, welche ihrer Haut die gesunde Farbe verleihen würden; ihr Gesicht trägt schon im Säuglingsalter die Falten des Greisenalters, ihre Stimme ist ein ständiges Wimmern, und ihr ganzer Anblick stellt die Verkörperung des Elends dar. Wenn wir aber solchen Kindern die von der Natur bestimmte Nahrung geben und wenn das passende Arzneimittel nicht zu spät gegeben wird, um sie zu retten, so wird das klägliche Weinen aufhören, das Gesicht einen Ausdruck der Zufriedenheit annehmen, die Glieder werden sich runden und die Haut schön rot und weiß werden. Und wenn wir schließlich das fröhliche Gelächter des Babyalters zu hören bekommen, scheint es fast, als müsse das kleine Häufchen Unglück von vor ein paar Wochen ein Wechselbalg gewesen und das richtige Kind nun aus dem Feenland zurückgebracht worden sein." *

Die Mortalität von Kindern in Säuglingsheimen ist enorm höher als die derjenigen Kinder, welche zwar ihre eigenen Mütter verloren haben, aber innerhalb von Familien aufgezogen werden. Diese Extremfälle, die Waisenhauskinder, zeigen um so offenkundiger die schlimmen Folgen,

* *West*: Diseases of Children. (Fußnote des Autors.)

welche eine Verletzung der Naturgesetze in diesem wichtigen Punkt (der Säuglingsernährung) mit sich bringt. Es folgt eine Zusammenfassung der Methoden und Ergebnisse in den drei wichtigsten Säuglingsheimen Frankreichs, verglichen mit der fast hundertprozentigen Mortalität im größten Säuglingsheim Amerikas, und diese Angaben sprechen für sich. In Lyon wird jedes Kind sogleich bei der Aufnahme einer stillenden Amme übergeben und bleibt nur ganz wenige Tage im Heim, nach denen es zu einer stillenden Pflegemutter aufs Land gebracht wird. In Reims bleibt das Baby ebenso kurz im Säuglingsheim, wird aber weder dort gestillt noch danach, wenn es zu Pflegeeltern gegeben wurde. In Paris bleiben die Kinder oft sehr viel länger im Heim, aber werden zumeist – nicht immer – von Ammen gestillt. Die Mortalität im ersten Lebensjahr bei den Kindern, welche in diese Institutionen kommen, beträgt: in Lyon 33,7 %; in Paris 50,3 %; in Reims 63,9 %.

Der zuständige Pastor des Säuglingsheims auf Blackwell Island, New York, teilte mit, dass von den über 500 mutterlosen Säuglingen, welche er in den 2 Jahren vor dem Januar 1867 getauft habe, nur etwa 25 noch lebten. Die meisten Täuflinge seien innerhalb von 20 Tagen nach ihrer Aufnahme tot zu ihm zurückgekommen (zur Bestattung). Ihre Nahrung war ausschließlich Kuhmilch. Am 1. November 1867 informierte mich derselbe Ehrwürdige Herr, dass er seit dem 1. März 160 Kinder getauft habe, von denen nur sechs noch lebten und die meisten innerhalb der ersten zwanzig Tage im Heim verstorben seien. Diese Kinder waren mit Milch von Kühen gefüttert worden, welche auf der Insel gehalten und gefüttert werden. Andere ungünstige Einflüsse, wie die Seeluft und die kaltfeuchten Ostwinde, zusätzlich zu den üblichen ungesunden Umständen, die mit der Einrichtung so großer Heime untrennbar verbunden sind, müssen in sehr hohem Maße zur Entstehung einer solchen beispiellosen und fast universellen Sterblichkeit beigetragen haben. Trotz all dieser zulässigen Einwände verdient die auffällige und so sehr frühe Sterblichkeit selbst große Aufmerksamkeit, wenn man sie in Relation zu dem großen Unterschied an Lebenskraft setzt, den man zwischen gestillten und künstlich ernährten Säuglingen sieht, und im Zusammenhang mit derjenigen Qualität der Nahrung betrachtet, die am besten zur Erhaltung des Lebens bei diesen Kleinen geeignet ist, wenn sie denn nicht gestillt werden können.

Die Frage nach der besten Ersatznahrung ist von größter praktischer Bedeutung in den vielen Fällen, in welchen die schlechte Gesundheit oder die konstitutionelle Schwäche der Mutter Anlass zu dem Schluss gibt, dass es seiner Konstitution und zukünftigen Gesundheit von großem Nutzen wäre, könnte man es in seinen ersten zarten Lebensmonaten anders ernähren als mit Muttermilch. Später soll davon genauer gesprochen werden. Doch dürfte es angemessen sein, hier schon anzumerken, dass es selbst in denjenigen Fällen, in denen es unmöglich oder unangebracht erscheint, dass die Mutter ihr Kind voll stillt, sehr wichtig ist, dass sie ihr Kind einige Zeit lang saugen läßt – gleich wie kurz diese Zeitspanne sein mag – und dass während dieser Zeit ihre eigene Milch die einzige Nahrung des Säuglings sein sollte. Im Gegensatz zur üblicherweise im Volk herrschenden Meinung wird das Kind auf diese Weise den richtigen Start ins Leben bekommen und besser befähigt sein, sich später von fremder Kost zu ernähren, sollte dies unvermeidlich werden.

Die Muttermilch paßt sich dem sich ändernden Zustand des Babys an, wenn es älter und kräftiger wird. Während der ersten paar Tage nach der Geburt des Säuglings besitzt die Milch eigentümliche Qualitäten. Sie ist nicht nur besonders reich an Fett und Milchzucker, sondern bietet auch ihr Kasein in einer leichter assimilierbaren Form als später. Die Verdauungsorgane des jungen Säuglings sind so empfindlich und störungsanfällig und die Muttermilch so hervorragend an die vergleichsweise schwache Verdauungsfunktion derselben angepaßt, dass es keine leichte Aufgabe ist, einen Ersatz zu bieten, der in ähnlicher Weise ständig zu den veränderlichen Bedingungen und Bedürfnissen des täglichen Wachstums des Säuglings paßt. Doch wird es immer Fälle geben, in denen die Mutter krank oder verstorben ist oder aus anderen Gründen ihre Kinder nicht stillen kann und in denen es auch unmöglich ist, eine Amme zu finden. Für diese Fälle, in denen es notwendig wird, Ersatznahrung zu geben, seien nun genaue Anweisungen gegeben.

Kuhmilch ist am leichtesten zu bekommen, und in vielen Fällen ist sie die einzige Art von Milch, welche zur Verfügung steht.* In ihr ist der An-

* Zusammensetzung der verschiedenen Milcharten nach Angaben der verläßlichsten Autoritäten:

Bestandteile der Milch	Kuh	Stute	Ziege	Schaf	Frau
Wasser	86,28	91,65	86,50	85,62	89,20
Fett	4,38	0,11	3,32	4,20	2,60
Milchzucker	5,27	6,08	5,28	5,00	6,00
Milcheiweiß (Kasein)	3,80	1,82	4,02	4,50	2,00
Verschiedene Salze	0,27	0,34	0,58	0,68	0,20

Als Mittelwert aus 89 Analysen menschlicher Milch fanden MM. *Vernois* und *Becquerel* die folgenden Analysenwerte: Wasser 889,08; Feststoffe 110,92. Die Feststoffe setzen sich wie folgt zusammen: Zucker 43,64; Kasein und Extraktivstoffe (also Gesamteiweiß, d.Ü.) 39,24; Fett 26,66; Salze 1,38. (Fußn. d. Autors.)

teil an Kasein höher als in der Muttermilch, dagegen enthält sie weniger Zucker und im allgemeinen auch weniger Fett. Man muss sie also präparieren, um sie für den Magen des Säuglings, speziell des Neugeborenen, verdaulich zu machen. Zu diesem Zweck wähle man die Milch einer völlig gesunden Kuh, welche ausschließlich von ihrer natürlichen Nahrung, Heu oder Gras, und reinem Wasser lebt. Am besten ist eine „neue Milchkuh" (eine junge Kuh, die ihr erstes Kalb bekommen hat). Nach dem Melken sollte die Milch zwei bis vier Stunden stehen. Dann nehme man den obersten Teil, der am fettreichsten ist, und verdünne ihn zu gleichen Teilen mit sauberem warmem Wasser. Dann süße man die Mischung mit reinem weißem Zucker oder noch besser mit *Milchzucker*, bis ihr Geschmack dem der Muttermilch nahekommt. Auf diese Weise wird der Eiweißgehalt der Mischung verringert und ihr Fett– und Zuckeranteil erhöht, so dass wir eine sehr gute Imitation der Muttermilch erhalten. Es sollte stets sorgfältig darauf geachtet werden, dem Kind seine Nahrung in der richtigen Temperatur zu reichen, welche der von Muttermilch aus der weiblichen Brust so nahe wie möglich kommen sollte. Ein Thermometer erweist sich als sehr nützlich, um der Nahrung stets die gleiche gesunde Temperatur geben zu können. Ebenso wichtig ist es, diese Nahrung oft genug neu zuzubereiten, damit sie kein bisschen angesäuert vorliegt und auch im Magen nicht sauer werden kann; denn ranzige Milch ist für diese kleinen Wesen noch gefährlicher als faulige Nahrung für Erwachsene. Wenn man Milchzucker* statt gewöhnlichen Rohrzuckers zum Süßen dieser Babynahrung verwendet, wird sie in viel geringerem Maße dazu neigen, im Magen des Kindes sauer zu werden und somit schwere Reizungen des Magens und der Gedärme hervorzurufen.

Wenn das Kind älter wird, kann man die Wassermenge langsam verringern. Noch später, mit der Entwicklung der Zähne, kann man dem Kinde zusätzlich eine Portion guten, aus gut gegangenem Teig gebackenen Hausbrotes geben.

Durch sorgfältiges Befolgen des hier beschriebenen Verfahrens kann das neugeborene Baby ernährt werden, ohne seine Verdauungsorgane in tödlicher Weise zu schädigen, bevor es eigene Kraft gewonnen hat, geeignete Nahrung zu verdauen. Die Nahrung des Kindes kann nach und nach

* Jeder Homöopath sollte seinen Freunden diesen unschätzbar wertvollen Stoff zur Verfügung stellen und sie überzeugen, ihn bei jeder Zubereitung von Säuglingsnahrung zu verwenden, denn diese Nahrung *tendiert weit weniger dazu, ranzig zu werden, und ist somit unendlich wertvoller als gewöhnliche Säuglingsmilch.* (Fußn. d. Autors.)

kräftiger gestaltet werden, um sie den steigenden Anforderungen seines täglichen Wachstums anzupassen, wodurch verhindert wird, dass es durch Hunger in die Atrophie gerät oder durch Mangelernährung erkrankt.

Aus denselben Gründen ist es erste Pflicht der stillenden Mutter, für sich zu sorgen, so dass ihr Organismus in einem Gesundheitszustand verbleibt, der geeignet ist, das junge, zarte, von ihr abhängige Leben zu erhalten. Dies lehrt uns in der Tat schon die „rohe Natur". Unsere Kunst erfordert lediglich, dass wir darauf achten sollen, dass solche Frauen sich von einfacher und nahrhafter Kost ernähren, keine ungeeignete oder stark gewürzte Nahrung zu sich nehmen und auch in allen anderen Dingen den hygienischen Regeln folgen, welche zur Stillperiode gehören.

Brustkinder brauchen quantitativ genug Nahrung und sie müssen sie in kurzen Zeitabständen erhalten. Wird die Milch im Überfluss sezerniert, wie es oft der Fall ist, so überlädt das Kind seinen Magen, und der Überschuss wird, mit wenig Anstrengung und ohne Beschwerden, durch Erbrechen oder besser gesagt durch Regurgitation wieder abgegeben. Ist aber der Milchfluss mangelhaft, so strapaziert das Kind die Brust vergebens und ist immer unbefriedigt. Die Milch variiert von Frau zu Frau in ihrer Qualität, ebenso wie in der Menge; und unter verschiedenen Umständen und Bedingungen ändert sie auch bei derselben Frau ihre Zusammensetzung. Geringe Veränderungen des gesunden Standards der Milch können zumindest für eine Weile ohne unmittelbare und klinisch apparente Störung der Gesundheit des Säuglings ertragen werden. Ist die Veränderung aber stärker ausgeprägt, so wird die Gesundheit des Kindes sofort schwer gestört sein. Seine Lebenskraft kann innerhalb weniger Stunden durch Konvulsionen erschöpft oder durch einen nervalen „Schock" nahezu augenblicklich zerstört werden. Letzteres kommt in Fällen plötzlicher und gewaltsamer emotionaler Einflüsse auf die Mutter zustande. Diese heftigen negativen Emotionen, welche sich zuweilen als so akut tödlich für das Brustkind erweisen, werden offenbar mit all ihrer tödlichen Gewalt in das empfindliche System des Kindes eingebracht, über die Milch, welche so rasch in dessen Kreislauf übergeht und das Blut vergiftet.*

* Dieser Glaube, dass es die negativen Gefühle der Mutter *an sich* seien, welche nach einem seelischen Schock derselben die Muttermilch „vergifteten", ist mittlerweile überholt. Es ist möglich, dass *besonders sensible* Babies die zornige Erregung, Trauer oder Verzweiflung der Mutter, nach der Geburt oder schon pränatal, so stark empfinden, dass sie psychogen erkranken; doch daran ist die Mutter nicht „schuld"! Auch können Streßhormone aus dem Kreislauf der Mutter in die Milch übergehen und zu Verdauungsstörungen beim Kinde führen, die allerdings nur dann bedrohliche Formen annehmen, wenn *die Prädisposition oder Psora des Kindes* dies ermöglicht. Anm.d.Ü.

Antipsorische prophylaktische Behandlung

Aus der Abhandlung von Dr. *Leadam* zitieren wir die folgenden ausgezeichneten Anmerkungen über die prophylaktische antipsorische Behandlung der Säuglinge. Er schreibt: „Dr. *Gastier* aus Paris hat sich sehr in das Thema der prophylaktischen Behandlung von Kindern vertieft im Hinblick auf die Prävention der hereditären Dyskrasien, welche unter den Namen *Psora* fallen. Er hat auch erklärt, dass bei Menschen, auf deren Konstitution durch diese Behandlung eingewirkt wurde, die Kuhpockenimpfung in der Regel nicht angehe, und dass sie sogar immun gegen die Pocken selbst seien. Bei allem Respekt für die hier empfohlene Behandlungsmethode haben wir nach wie vor Zweifel, ob man sich wirklich darauf verlassen kann, dass sie all das leistet, was Dr. *Gastier* behauptet. Es mag zur Diskussion stehen, doch allein die Erfahrung kann diese Frage beantworten. Sollten die Ergebnisse der Beobachtung es bestätigen, so würde dies eine schützende und regenerative Kraft in den homöopathischen Arzneien erweisen, von der selbst *Hahnemann* kaum geträumt haben dürfte.

Der von den Spezialisten auf diesem Gebiet empfohlene Therapieplan besteht darin, dem Säugling kurz nach der Geburt zwei Globuli von *Sulphur* C 200 auf die Zunge zu geben und diese Dosis nach vier oder fünf Wochen zu wiederholen, falls nicht krankhafte Erscheinungen eine andere Arznei erfordern. Danach soll um den dritten Lebensmonat herum eine ähnliche Dosis von *Calcarea* (C 200? Potenz nicht angegeben. D.Ü.) verabreicht werden. Dies hat den Vorteil, nebenher noch die Zahnentwicklung zu erleichtern. Unter dieser Therapie wächst und gedeiht das Kind mit einer körperlichen und geistigen Energie, welche Gesundheit anzeigt, und durch sie wird die Wurzel vieler Übel vorbeugend beseitigt."

Zusätzlich oder besser anstatt der Empfehlung von Dr. *Gastier, Sulphur* zu verabreichen, raten wir unter Umständen zur Gabe einer hohen Potenz jener Arznei, welche das exakte homöopathische Simile des psorischen Miasmas der Mutter oder des Vaters ist. Dies gilt in allen Fällen, in denen bei einem oder beiden Elternteilen irgendeine besondere Indikation dieser Art gefunden werden kann, und das, meinen wir, kann in vielen Fällen erreicht werden. In einigen Fällen mag *Calcarea,* in anderen *Arsenicum album,* in weiteren der *Graphit* als Simile zur Konstitution der

Eltern gefunden werden; *und eine einzige Dosis der allerhöchsten Potenz der Arznei,* dem jungen Säugling gegeben, wird einen segensreichen Einfluss ausüben, indem alle die folgenden Erkrankungen, denen Kinder und Jugendliche notwendigerweise ausgesetzt sind, viel weniger gewalttätig und gefahrvoll verlaufen werden.

Pädatrophie, Gedeihstörung, Marasmus, Malassimilation, Malnutrition

Die *Pädatrophie* ist das genaue Gegenteil des gesunden Gedeihens von Säuglingen und besteht in einem allgemeinen *Marasmus* oder Aufbrauch des Organismus. Dieser Zustand kann von der ungesunden oder ungeeigneten Nahrung herrühren, mit welcher sie gefüttert werden (*Malnutrition*, d.Ü.). Er kann aber auch auf eine aufgrund einer inneren, ererbten Krankheit bestehende Unfähigkeit zurückgehen, die Nahrung zu assimilieren (*Malassimilation;* d.Ü.). Daher ist es bei jedem einzelnen Fall sehr wichtig zu differenzieren, welcher dieser zwei Klassen er zuzurechnen ist. Im vorhergehenden Kapitel über die Ernährung der Säuglinge wurden genaue Angaben über den hohen Wert der Mutter- oder Ammenmilch und ihren Ersatz bei Versagen der natürlichen Nahrungsquelle gemacht. In diesem Kapitel beziehen sich unsere Anmerkungen prinzipiell auf jene Fälle, in denen Säuglinge durch tatsächliche Unfähigkeit, die geeignetste Nahrung zu verdauen, welche man ihnen nur bieten kann, nach und nach atrophisch werden (sei es, dass sie mit Mutter- oder Ammenmilch ernährt werden oder, wo beides unmöglich ist, mit künstlicher Nahrung der oben beschriebenen Art).

Die Natur dieser Schwierigkeiten versteht man am besten durch Betrachtung von Extremfällen, wie sie bereits erwähnt wurden. Zuweilen werden Säuglinge bereits in einem auffällig faltigen, geschrumpften Zustand in diese Welt geboren. Bei diesen scheint der Prozeß der atrophischen Degeneration bereits pränatal weit fortgeschritten zu sein. Solche Babies nehmen niemals zu, sondern vielmehr ständig ab, bis sie nach einer Zeit, die von zwei bis drei Tagen bis zu ebenso vielen Monaten variiert, versterben. Einige – oder, man sollte besser sagen, alle – von ihnen sind Opfer einer tiefgreifenden skrofulösen, syphilitischen oder anderen malignen Dyskrasie, welche den Organismus in so materieller

Weise angreift, dass sich die Verdauungsfunktion niemals entfalten kann. Diese hilflosen Wesen vegetieren im Elend dahin, solange ihre mageren Körper noch Energie für die Erhaltung ihres Lebens liefern können, und gehen dann zugrunde, wie es auch mit vielen anderen schon vor der Geburt als Folge einer kongenitalen Ernährungsstörung geschieht.

In anderen Fällen erscheint die Pädatrophie, der Marasmus, die Gedeihstörung, nachdem das Kind anfänglich zunächst begonnen hatte zu gedeihen. Bei diesen Kindern sind die Symptome verschieden. Manchmal wird die Nahrung sogleich nach dem Schlucken wieder ausgeworfen oder kurz danach; zuweilen verläßt sie die Gedärme in unverdauter Form; und in einigen Fällen findet sich eine Diarrhoe mit weißlichen Stühlen, welche eine gestörte Leberfunktion anzeigen. Doch ist in allen Fällen der Gedeihstörung das Kind gereizt, ruhelos, unzufrieden, weinerlich, als befinde es sich in einem andauernden Leidenszustand, und es wird immer magerer und magerer, welche anderen Symptome auch immer vorhanden sein mögen.

In einigen Fällen kann das Problem durch eine schwere Störung des Verdauungsapparates im Zusammenhang mit der Zahnung ausgelöst werden. Der Schlafmangel und die Erschöpfung der Nervenkräfte, die mit einer schwierigen und schmerzhaften Dentition untrennbar verbunden sind, müssen einfach den Magen in Mitleidenschaft ziehen. Somit wird die Nahrung zum Teil wieder ausgeworfen, und zum Teil wird sie im Magen säuern und gerinnen, wodurch sie allein durch ihre Anwesenheit die ursprüngliche Magenreizung steigert;* schließlich wird sie in einer unvollkommen vorbereiteten Form den Därmen übergeben, nur um die gleiche quälende Überreizung auf den ganzen Verdauungstrakt auszudehnen. Aus dieser Maldigestion, die in dieser Weise im Magen beginnt und sich durch die Gedärme fortsetzt, wird im nächsten Stadium der physiologischen Unordnung eine Malassimilation, deren notwendige Folge die Atrophie ist. In anderen fällen kann der Sitz der ursprünglichen Erkrankung eine primäre Störung eines Teils des Verdauungsapparats sein, zum Beispiel die Vergrößerung und Verhärtung der

* Wie wir heute wissen, gerinnt die Milch im Magen des Babys in jedem Falle, doch bei Muttermilch in kleinflockiger, bei falsch zubereiteter Kuhmilch in grobklumpiger und damit schwerer verdaulicher Form. Es ist also nicht die gesäuerte Milch, welche den Rest des Verdauungstraktes reizt. Vielmehr ist der Säugling im Streß des Zahnens anfällig für Infektionen bzw Beschwerden des Magen-Darmtrakts, die sich im akuten Stadium durch Erbrechen, dann durch Diarrhoe und bei Chronifizierung durch Malassimilation äußern. D.Ü.

Mesenterialdrüsen.* Dies ist die gewöhnlichste Art der Atrophie bei skrofulösen Kindern. Und selbst wenn dieses konstitutionelle Miasma (die Skrofulose) nicht so stark ausgeprägt ist, dass es eine solche Erkrankung aus sich selbst heraus entwickeln kann, können sich die Reizung durch Diarrhoe aufgrund von einfacher Maldigestion, durch Würmer oder durch die zerstörerischen Effekte von Kalomel** mit ihm kombinieren, so dass eine solche tuberkulöse Affektion dieser Drüsen entsteht, die zu einer wirklichen *Phthisis intestinalis,* einer tödlichen Schwindsucht mit Sitz in den Gedärmen, wird.

Leadam gibt die folgende Beschreibung der wichtigsten Symptome, welche der Atrophie vorausgehen oder sie begleiten: „Häufiges Bauchweh mit unregelmäßigem Stuhlgang, wobei die Ausleerungen zu häufig und von wechselnder Farbe oder lehmfarbig und wässrig sein können; saurer Geruch nicht nur derAusleerungen, sondern auch des Atems und Schweißes; launischer Appetit und großer Durst; der Urin ist oft trübe und weißlich;† das Kind ist reizbar oder ganz gleichgültig und stumpf, weniger verspielt als sonst, und es schreit gereizt. Das Gesicht wechselt häufig die Farbe, und die Zunge ist entweder cremeweiß belegt oder in unnatürlicher Weise sauber und gerötet. Zugleich mit einer Abmagerung sind Schwellung und Verhärtung des Bauches vorhanden; zuweilen kann man durch die Bauchwände hindurch unregelmäßig geformte kleine Tumoren tasten; die Haut wird schrumpflig, ihre Farbe erdig; es tritt gieriger Hunger auf. Dann folgt Durchfall, wenn er nicht schon die ganze Zeit vorhanden war. Es besteht schleichendes intermittierendes oder kontinuierliches Fieber, das gegen den Abend zu ansteigt, mit Rötung der Wangen und heißer trockener Haut. Schließlich tritt Husten hinzu, extreme Ruhelosigkeit, die Schwäche nimmt zu, und schließlich besteht hektisches Fieber.†† Bei dieser Form der Skrofulose müssen die Funktionen der Gedärme und die Qualität der in sie sezernierten Säfte reguliert werden,

* *Guernsey* macht hier, entsprechend dem Wissen seiner Epoche, eine Erkrankungsfolge - die Mesenterialdrüsenschwellungen - fälschlich zur Ursache. Diese *Tabes mesaraica* ist ein Symptom der früher so häufigen tuberkulösen Infektion des Darmes, die Abmagerung ein anderes, später erscheinendes. D.Ü.

** *Kalomel (Quecksilberchlorid, Mercurius dulcis)* wurde noch zu Beginn unseres Jahrhunderts in unvorstellbarer Weise (als Abführmittel, „Lebermittel", Diuretikum u.a.m.) gebraucht oder vielmehr missbraucht. Sowohl der Gebrauch von Quecksilber in allopathischen Dosen durch die Mutter, welche das Gift im Milchfett dem Säugling mitteilte, als auch die Verabreichung von Kalomel an den Säugling selbst waren gang und gäbe. D.Ü.

† Beim Säugling geht fast jede Organstörung mit „Bauchweh" einher, auch die (unspezifische oder spezifische) Harnwegsinfektion, welche sich in dem hier erwähnten trüben Urin andeutet. D.Ü.

†† Hektisches Fieber nannte man ein remittierendes Fieber mit steilen Zacken, wie es im letzten Stadium der Tuberkulose auftritt. D.Ü.

aber nicht durch Purganzen,* sondern durch Arzneien, welche dem Gesamtzustand des Patienten mitsinnig sind."

Die durch das Zahnen ausgelöste Reizung ist in eigentümlicher Weise geeignet, die eben beschriebene krankhafte Drüsenvergrößerung zur Entwicklung zu bringen, bei welcher der kleine Patient um so magerer wird, je dicker sein Bauch und je gieriger sein Hunger wird. Diese gewöhnlich *Tabes mesenterica* genannte Erkrankung entwickelt sich allerdings kaum jemals in den ersten Lebensmonaten; doch wird ihr Fundament früh gelegt, und zwar in Form der tiefgehenden Schwächung des Organismus durch mengenmäßig ungenügende, aber noch mehr durch falsche Ernährung, durch die abgestandene faulige Luft, welche in den Schlafräumen in Städten und sogar auf dem Lande so gewöhnlich ist, und durch Lichtmangel. „Kinder, die in schlecht beleuchteten und gelüfteten Wohnungen eingeschlossen leben, sind durchwegs nicht gesund. Daher wird selten etwas aus solchen, die in Städten künstlich aufgezogen werden. Auf dem Lande ist ihre Chance zu überleben und zu gedeihen viel größer, denn die reine Luft dort stärkt ihre Verdauungskräfte." **

Behandlung: Bei der Therapie von Marasmus oder Malnutrition ist natürlich die erste indizierte Maßnahme die Suche nach der besonderen Ursache der Störung. Wenn sich irgendein Problem im Bereich der Kost und Versorgung des Kindes selbst oder irgendein Umstand bezüglich seiner Umgebung und Behausung findet, der fähig erscheint, einen ungünstigen Einfluss auszuüben, so muss dieses Problem als erstes beseitigt werden. Indem wir so weit als möglich alle äusseren Auslöser des Marasmus beseitigen, werden wir um so rascheren Erfolg bei der Wiederherstellung der Gesundheit des kleinen Patienten haben, dessen Heilung andernfalls all unsere Fähigkeiten herausfordern könnte. Wo die Ursache der Krankheit in der Nahrungsqualität zu liegen scheint, mag es nun Muttermilch oder Ammenmilch oder irgendeine künstliche Ersatznahrung, Zubereitung von Kuhmilch, sein, so rate man zu Änderungen, welche unter den gegebenen Umständen eine möglichst gesunde Ernährung gewährleisten können. Manchmal ist die Muttermilch unausgewogen zusammengesetzt; die Milch einer bestimmten Kuh kann dem Kind unzuträglich sein; oder die von den Milchmännern in den Städten verkaufte Milch kann, was sie oft auch ist, mit Kreide oder Kalk gefälscht

* Eine solche „Purganz" war das bereits erwähnte *Kalomel* ! D.Ü.

** *Warren*, „Über die Skrofeln". (Fußnote des Autors.)

worden sein. Der Langzeitgebrauch irgendeiner dieser ungesunden Arten von Nahrung wird früher oder später unweigerlich eine Störung hervorrufen, welche zur tödlichen Krankheit des Verdauungstrakts werden kann. Die künstliche Nahrung wird auch in keiner Weise verbessert, wenn man ihr Kalkwasser beimengt, wie man es zuweilen in Säuglingsheimen macht, denn wo diesem vorgehen für lange Zeit gefolgt wird, sterben die Kleinen alle. Tatsächlich zeigt die Erfahrung in diesem Falle genau das, was der Homöopath vorhersagen würde. Diese Kalkzusätze zur Nahrung können tatsächlich die Mägen der Kinder befähigen, die Nahrung besser zu tolerieren, doch verursachen sie noch schwerwiegendere Störungen in den Gedärmen, genau solche Störungen, welche der Homöopath gewohnt ist, mit der potenzierten Zubereitung derselben Arznei, *Calcarea,* zu heilen.

Schließlich sollte als äusserst notwendige Hilfsmaßnahme zusätzlich zum geeigneten Arzneimittel in allen diesen Fällen, welche stets ernst und oft scheinbar hoffnungslos sind, allergrößter Wert darauf gelegt werden, dem kleinen Patienten so viel Licht als möglich, frische Luft, geeignete Kost und, was man oft völlig übersieht, eine genügend ruhige Umgebung zu bieten, so dass das Kind ungestört seiner natürlichen und notwendigen Ruhe pflegen kann. Dann sollte unter genauestmöglicher Übereinstimmung mit allen Symptomen und Zeichen des Kindes und zwar unter Berücksichtigung der besonderen Form von psorischer oder skrofulöser Dyskrasie, welche man möglicherweise in der Konstitution seiner Eltern erkennen kann,* die Arznei gewählt werden .

[**Abrotanum** – Abmagerung, besonders der Unterschenkel;[10] von unten nach oben. – Die Haut ist schlaff und hängt lose herab; Marasmus.[10] – Abwechselnd Diarrhoe und Obstipation; Nahrung geht unverdaut ab.[10] – Das Kind ist widerspenstig und niedergeschlagen.[10]

* Nicht die Atrophie als solche oder ihre uniform auftretenden Zeichen, die Symptome *der Krankheit*, sind zur Mittelwahl geeignet, sondern die individuellen Symptome *des Kindes,* bzw. bei Mangel an denselben die individuellen psorischen Zeichen bei den Eltern. Somit kann jede Arznei, gemeinsam mit den nötigen hygienischen und evtl. chirurgisch-mechanischen Maßnahmen, die Pädatrophie (ob durch Pylorusspasmus, Zöliakie, Würmer, bakterielle, tuberkulöse oder Pilzinfektionen des Darmes oder durch Störungen anderer Organe bedingt) heilen, wenn sie zu den Symptomen *des Kranken* homöopathisch ist. Es verhält sich letztlich bei allen *noch reversiblen* organpathologischen Zuständen (z.B. bei vielen Fällen von Tumorleiden, chronischen Organentzündungen, Autoimmunstörungen) so. „Sieht der Arzt deutlich ein, *was an Krankheiten... das zu Heilende ist...*, ist er ein echter Heilkünstler.“ (*Hahnemann, Organon* VI, § 3) D.Ü.

–Schwäche; kann den Kopf nicht aufrecht halten.[10] – Gesicht runzelig; alt aussehend; blass.[10] – Blut und Feuchtigkeit sickert aus dem Nabel des Neugeborenen.[10] – Krankheiten der Neugeborenen, besonders kleiner Jungen; Hydrocele; Nasenbluten; Abmagerung.[7] – Metastasierung; die eine Krankheit geht in eine andere über.[14]]

Aethusa cynapium – Das Kind erbricht die Milch, schon bald nach dem Trinken, *sehr heftig, plötzlich*; fällt dann in Schlaf, wie durch Erschöpfung.

[– Eignet sich besonders für Kinder, die keine Milch vertragen können.[10] – Heftiges Erbrechen einer schaumigen, milchweißen Masse;[4] geronnener Milch und käsiger Massen.[10] – Alles, was es zu sich nimmt, wird erbrochen, besonders Milch, die geronnen und gelblich oder grünlich wieder herauskommt.[7] – Große Schwäche und Erschöpfung nach dem Erbrechen; das Kind ist dermaßen erschöpft, dass es sofort einschläft, es erwacht dann hungrig, isst erneut und erbricht abermals.[7] – „Hungrig nach dem Erbrechen“ ist hier das Leitsymptom.[7]]

Aloe – Stuhl: Abgang von gallertartigen Klumpen, manchmal klein, zu anderen Zeiten groß, wie „geronnener“ Schleim; kann grünlich oder auch transparent sein.

Argentum nitricum – Diarrhoe; Abgang von grünem, stinkendem Schleim unter viel Blähungsgetöse.

[– Säuglinge sterben früh, haben Marasmus.[10] – Diarrhoe durch Entwöhnung (Abstillen).[10]]

Arsenicum album – Schmerzhafter Stuhlgang; Entleerungen übelriechend und unverdaute Anteile enthaltend; große Entkräftung und blasses, wächsernes Gesicht.

[**Arsenicum jodatum** – Schnelle Abmagerung.[10] – Große Abmagerung und Erschöpfung (Brechdurchfall der Säuglinge).[10] – Große Erschöpfung der Lebenskraft.[7] – Die Modalitäten ähneln mehr *Arsenicum album* als *Jodum*: $<$ durch kalten Wind; $>$ durch Wärme.[7] – Die charakteristische, beständig reizende und wundfressende Eigenschaft aller Absonderungen ist *Hales* Keynote.[7]]

Belladonna – Besonders bei vorzeitig entwickelten (frühreifen) Kindern mit blauen Augen und hellem Haar. – Sie schlafen nicht richtig, obwohl sie schläfrig sind – halb schlafend und halb wachend.

[– Augenentzündung; Krämpfe; Schlaflosigkeit und Weinen der

Neugeborenen.[10] – Schlaflosigkeit nachts, selbst bei Schläfrigkeit.[4] – Öfteres Gähnen, auch wie von Unausgeschlafenheit.[4] – Nachts Unruhe und Umherwerfen; öfteres Erwachen; auch mit schwierigem Wiedereinschlafen; Aufschrecken, besonders auch beim Einschlafen.[4]]

Benzoicum acidum – Sehr streng riechender Urin von ammoniakalischem Geruch.

[– Leitsymptom von *Benzoicum acidum* ist der sehr streng riechende und meist dunkle Urin als Begleiterscheinung bei jeglicher Erkrankung.[7] – Wässrige, helle, sehr übelriechende Stühle bei Kindern; Stühle wie Seifenlauge.[7] – Enuresis nocturna mit dem charakteristischen Harn; hohes spezifisches Gewicht; heiß; riecht wie Pferdeurin.[7] – *Benzoicum acidum* ist ein frostiges Mittel: < im Freien; durch Entblößen; > durch Wärme.[7]]

Bryonia – Erbrechen gleich nach der Nahrungsaufnahme sowie Verstopfung. – Trockene, rissige Lippen; trockener Mund. – Das Kind möchte sich ganz still und bewegungslos verhalten.

[– Säugling: Wunder Mund; das Kind will die Brust nicht nehmen, erst nachdem der Mund angefeuchtet wurde, trinkt es zufriedenstellend.[10] – Großer Durst; muss viel auf einmal trinken.[1] – Verlangen nach Sachen, die abgelehnt werden, unmittelbar, nachdem sie angeboten wurden.[1] – < durch Bewegung; Kinder wollen nicht getragen werden, nur ruhig liegen.[10] – Gehoben- oder Gedrücktwerden tut den Kindern weh.[10]]

Calcarea carbonica – Lehmartige Stuhlentleerungen; trockene und schlaffe Haut; Mesenterialdrüsen vergrößert und induriert. – Großer Kopf mit offenen Fontanellen; reichlicher Kopfschweiß, besonders wenn er in großen Tropfen auf der Haut steht, so dass er das Kissen durchnässt, wenn das Kind schläft. – Husten mit Schleimrasseln in den Bronchien.

[– Die Muttermilch bekommt dem Säugling nicht; sie hat einen unangenehmen, brechreizerregenden Geschmack; das Kind will nicht trinken und weint viel.[10]– Dicke Kinder, eher aufgedunsen und schlaff, blass, jedoch leicht errötend. – Heller Teint; langsame Bewegungen; ungleichmäßiger Wachstum, großer Kopf und weit offene Fontanellen.[7] – Großer Bauch und ungewöhnlich starkes Schwitzen einzelner Körperteile, z.B. am Kopf.[7] – Vergrößerte und verhärtete Lymphdrüsen.[7] – Verzögerte Zahnung; spätes Laufenlernen.[7] – Der Körper ist sauer; saurer Geschmack; saurer Stuhl und Urin.[7] – Pavor nocturnus: das Kind erwacht gegen 2 oder 3 Uhr nachts, schreit, und ist nicht zur Besinnung zu bringen; am nächsten Morgen erinnert es sich an nichts.[7] – < durch Kontakt mit Wasser und durch Kälte; kalte, klebrige Füße.[7]]

[**Calcarea phosphorica** – Der *Calcarea phosphorica*-Patient ist normalerweise abgemagert, im Gegensatz zur typischen Korpulenz des *Calcarea carbonica*-Kindes. – Beide haben große Bäuche, wobei er jedoch bei *Calc-p.* schlaff ist.[7] – Das Kind lehnt die Brust ab; die Milch hat einen salzigen Geschmack; nach Probieren bleibt der Geschmack noch lange im Mund.[10] – Zu weit geöffnete Fontanellen.[10] – Fontanellen bleiben zu lange offen, oder öffnen sich wieder, nachdem sie bereits geschlossen waren.[10] – Kann den Kopf nicht aufrechthalten, muss gestützt werden.[8] – Kinder lernen nicht laufen oder sie verlernen es wieder; magern ab.[10] – Bei *Calc.* finden wir ein Verlangen nach Eiern, bei *Calc-p.* nach Salz und geräuchertem Fleisch.[7] – Verlangen nach fettem Speck bei Kindern ist ein verifiziertes Charakteristikum von *Calcarea phosphorica.*[7]]

Chamomilla – Das Kind ist nur ruhig, wenn es die ganze Zeit über getragen wird. – Diarrhoe; grün und wässrig und schleimig; wie gehackte Eier und Spinat; riecht wie verfaulte Eier. – Röte der einen Wange, bei Blässe der anderen.

[– Jämmerliches Heulen des Kindes, weil man ihm das Verlangte abschlug.[10] – Weinerliche Unruhe; das Kind verlangt dieses oder jenes, und wenn man es ihm gibt, so will es dasselbe nicht oder stößt es von sich.[1] – Etliche Minuten dauernde Anfälle, alle zwei, drei Stunden: Das Kind macht sich steif und biegt sich zurück, strampelt mit den Füßen auf dem Arm, schreit unbändig und wirft alles von sich.[1] – Das Kind will nicht angefasst werden.[10] – Boshaftigkeit bei Kindern.[5] – Nur wenn man es auf dem Arm trägt, kann das Kind zur Ruhe kommen.[1]]

China – Übelriechende, schmerzlose, unverdaute Stühle; Auftreibung des Bauches; Flatulenz.

[– Gelbsüchtig aussehende Säuglinge; Bauch aufgetrieben oder gebläht; vergrößerte Milz oder Leber.[10] – Flatulenz, Völle in Magen und Därmen; Aufstoßen bessert jedoch nicht.[10] – Schmerzlose Durchfälle mit großer Schwäche.[4] – Atrophie und Abmagerung bei Kindern; Abmagerung besonders der Arme und Beine.[3,4] – Beschwerden in Folge von Säfteverlusten (Blutung, Diarrhoe etc.) oder nach heftiger und erschöpfender Krankheit.[10]]

Cina – Das Kind greift sich viel an die Nase, ist sehr unruhig; weint; ist sehr ungezogen.

[– Das Kind verweigert die Mutterbrust.[10] – Neigung, mit dem Finger in der Nase zu bohren;[3] bis Blut herauskommt.[1] – Reibt sich ständig die Nase.[12] – Unaufhörliche Unruhe.[1] – Begehrt viel und mancherlei.[1] – Verschmäht alles Angebotene, auch das, was ihm sonst am Liebsten war.[1] – Höchst weinerlich und klagend ist das Kind; weint jämmerlich, wenn man es anfassen oder berühren will.[1] – Läßt sich durch kein Zureden beruhigen; taub gegen Liebkosungen.[1] – Ärgerlich, quengelig, reizbar.[10] – Äusserst schlechte Laune und Ungezogenheit; schlägt um sich, ist mit nichts zufrieden, jedenfall nicht lange.[8] – Das Kind scheidet Würmer aus, zupft an der Nase oder dem Anus; Hackender Husten; versucht ständig zu schlucken, als wolle es etwas herunterschlucken; es ist schwer zufriedenzustellen.[10]]

Conium – Härte und Aufteibung des Abdomens mit häufigen sauren Stühlen.

Ferrum – Häufiges Erbrechen des Genossenen, [besonders gleich nach dem Essen oder nachts[3]]. – Unverdaute Stühle [Durchfallstühle[3]; auch während Essen und Trinken abgehend; oder nachts[10]]. – Gesichtsröte.

[– Extreme Blässe des Gesichtes; es wird bei der geringsten Gemütsbewegung, bei Schmerz oder Anstrengung rot.[10]]

Graphites – Nässende Stellen auf der Haut des Kindes, sondern eine transparente, klebrige [dicke, honigartige[7]] Flüssigkeit ab.

[– Abmagerung; Abmagerung leidender Köperteile.[10] – Große Magerheit, besonders nach vorher gegebenem *Lycopodium*.[3]]

Hepar sulphuris – Das Kind riecht sauer [*Rheum*]; sauer riechende, weißliche Durchfälle.

Ipecacuanha – Übelkeit, als das hervorstechendste Symptom.

[– Die besondere Form der Übelkeit besteht bei *Ipecacuanha* in einem beständigen, aber vergeblichen Brechreiz; oder es kommt unmittelbar nach dem Erbrechen, statt zu einer Besserung, zu erneutem Brechreiz.[7] – Das Kind schreit und heult heftig und ununterbrochen; steckt die Fäustchen in den Mund; das Gesicht ist blass und der Körper etwas kühl.[1] – Ungeheure Abmagerung.[4]]

Jodum – Braune Gesichtsfarbe und reichliche, musartige Stühle.

[– Ungewöhnlicher Hunger; Heißhunger; mit > des Befindens nach dem Essen.[3] – Möchte gleich nach einer Mahlzeit wieder essen und fühlt sich viel wohler, wenn sie sich recht sattgegessen hat.[2] – Wenn er nicht alle drei oder vier Stunden etwas ißt, so wird es ihm bange; er darf aber

nicht zu viel essen.[2] – Ißt zu oft und zu viel; schnelle Verdauung; verliert aber dennoch laufend an Gewicht.[12] – Ein Jahr lang dauernde Abmagerung bis hin zur Unkenntlichkeit, mit allgemeiner Muskelschwäche, bei ungewöhnlich starkem Appetit.[2] – Abwesenheit von Appetit gehört jedoch auch zum Wirkungsbereich von *Jod*
um, und beide Zustände können es anzeigen. – Atrophie und Abmagerung bis zum Gerippe, auch bei Kindern.[3] – Abmagerung, täglich zunehmende, endet in Marasmus, Atrophie von Drüsengewebe.[6] – Hypertrophie und Verhärtung von Drüsen.[10] – Bei Wachstumsstörungen, Verkrümmung von Knochen und bei Kinderkrankheiten folgt es gut auf *Calcarea*.[7]]

Kreosotum – Sehr fötide Stuhlentleerungen und Exkoriation der Schleimhäute.

[– Scharfe, wundfressende Absonderungen: Tränenabsonderung, welche die Lidränder und Wangen rötet und wund macht; die Mundwinkel sind rot und wund, weil der Speichel brennt und wund macht.[14] – Diese Neigung zum Wundwerden durch die Ex- und Sekrete erstreckt sich auf alle Körpergewebe.[14] – Sobald das *Kreosotum*-Kind das von ihm gewünschte bekommen hat, wirft es dies wieder weg; das Kind ist nicht zufriedenzustellen.[14]]

Lycopodium – Viel Aufruhr, Rumpeln und Poltern im Abdomen. – Der Zustand des Kindes verschlimmert sich nach 16 Uhr und bessert sich wieder um 20 oder 21 Uhr abends.

[– Der obere Teil des Körpers ist abgemagert, der untere halb wassersüchtig; schwache Kinder mit gut entwickelten Köpfen, aber winzigen, kränklichen Körpern; reizbar, nervös; und bei Krankheit ist es schwer, mit ihnen umzugehen; nach dem Schlaf gereizt, stoßen jeden wütend von sich.[7]]

Magnesia carbonica – Grüne, wässrige, sehr sauer riechende Diarrhoe und starke Abmagerung.

[– Unmäßiges Verlangen nach Fleisch bei Kindern mit tuberkulöser Disposition.[7] – Saure Stühle, saurer Schweiß, saurer Geruch des ganzen Körpers [*Rheum*], saures Erbrechen; saurer Atem.[7] – Personen mit schlaffer Faser.[7] – Paßt für einen Zustand, der dem Vorstadium der Tuberkulose ähnelt.[14] – Gewichtsabnahme, die Muskeln werden schlaff, als ob eine ernste Erkrankung im Anmarsch sei.[14] – Kinder tuberkulöser Eltern haben diese Neigung zu Marasmus.[14] – Das Kind gedeiht nicht, trotz guter Ernährung.[14] – Der Hinterkopf flacht ab, wie bei Atrophie des Kleinhirns.[14] – Der Appetit auf Milch, Fleisch und Fleischbrühe nimmt zu, doch werden diese Nahrungsmittel nicht verdaut; und wenn viel Milch getrunken wird, so geht sie in Form eines ton- oder kittartigen Stuhles ab.[14] – Dieser teigige Stuhl, der aussieht, als könne er zu jeder beliebigen Form modelliert werden, ist der typische *Magnesia carbonica*-Stuhl.[14]]

Mercurius – Viel Drängen und Zwängen beim Stuhl, der schleimig, oft sogar blutig ist. – Bei feuchtem Wetter geht es dem Kind nie so richtig gut. – Vergrößerte Drüsen, Nachtschweiße.

[– Für das kindliche Alter besonders passend.[3] – Abendliche und nächtliche Verschlimmerung der Beschwerden.[3] – Höchste Abmagerung, auch mit Erschöpfung aller Kräfte; Austrocknung des ganzen Körpers.[4]]

[**Natrium muriaticum** – Der Säugling lehnt die Brust ab; schlaffes Skrotum, Fröste; anhaltendes Fieber; wunder Mund.[10] – Allgemeine Abmagerung, besonders deutlich am Hals, der sehr dünn und eingefallen ist.[10] – Marasmus der Kinder aufgrund mangelhafter Ernährung.[10] – Verlangen nach Salz; > oder < am Meer.[14] – Wehmütig und kummervoll.[2]]

Nux vomica – Obstipation; große, schwer zu entleerende Stühle; kein Appetit; Schlaflosigkeit nach 3 oder 4 Uhr früh.

[– Ängstlicher Stuhldrang; häufig; erfolglos.[10] – Abmagerung, besonders bei Kindern.[10] – Kein Appetit, oder aber Heißhunger; Verlangen zu Essen, mit häufigem Erbrechen; Obstipation; fahle Haut; gedunsenes Gesicht.[10]]

Oleander – Die Speisen gehen in bemerkenswert unverdautem Zustand ab; zudem sehr leicht, fast unmerklich.

[– Kinder beschmutzen oft die Wäsche (Abgang von Fäzes), beim Abgang von Wind.[10] – Flatus riecht wie faule Eier.[10]]

[**Oleum jecoris aselli** – Schwäche, Abmagerung und Anämie; mangelhafter Ernährungszustand, besonders bei Kindern.[10] – Abmagerung bei Kindern; Kopf und Hände heiß; beständige Neigung zu Katarrhen; Knochenbeteiligung; Rachitis; Fieber in der Nacht, mit Schweiß, hauptsächlich an Kopf, Hals und Händen; kann keine Milch zu sich nehmen; lebhafte Träume; ruhelos und fiebrig in der Nacht.[10]]

Petroleum – Abmagerung; tagsüber Diarrhoe, aber nie in der Nacht.

[– Abmagerung; Reizbarkeit; heftiges, aufbrausendes[4] Gemüt; anfällig für Veränderungen der atmosphärischen Spannung; plötzlicher

Stuhldrang am Morgen, gefolgt von reichlichem, wäßrigem Stuhl; Ekzem, wunde Stellen, Risse, blutende Rhagaden; Diarrhoe nur tagsüber; Kolik zum Zusammenkrümmen, was >, früh beim Erwachen; Hunger nach Stuhlgang; gussartige Entleerungen (Abmagerung bei Kindern).[10]]

Phosphorus – Reichliche Diarrhoe, strömt heraus wie Wasser aus einem Hydranten; gefolgt von Erschöpfung.

[– Abmagerung bei Kindern; hochgewachsene, schlanke Kinder; abgemagert, doch dickbäuchig; Gesicht blass, beinahe wächsern; feine Wimpern, weiches Haar, schnelle Atmung; Diarrhoe mit trockenem Husten; das Kind erwacht oft in der Nacht, heiß und ruhelos; nickt ein, wenn es gefüttert wird; reizbar, aufbrausend; empfindlich gegen äussere Eindrücke und Veränderungen der atmosphärischen Spannung.[10] – Angst bei Gewitter.[14]]

Phosphoricum acidum – Gelbliche und sehr übelriechende [durchfällige[4]] Stühle; das Kind ist sehr teilnahmslos, gleichgültig; verlangt nach nichts und möchte auch nichts.

[– Beständiges Erbrechen der Milch bei einem Säugling; wächserne Gesichtsfarbe, blaue Ringe um die Augen; das Kind weint *nicht*; die Mutter hat nur sehr wenig Milch.[10]]

Podophyllum – Abmagerung; häufige Stuhlgänge täglich, aber von natürlicher Beschaffenheit. – Diarrhoe am Morgen.

[**Psorinum** – Das Kind ist dünner als üblich, blass, erschöpft.[10] – Starke Abmagerung bei Kindern; sie sind blass, kränklich; wollen Tag und Nacht nicht schlafen; sind aufgeregt, reizbar und schreien; oder das Kind ist tagsüber lieb, spielt die ganze Zeit und ist nachts ruhelos, unzufrieden und schreit die Nacht über.[10] – Mitten in der Nacht hungrig, muss etwas zu essen haben.[15] – Wenn *Sulphur* indiziert schien, aber versagte.[15] – Schmutzige Haut; juckende Hautausschläge; übler Körpergeruch, selbst nach dem Baden.[14,15]]

Pulsatilla – Diarrhoe, besonders in der Nacht schlimmer; veränderliche Stühle, so dass kein Stuhl dem anderen gleicht. – Es geht dem Kind für eine Weile viel besser, dann aber wieder ohne ersichtlichen Grund schlechter; in dieser Weise verändert sich die Befindlichkeit des Kindes mehrere Male am Tag; doch verschlechtert sich der Zustand des Kindes normalerweise gegen Abend. – Ausserdem geht es dem Kind *immer an der frischen Luft besser.*

Rhus toxicodendron – Es geht dem Kind besonders nach Mitternach schlechter; die kolikartigen Beschwerden nehmen dann zu, ebenso die Diarrhoe und die Ruhelosigkeit.

[**Sanicula aqua** – Abmagerung; fortschreitend; das Kind sieht alt, schmutzig, schmierig und bräunlich aus.[15] – Die Haut um den Nacken ist schrumpelig, hängt in Falten (*Abrot., Jod., Nat-m., Sars.*).[15] – Spätes Laufenlernen.[14] – Schwäche, Abmagerung, schlecht ernährte Haut, unreine Gesichtshaut, schmutzig, fettig, bräunlich.[7] – Während des Schlafs reichlicher Schweiß am Hinterkopf und im Nacken (*Calc., Sil.*).[16] – Kinder sind eigensinnig, halsstarrig; werden zornig und werfen sich nach hinten.[7] – Langsame Verdauungstätigkeit.[7] – Kinder erbrechen Milch oder Dickmilch schon bald nach der Nahrungsaufnahme; die erbrochene Milch sieht aus wie Schmierkäse.[7] – Vermehrter oder gestörter Appetit; bereits vor den Mahlzeiten hungrig.[7] – Verlangen nach Salz; fettem Speck, der verschlechtert.[7] – Essen löst Stuhldrang aus; muss den Tisch verlassen.[7] – Großer Durst; trinkt wenig, aber oft; erbricht, sobald die Flüssigkeit den Magen erreicht[7]]

[**Silicea** – Abmagerung mit blassem, leidendem Aussehen.[10] – Schwellung, Entzündung und Eiterung von Drüsen; Lymphdrüsen; Parotis.[10] – Säuglinge lehnen die Muttermilch ab oder Erbrechen diese nach dem Trinken.[10] – Mangelernährung; weniger aufgrund von mangelnder Qualität oder Quantität der Nahrung als in Folge von ungenügender Assimilation. – Psychische und physische Überempfindlichkeit. – Skrofulöse, rachitische Kinder mit großen Köpfen; offenen Fontanellen und Suturen; starker Schweiß am Kopf (weniger als bei *Calcarea*), der durch Einhüllen warm gehalten werden muss (*Sanic.*). – Aufgetriebener Bauch; schwache Knöchel; langsames Laufenlernen.[15] – Feingliedriger als das *Calcarea*-Kind.]

Stannum – Die Abdominalbeschwerden des Kindes bessern sich stets durch festen Druck auf das Abdomen, z.B. durch Bauchlage auf etwas Hartem, [indem das Kind z.B. über die Schulter der Mutter gelegt wird].
[– Das Kind lehnt die Muttermilch ab.[10]]

Sulphur – Das Kind erwacht häufig schreiend aus dem Schlaf; große Gefräßigkeit; möchte alles in den Mund stecken, was es sieht; schaut begierig nach allen möglichen essbaren Dingen, nach Gefäßen, Kochtöpfen etc.; möchte alles verschlingen, was es nur sieht. – Die Stühle machen den Anus wund. – Das Kind fährt aus dem Schlaf auf und schreit schrecklich.

[**Tuberculinum** – Schnelle und ausgeprägte Abmagerung; verfällt, obwohl er gut ißt.[15] – Bei Tuberkulose in der Familienanamnese.[15] – Geistig aktive und frühreife Kinder.[15] – Furcht oder Abneigung vor Hunden und Katzen. – Verlangen nach kalter Milch; Eiscreme, Geräuchertem. – Kinder, die sich sehr leicht erkälten, ohne dass man weiß wie und wo.[15]]

Verdauungsstörungen
Dyspepsie, Erbrechen, Koliken

Säuglinge können wie Erwachsene Anfälle von Verdauungsstörungen haben. Die Störung beim Erwachsenen ähnelt in gewisser Weise der beim Kinde, auch bezüglich der allgemeinen Ursache, die beiden Formen der Verdauungsstörung gemeinsam ist. Ganz einfach ausgedrückt besteht diese Ursache in einer Disharmonie zwischen der aufgenommenen Nahrung und der Verdauungskraft. Bei einem Kind mit völlig gesundem Magen kann dieser *faut de rapport* auf die Aufnahme von zu reichlicher oder ungeeigneter Nahrung folgen. Andererseits kann die Störung auch trotz bester hygienischer Maßnahmen entstehen, und zwar durch eine angeborene pathogenetische Kraft (ein Miasma – D.Ü.), welche sich aufgrund der hohen natürlichen Reizbarkeit des Verdauungsapparates an ihm besonders leicht manifestieren kann. Finden sich keine dieser beiden Ursachen – also weder eine primär (von aussen) gestörte Verdauung noch eine Dyskrasie, welche sich an einem an sich gesunden, aber hocherregbaren Verdauungstrakt ihr Ventil gesucht hat – in einem Krankheitsfall, so wird die Indigestion sich als Symptom einer anderen Krankheit erweisen. Eine ausgezeichnete Illustration dieser Tatsache stellt das Erbrechen dar, welches einer Scharlacherkrankung vorausgeht.

Wurde der Magen einfach überladen – besser gesagt, überfüllt –, erleichtert es sich durch Erbrechen des Überschüssigen, was mit wenig Anstrengung und ohne Leiden stattfindet.* Der Prozeß der Verdauung der verbleibenden Nahrung bleibt dabei ungestört. Wenn aber die Verdauungsstörung von einer ungeeigneten Nahrungsqualität herrührt, sei es

* Der Volksmund sagt von diesem Vorgang, *Guernseys* Erfahrungen bestätigend: „Speikinder sind Gedeihkinder." D.Ü.

von ungesunder Mutter- oder Ammenmilch oder einer unvollkommenen Ersatznahrung, ist das Ungleichgewicht nicht so rasch wieder vorbei. In diesem Falle tritt die ungeeignete Nahrung in einer unvollkommen vorbereiteten Form in die Gedärme über und verursacht dort eine noch schwerwiegendere Reizung, es folgt also immer eine intestinale Verdauungsstörung auf die Magenstörung. In einigen seltenen Fällen, aber vor allem in den ersten drei Lebensmonaten, kann dies zu Obstipation führen; üblicher ist aber, dass Durchfälle verschiedener Art und Schwere die Folge sind. In Fällen, in welchen die Verdauungsstörung nicht auf zu reichliches Füttern zurückgeht und es keinerlei Hinweise auf eine primäre Störung des Magens selbst gibt, ist es nötig, zu begreifen, dass irgendetwas in der Mutter– oder Ammenmilch oder in der Ersatznahrung enthalten ist, was sich mit dem Kind nicht verträgt. Daneben wird oftmals beobachtet, dass Änderungen der gewohnten Kost der Mutter, heftige Aufregung oder emotionales Leiden derselben, das Wiederauftreten der Menses, der Koitus* oder andere vorübergehende Einflüsse die Zusammensetzung der Milch in hohem Maße stören und zu plötzlicher und schwerer Verdauungsstörung beim Säugling führen können. Bezüglich solcher Fälle, welche aus für gewöhnlich unvorhergesehenen und nicht immer offenkundigen Einflüssen resultieren, sollte der Arzt wachsam sein. Auch wird es stets richtig und risikomindernd sein, wenn der Arzt die Schlussfolgerungen, welche er aus mehr oder weniger direkten Nachforschungen zieht, für sich behält. Das Wissen, dass ein Kind aufgrund eines heftigen Zornes oder einer anderen leidenschaftlichen Erregung der Mutter krank ist, wird dem Arzt die Möglichkeit geben, dem Baby selbst und vielleicht – unter dem Vorwand, etwas gegen ihre Nervosität zu tun – auch der Mutter Arzneien zu verabreichen, welche helfen. Die Tatsache als solche, dass die Mutter weiß, dass der Arzt die genaue Ursache der Erkrankung ihres Babys kennt,** wird nämlich manchmal die Erregung der

* Sicherlich wird ein im Einvernehmen beider Partner stattgehabter Beischlaf *keinen* negativen Einfluss auf die Milchqualität haben. Wird eine Frau aber vom Ehemann zum Beischlaf genötigt oder gezwungen, so nimmt ein sensibler Säugling das „emotionale Leiden" der Mutter wahr und kann davon oder von in der Milch enthaltenen Stresshormonen erkranken. Auch können die Menses als normaler Lebensvorgang *an sich* die Milch nicht „vergiften", wohl aber ist es denkbar, dass eine mit negativen Gefühlen – Scham, Angst vor der „üblichen" Dysmenorrhoe usw. – assoziierte Mens einen *Stress* für die Mutter bildet, welcher Einfluss auf die Milch hat. D.Ü.

**Wir würden heute sagen: Das *schlechte Gewissen*, welches bei der Mutter durch die Vorstellung „du bist durch deinen Zorn am Krankwerden deines Kindes schuld" hervorgerufen wird, bildet einen zusätzlichen, vielleicht noch weit schwerwiegenderen Stress und belastet die Mutter-Kind-Beziehung ernstlich. Daher sollten Ärzte und Hebammen darauf achten, dass Mütter sich keinen ängstlichen Spekulationen dieser Art hingeben, sondern Selbstvertrauen entwickeln. D.Ü.

Mutter verschlimmern und die erfolgreiche Behandlung beider Patienten – der Mutter und des Kindes – noch schwieriger machen. Der Arzt muss stets mit größter Umsicht zuhören, beobachten und handeln. Zuweilen wird die Zufriedenheit der Betroffenen und sein eigener professioneller Erfolg um so größer sein, je weniger er sagt. Wenn also das Baby aufgrund ungewöhnlicher, in Folge des gestörten Nervensystems der Mutter über die Milch mitgeteilter äusserer Einflüsse leidet, sollte natürlich jede Anstrengung unternommen werden, die auslösende Ursache so rasch als möglich zu beseitigen und zugleich die Symptome des Babys zu erleichtern. Bei jeglichem Zustand unzeitiger Aufregung sollte die Mutter sich vom Stillen des Babys enthalten. Wird die junge Ehefrau und Mutter plötzlich durch die Nachricht überwältigt, dass ihr Ehemann verstorben ist, so findet sie in ihrem Säugling einen sehr großen Trost; sie flieht zur Wiege, sie nimmt ihr Baby fest in die Arme; aber wenn sie ihm erlauben würde, an der Brust zu saugen, könnte es sterben!*

Aconitum – Das Kind hat eine trockene, heiße Haut; ist schlaflos, ruhelos; schreit viel, beißt in seine Fäuste; leidet an grüner und wässriger Diarrhoe. – Eine oder zwei Gaben *Aconitum* werden all diese Beschwerden innerhalb weniger Tage heilen.

[– Stühle wie gehackter Spinat (Sommerdiarrhoe der Kleinkinder).[12]]

Arsenicum album – Die Nahrung geht unverdaut ab; übelriechende Stühle; viel Geschrei während oder nach dem Stillen bzw. sobald das Kind Nahrung zu sich nimmt. – Abmagerung; Ruhelosigkeit.

Baryta carbonica – Nützlich bei Kolik zwergenhafter Kinder, die nicht wachsen.

[– Bauch hart, gespannt (skrofulöse Kinder).[10]]

Belladonna – Das Kind schreit ganz plötzlich auf; nach einer Weile hört das Schreien ebenso plötzlich auf wie es begonnen hat, und es scheint dann, als wäre nichts gewesen.

[– Säuglingskolik; das Kind beugt sich nach hinten, die Schmerzen kommen und gehen plötzlich.[10] – Schmerzen im Bauch verursachen heftiges Aufschreien.[10] – Kneifende Kolik; Blähungskolik, > durch nach vorne Beugen und durch Drücken auf den Bauch.[10] – Kinder lindern

* Eine Überzeugung, welche mit Sicherheit überholt ist. Siehe die Fußnote auf S. 6 zum Abschnitt über die physiologische Ernährung des Säuglings. D.Ü.

ihre Bauchschmerzen, indem sie sich flach auf den Bauch über einen Stuhl legen.[10]]

Borax – Das Kind verträgt keinerlei abwärtsgerichtete Bewegung; nicht einmal während des Schlafs. – Es kann nicht aus dem Arm hingelegt werden, da es bereits beim Versuch, es nach unten zu legen, erwacht und schreit. – Viele Verdauungsbeschwerden und Koliken.

[– Das Kind wirft seine Hände in die Höhe, wenn versucht wird, es hinzulegen.[10] – Große Furcht vor abwärtsgerichteter Bewegung.[10] – Kolik bei Säuglingen und Kleinkindern; sie schreien beim Hinlegen auf oder zeigen Anzeichen von Schwindel, wenn sie die Treppe hinuntergetragen werden.[10]]

Bryonia – Das Kind darf nicht bewegt werden bzw. verhält sich ganz still, um die Beschwerden und die Kolik nicht zu verschlimmern. – Die Stühle sind dunkel, trocken und hart, wie verbrannt.

[– Kinder mögen nicht getragen oder hochgehoben werden, nur ruhig liegen; jegliche Bewegung < die Beschwerden.[10]]

Calcarea carbonica – Kinder leukophlegmatischen Temperaments mit großen Fontanellen. – Reichlicher Kopfschweiß, weiße, kreideartige Stühle.

Chamomilla – Das Kind ist äußerst reizbar und unzufrieden, es muss getragen werden. – Quälende Beschwerden nach dem Stillen. – Schlaflosigkeit; Auffahren und Umherwerfen im Schlaf.

[– Kinder bekommen Krämpfe nach dem Stillen, da die [Mutter-] Milch durch einen Zornesausbruch der Mutter „verdorben" ist.[10] – Aufschreien mit großer Unruhe; Kolik; Anziehen der Beine; krampfhaftes Zucken der Glieder beim Einschlafen.[10] – Das führende Symptom ist hierbei, dass die Schmerzen *unerträglich* sind.[17] – Das Schreien des Kindes weckt die Nachbarn und ist den Eltern unerträglich bzw. reibt sie nervlich auf.[17] – Das Kind kann nicht beruhigt werden, außer durch ständiges Umhertragen und tätscheln.[17] – Der Schmerz ist von reißendem Charakter und nachts sowie durch heiße Anwendungen schlechter.[17]]

China – Die Kolik tritt jeden Nachmittag zu einer bestimmten Zeit auf.

[– Zusammenkrümmen >;< nachts; nach dem Essen.[10] – Bauch aufgetrieben, möchte aufstoßen; Aufstoßen verschafft jedoch keine Erleichterung.[10]]

Cina – Das Kind ist beim Erwachen stets mürrisch und schlecht gelaunt. – Es will nicht schlafen, es sei denn, es wird in beständiger Bewegung gehalten. – Ist nur selten ruhig, ob im Schlaf oder im Wachzustand.

[– Aufgetriebener Bauch, besonders bei Kindern.[10] – Die *Cina*-Kolik tritt im allgemeinen spät abends oder im frühen Teil der Nacht auf.[17] – Ein schmerzhaftes Verdrehen[1] in der Nabelgegend, so dass sich das Kind vor Schmerz windet.[17] – Jucken von Nase und Anus.[10,17]]

Coffea – Große Ruhelosigkeit und übermäßige Wachheit mit nervöser Erregung; viel Geschrei; heiße Haut.

[– Überreizte Lebhaftigkeit und Schlaflosigkeit aus Munterkeit.[3] – Kolik, als ob der Bauch platzen würde; kann keine enge Kleidung am Bauch ertragen; ausserordentlich schmerzhaft, treibt zur Verzweiflung; als ob die Därme zerschnitten würden; äusserst schmerzhaft und in heftigen Anfällen.[10]]

Colocynthis – Das Kind windet sich in alle möglichen Richtungen, krümmt sich zusammen und leidet große Qualen; schreit sehr heftig.

[– Heftige Kolik um den Nabel; Schmerz nur > durch Zusammenkrümmen und Druck mit den Händen auf die Därme.[10] – So quallvolle Kolik, dass Besserung gesucht wird, indem der Bauch gegen die Ecke eines Tisches oder die Spitze eines Bettpfostens gedrückt wird.[10] – Beschwerden in Folge von Verdruss und Erbitterung oder innerer, nagender Kränkung über unwürdige Behandlung seiner selbst oder anderer.[2]]

[**Cuprum** – Heftige Kolik mit heftigen krampfartigen Schmerzen, die sich durch Druck > und durch Hitze <.[17] – Gewaltige Krämpfe im Unterleib, und in den Ober- und Untergliedern (beginnen in Fingern und Zehen), mit durchdringendem, quälendem Geschrei.[2] – Abdomen gespannt oder eingezogen, heiß und empfindlich gegen Berührung.[10] – Spasmodische Bewegungen der Bauchmuskeln.[10]]

[**Dioscorea** – Unerträgliche Schmerzen und Krämpfe; *Dioscorea* hat den höchsten Stellenwert unter den Magen- und Bauchmitteln.[7] – Heftige Schmerzen in den Därmen; spasmodische, scharfe, stechende Schmerzen von einem Körperteil zum anderen.[7] – Die Schmerzen strahlen nach oben und unten aus; breiten sich aus, besonders vom Abdomen zu entfernten Stellen (Brust, Rücken, Finger und Zehen).[7,10] – Die Schmerzen strahlen nach oben und unten aus, bis sich der gesamte Körper und die Extremitäten an den Krämpfen beteiligen.[8] – Die Kolik beginnt oder ist < im Liegen oder beim Zusammenkrümmen; > durch Aufstehen unnd Gehen.[8] – Bei der Kolik neigt der Patient dazu, sich zusammenzukrümmen, und er hat das Gefühl, als würde Druck >, tatsächlch führt dies jedoch zu einer Verschlimmerung; die größte Linderung erfährt er durch *Ausstrecken* des Körpers. – Das Kind, das dieses Mittel benötigt, legt den Kopf weit nach hinten, macht sich steif und liegt wie ein Bogen nach hinten gestreckt.[17] – Starke Flatulenz mit Darmkollern, belegte Zunge.[17]]

Dulcamara – Die Beschwerden des Kindes < sich bei jeder Abkühlung des Wetters.

[– < bei kaltem, feuchtem Wetter oder durch Wechsel von heißem zu kaltem Wetter, besonders, wenn er plötzlich stattfindet.[7]]

Hepar sulphuris – Kolik mit trockenen, rauhen, Blüten- [Pickel-] und Knotenausschlägen[3], die sehr stark jucken.

Ignatia – Wenn sich die Beschwerden auf Kummer der [stillenden] Mutter zurückführen lassen.

[– Periodische Unterleibskrämpfe, besonders bei sensiblen Personen.[3]]

Ipecacuanha – Viele Magenbeschwerden; je beständiger die Übelkeit, desto deutlicher ist *Ipecacuanha* indiziert.

[– Beständige, anhaltende Übelkeit; vegeblicher Brechreiz; oder es kommt unmittelbar nach dem Erbrechen, statt zu einer Besserung, zu erneutem Brechreiz.[7] – Bauchschmerzen bei Kindern mit Unruhe, Schreien und Umherwerfen.[4] – Ein raffendes Kneifen im Unterleib, als ob man mit einer Hand zugriffe; durch Körperruhe >, durch die mindeste Bewegung auf das Höchste <.[1]]

Jalapa – Wenn es dem Kind den ganzen Tag über gut geht, es aber nachts schreit und ruhelos ist.

[– Ausgeprägte < in der Nacht; heftige greifende, schneidende Schmerzen in den Eingeweiden, schreit die ganze Nacht und wirft sich umher.[7,10] – Schneidende Kolik vor und bei Stuhlgang.[10]]

Lycopodium – Das Kind weint und schreit jedesmal vor der Miktion, wobei es ihm danach unmittelbar besser geht. – Roter Sand in den Windeln [im Urin]. – Viel Glucksen und Rumpeln im Abdomen.

[– Schreianfälle jeden Nachmittag; < ab 16 Uhr.[10]]

Magnesia carbonica – Kolikbeschwerden, die sich schließlich durch Ausleerung von grünem, flüssigem Stuhl bessern. – Dies wiederholt sich viele Male, tagsüber und nachts.

[– Saure Stühle; saures Aufstoßen; saurer Geruch des ganzen Körpers.[7]]

[**Magnesia phosphorica** – Heftiger, greifender Kolikschmerz; Kolik strahlt normalerweise vom Nabel aus, > durch Zusammenkrümmen, durch Druck mit der Hand; > durch heiße Anwendungen.[7,10] – Große Ruhelosigkeit; Liegen auf dem Abdomen verschafft kurzzeitige Linderung.[7] – Blähungskolik von Kindern und Neugeborenen mit Anziehen der Beine; remittierende Kolik; krampfhafter Schmerz bei Magenübersäuerung.[10] – > durch Reiben; Wärme oder Aufstoßen.[10] – Der kolikartige Schmerz beruht hauptsächlich auf Ansammlung von Gasen und > sich durch Druck und warme Anwendungen.[17] – Nach meiner Erfahrung steigert *Calc-p.* die Wirksamkeit von *Magnesia phosphorica* und kürzt die Reaktionszeit ab.[17] – Es ist deutlich indiziert, wenn das Abdomen durch Gase aufgebläht ist, wodurch das Kind schreit; der Schmerz ist eher von krampfartigem, greifendem und paroxysmalem Charakter als von kontinuierlicher Art; Abgang von Winden bringt beträchtliche Erleichterung.[17] – Enteralgie und heftiger Schluckauf (sofortige Besserung in vielen Fällen, wenn der charaktistische Schmerz ebenfalls vorlag).[17] – Wirkt besser, wenn in warmem Wasser gegeben.[17]]

Mercurius – Viele Kolikbeschwerden, die sich durch Entleerung von schleimigem, blutigem Stuhl bessern, der unter viel Tenesmus abgeht.

[– Heftige Kolik mit Schneiden und Stichen wie von Messern, hauptsächlich nachts oder in der Kühle des Abends; besonders wenn etwas Kaltes berührt oder in die Hände genommen wird.[1,10] – > durch Liegen auf dem Rücken.[10] – Das Kind schreit heftig, aufgrund der heftigen Schmerzen, > durch Abgang von grünem, schleimigem Stuhl.[10]]

Nux vomica – Viele Kolikbeschwerden und Obstipation. – Das Kind schreit viel, zieht die Füße hoch und stößt sie wieder von sich usw. – Genussmittelabusus der [stillenden] Mutter; Neigung zu scharf gewürzten Speisen und Stimulanzien.

[– Obstipation; mit häufigem Verlangen, Stuhl zu entleeren, sowie mit offensichtlicher (aber erfolgloser) Bemühung dazu.[10] – < um 3 Uhr früh.[10]]

Opium – Die Beschwerden des Kindes scheinen sich aufgrund eines Schreckens der [stillenden] Mutter entwickelt zu haben.

[– Kolik: Vorübergehend, sehr heftig greifender Schmerz, Obstipation (bei Säuglingen); Schneiden; Flatulenz; als würden die Eingeweide in Stücke geschnitten; durch Bleivergiftung.[10] – Krämpfe; das Kind schreit Tag und Nacht und kann nicht beruhigt werden; Blässe und Kollaps nach jedem Anfall; durstig, erbricht nach dem Trinken; Stühle hart und klumpig oder farblos, dünn, gelblich oder grünlich; läßt viel Urin; große Ängstlichkeit, besonders nachts; Augen weit offen; kauert sich nieder und schwitzt; immer wenn er schreit, ziehen sich Skrotum und Penis zusammen, die Testes werden hochgezogen und verschwinden im Abdominalring, der Penis ist dann vollständig nicht mehr zu sehen.[10]]

Podophyllum – Jeden Morgen ein Anfall von Kolik bei Tagesanbruch; heftige Kolik, bewirkt vollständige Retraktion der Bauchmuskeln.

[– Krampfartige Schmerzen in den Eingeweiden mit Retraktion der Bauchmuskeln, um 22 Uhr und wieder um 5 Uhr früh bis 9 Uhr; Bleikolik.[10] – Schmerzen in den Eingeweiden bei Tagesanbruch, > durch äussere Wärme und Vorwärtsbeugen während des Liegens auf der Seite; < beim Liegen auf dem Rücken.[10] – Kolik: mit krampfartigen Knoten; jeden Morgen mit schleimigen und blutigen Stühlen; Schmerz durch krankhafte und exzessive Absonderung aufgrund krankhaften Zustands des Solarplexus (der Magengegend).[10] – Schmerzen und Stühle < morgens und durch Essen und Trinken erregt.[10]]

Pulsatilla – Dem Kind geht es immer *gegen Abend* schlechter, und dies bleibt so bis zum Morgen.

[– Kolik: Nach Trinken; als wolle Diarrhoe einsetzen, es folgt aber nur ein normaler Stuhlgang; nach dem Stuhl; mit Übelkeit, läßt nach Erbrechen nach; durch Erkältung; mit Diarrhoe; durch Gefrorenes, Obst, Backwaren; durch Naßwerden der Füße; Schmerzen < durch Sitzen oder Liegen, > beim Gehen; flatulente Kolik, nach einer Mahlzeit, oder sehr früh morgens, im Bett; vor oder nach Essen, am Abend; durch fettige oder ölige Speisen.[10] – Nützlich bei Säuglingen, deren [stillende] Mutter zu schwere und reichhaltige Speisen zu sich genommen hat.[17] – Das Kind hat saure Stühle.[17]]

Rheum – Viele Kolikbeschwerden mit *sehr sauren* Stühlen.

[– Kolik: Heftiger Schmerz mit Schneiden; muss zusammengekrümmt liegen; < beim Stehen; kurz vor dem Stuhlgang, nicht > durch Stuhlgang; vor und während Stuhlgang, > danach; eine Viertelstunde nach dem Mittagessen, Abendessen; mit *sehr sauren Stühlen*; saure Kinder; bei Kindern sofortige < durch Abdecken einen Armes oder Beines; das Kind riecht sauer; < durch Essen von Pflaumen.[10]]

Senna – Das Kind weint schrecklich und scheint voller eingeklemmter Blähungen zu sein; es wird sogar überall blau während es schreit. – Beizeiten auch häufige und blutige Stühle.

[– Das Arzneimittel par excellence bei Kolik von Kindern, wenn durch *Winde* verursacht, das Kind ist voller Blähungen.[17] – Sehr häufig in Verbindung mit Obstipation; harte und dunkle Stühle.[17] – Die Zunge ist belegt und es kann teilweiser oder vollständiger Appetitverlust bestehen.[17]]

Silicea – Kolik und schwierige Stuhlentleerungen; der bereits teilweise ausgetretene Stuhl schlüpft wieder zurück.

[– Bauchweh wie von versetzten Blähungen; das Kind schreit Tag und Nacht; mit Erstarrungsgefühl, wobei die Hände gelb und die Nägel blau werden, wie abgestorben; mit viel Neigung zum Dehnen und Strecken; kolikartig; warme Tücher erleichtern die Bauchschmerzen.[4]]

Stannum – Besserung der Kolik durch festes Drücken auf das Abdomen. – Wenn das Kind aufgrund der Kolik schreit, so zeigt sich sogleich eine Besserung, wenn es mit dem Bauch über das Schultergelenk [oder das Knie] der Mutter gelegt wird.

[– Krampfartige Schmerzen in der Nabelgegend, > durch festen Druck.[10,17] – Ältere Kinder klagen über ein Leeregefühl im Magen.[17] – Das Kind verträgt keine Ansammlung von Menschen in seiner Gegenwart und schreit dann umso mehr.[17]]

Staphisagria – Das Kind scheint aufgrund von Ärgernis oder Unwillen der stillenden Mutter zu leiden. – Angezeigt bei dickbäuchigen Kindern mit Kolikbeschwerden und feuchtem Grindkopf.[10]

[– Habituelle Kolik bei Kindern mit schwarzen Zähnen ist eine recht gute Indikation für dieses Mittel.[17] – Das Kind verlangt nach verschiedenen Dingen und lehnt sie ab, wenn sie angeboten werden.[17] – Dickbäuchig und zornig; Zorn oder Ärger können die Kolik verursachen.[10,17]]

Sulphur – Das Kind zeigt eine Neigung zu Exkoriationen an Körperstellen, an denen die Haut Falten bildet. – Pickelige Hauterscheinungen, die mit Eiter gefüllt sind. – Röte um den Anus, nach Stuhlentleerung. – Dieses Arzneimittel heilt sehr oft die Kolik sowie auch die Magenbeschwerden des Kindes.

[– Dickbäuchig, doch abgemagerte Extremitäten; Kinder, die es nicht mögen, gewaschen zu werden.[10] – Erwacht gegen 5 Uhr früh, mit schneidenden, kolikartigen Schmerzen; Drängen zum Stuhl; nötigt ihn, sofort die Toilette aufzusuchen.[10] – Kolik nach Essen oder Trinken, nötigen das Kind, sich zusammenzukrümmen; < durch süße Dinge.[10]]

Veratrum album – Schreckliche Kolik mit Kälte der Stirn. – Sehr kalte Füße bei der Kolik. – Kalter Schweiß im Gesicht, besonders auf der Stirn.

[– Kolik: Mit Brennen, Schneiden; als seien die Eingeweide verknotet; nach einer Erkältung; durch Obst und Gemüse; Abdomen geschwollen, empfindlich; kein Blähungsabgang; nach Aufstoßen; kalter Schweiß; Übelkeit und Erbrechen; < durch Nahrungsaufnahme, > durch Abgang von Winden; mit Morgendiarrhoe.[10] – Das Kind hat Durst auf *kaltes* Wasser, das bald wieder erbrochen wird.[17]]

Zahnungsbeschwerden

Die Entwicklung der Zähne in ihrer natürlichen Abfolge ist häufig mit vielen Leiden verbunden, obwohl sie einen völlig natürlichen Lebensvorgang darstellt. Wenn das Zahnen der kleinen Kinder verlangsamt und schwierig abläuft, wird es nicht nur selbst zu einem ernstzunehmenden Krankheitszustand, sondern bringt eine lange Liste von Symptomen und echten Begleiterkrankungen mit sich, welche die Kraft des kleinen Patienten erschöpfen und schließlich sein Leben zerstören können. In solchen Fällen liegt die primäre Schwierigkeit in der Ernährung. Wie wir bei älteren Kindern oft eine bemerkenswerte Retardierung der Entwicklung des Skelettsystems beobachten, so finden wir in früheren Zeiträumen des Kinderlebens eine entsprechende Langsamkeit der Zahnentwicklung. Beide Formen der unvollkommenen Entwicklung, welche häufig nacheinander bei ein und demselben Kind auftreten, sind auf eine tiefgreifende konstitutionelle Dyskrasie zurückzuführen, welche die Ernährung in Mitleidenschaft zieht.

Selbst wenn die Zähne in ganz leichter und natürlicher Weise wachsen und durchbrechen, tritt für gewöhnlich etwas konstitutionelle Erregbarkeit auf, welche sich auf verschiedene Weise zeigt, z.B. durch Gereiztheit, Unruhe, Jammern, Zahnfleischentzündung, einen heißen Kopf und mehr oder weniger allgemeinem Fieberzustand. Bei schwieriger und verzögerter Zahnung tritt diese konstitutionelle Störung für eine längere Zeit auf, die erwähnten Symptome sind viel stärker ausgeprägt, und weitere, noch schwerwiegendere, wie Erbrechen und Durchfälle, treten hinzu. Durch die nervöse Erschöpfung, welche mit so viel Leiden und einer solchen Unordnung in den Verdauungsfunktionen untrennbar verbunden ist, wird der Gesamtorganismus noch weiter geschwächt, was in jedem Falle die primäre innere Ernährungsstörung verschlimmert. Sofern das Unheil nicht durch die geeignete Arznei aufgehalten wird, kann der Patient an Unterernährung, wässriger Diarrhoe, Hydrocephaloid oder Krämpfen sterben. Und vielleicht ist bei keiner anderen krankhaften Störung des menschlichen Organismus die homöopathische Vorgehensweise der schulmäßigen überlegener als bei dieser; denn die homöopathischen Arzneien können die nervösen Leiden in hohem Maße erleichtern und die schädlichen Wirkungen verhindern, welche für gewöhnlich mit Störungen des Verdauungsapparates einhergehen, und sie fördern zugleich durch Behandlung der primären, konstitutionellen Ernährungsstörung das Wachstum und die Entwicklung der Zähne.

Damit der Arzt beurteilen kann, inwieweit der vorliegende Fall von der Norm der Zahnentwicklung abweicht, soll hier die Art und Abfolge der Zahnentwicklung beim Gesunden beschrieben werden. Doch soll zuerst angemerkt werden, dass es abnorme Fälle von Zahnentwicklung gibt, welche nicht pathologisch sind. Wie bereits bezüglich der späten Menarche bei jungen Frauen erläutert, sollte ein verzögerter Zahndurchbruch nur dann zum Anlass ärztlicher Intervention werden, wenn andere krankhafte Symptome vorhanden sind. Wenn die Zähne zur üblichen Zeit noch nicht durchbrechen und keine Symptome vorhanden sind, welche eine konstitutionelle Störung anzeigen, bedeutet das in Wirklichkeit weniger Anlass zur Sorge als ein verfrühter Zahndurchbruch. Manche Kinder fangen selbst bei scheinbar vollkommener Gesundheit sehr früh, sogar schon im 3. Lebensmonat, zu zahnen an, während dieser Vorgang bei anderen sehr viel später beginnt.

In den ersten Lebensmonaten ist der Mund des Säuglings von Natur aus trocken; durch häufiges Stillen wird die Trockenheit gemindert. Doch kommt es, meist um den vierten Monat herum, zu einer sehr wesentlichen Veränderung in dieser Hinsicht. Der Mund erweist sich nun als voll von Speichel, und das Kind speichelt ständig, es „sabbert“, wie der Volksmund sagt; „doch noch zeigt sich kein anderer Hinweis auf die Annäherung der Zähne an die Oberfläche, ausser einer Verbreiterung der Zahnleisten. Oft zeigt sich für viele Wochen keine andere Veränderung. Für gewöhnlich erscheinen die ersten Zähne gegen Ende des siebten Monats, eher später als früher.* Im allgemeinen brechen die mittleren Schneidezähne im Unterkiefer als erste durch. Als nächste erscheinen die mittleren Schneidezähne des Oberkiefers, dann die seitlichen Schneidezähne im Unterkiefer. Als nächstes folgen die ersten Backenzähne, oft ohne eine bestimmte Ordnung in bezug darauf, ob zuerst die oberen oder die unteren sichtbar werden, doch erscheinen in der Mehrzahl der Fälle die unteren Molaren als erste. Danach folgen die vier Eckzähne und als letzte die vier hinteren Backenzähne. Das ergibt insgesamt zwanzig Milchzähne. Zwischen den aufeinanderfolgenden Zahndurchbrüchen gibt es Ruhepausen. Im allgemeinen liegt eine Zeitspanne von sechs bis acht Wochen zwischen dem Durchbruch der unteren und oberen mittleren Schneidezähne, und sehr bald nach letzteren folgen die unteren seitlichen Schneidezähne. Es kann danach zu einer Pause von drei bis vier Monaten kommen, bevor die ersten Backenzähne erscheinen, eine weitere, ebenso lange Pause kann vor dem Erscheinen der Eckzähne liegen, und schließlich eine weitere vor der Vollendung der ersten Zahnung mit dem Durchbruch der hinteren Molaren.

In einigen wenigen Fällen kommen die Zähne so bereitwillig heraus, dass der Vorgang die lächelnde Heiterkeit des Säuglings kaum stört. Häufiger aber wird der Mund heiß, das Zahnfleisch sieht geschwollen, gespannt und glänzend aus, und einige Zeit vor der Erscheinung des Zahnes zeigt sich dessen genaue Position durch eine Vorwölbung des Zahnfleisches. Der Zahndurchbruch kann auch von einem etwas anderen Zustand des Mundes angekündigt oder begleitet werden, bei dem eine große Hitze und intensive Rötung der Schleimhäute, reichlicher Speichelfluss und eine Neigung zur Ausbildung kleiner aphthöser Ulzerationen auf der Zunge, der äusseren Oberfläche der Zahnleisten oder an der Umschlagfalte der Lippen besteht, obwohl das Zahnfleisch selbst vielleicht nicht besonders geschwollen und schmerzhaft ist. Jeder dieser beiden Zustände wird gewöhnlich von einem gewissen Grad von Fieber begleitet und geht anscheinend mit erheblichem Leiden des Kindes einher, welches ständig reizbar und schlecht gelaunt ist oder zuzeiten wie vor Schmerzen aufschreit. Zuweilen sieht man eine dritte Art von Munderkrankung, welche gewöhnlich von sehr schwerem Fieber und einer Beteiligung der Lymphgefäße** angekündigt oder begleitet wird. Dann ist das Zahnfleisch ex-

* In der heutigen Zeit erscheinen die ersten Zähne für gewöhnlich im 6. Lebensmonat; eine Akzeleration, ähnlich wie bei der Menarche. D.Ü.

**Lymphadenitis und Lymphangitis? D.Ü.

trem heiß, geschwollen und ungewöhnlich gespannt, speziell über dem einen oder anderen Zahn, und an diesen Stellen zeigt sich das Zahnfleisch zu einer Art kleinen Tumors angeschwollen. Kleine, ungesunde Ulzerationen von nekrotischem Aussehen bilden sich oft oben auf den Zahnleisten und speziell rund um jeden Zahn, dessen Spitze das Zahnfleisch durchbohrt hat. Diese Affektion, welche oft sehr schmerzhaft und schwierig zu heilen ist, hat man *Odontitis infantum* benannt.“ – *West.*

Man kann fast alle verschiedenen Störungen, welche dem Säuglings- und Kleinkindesalter eigentümlich sind, als von schwieriger Zahnung ausgehend ansehen, als sei dies ihr gemeinsames Zentrum.* Speziell für jene Ernährungsstörungen, welche unter den Überschriften **Verdauungsstörungen, Erbrechen, Durchfall** beschrieben werden, und für einige der weiter unten zu besprechenden Erkrankungen – **Aphthen, Krämpfe, Hydrozephalus** – trifft dies zu. Somit werden alle behandlungsbedürftigen Fälle von verzögerter Zahnung sich als mit einer oder mehreren dieser Erkrankungen kompliziert erweisen. Daher müssen bei der Behandlung dieser Krankheitsfälle diese Folgeerscheinungen der Grundkrankheit (Zahnungsstörung), der großen Ursache aller anderen Störungen, berücksichtigt werden.* All diese Probleme entwickeln sich sukzessive, und an welchem Punkt dieses Ablaufs wir auch gerufen werden, müssen wir einsteigen und die Kette sozusagen zurückverfolgen. Indem wir in dieser Weise alle diese nacheinander erfolgten krankhaften Entwicklungen sorgfältig beachten, wie etwa Erbrechen, Durchfall, Aphthen, versuchen wir, das eine Arzneimittel zu finden, welches die

* Diese Vorstellung, dass fast alle ernsthaften Krankheiten der Säuglinge und Kleinkinder vom Zahnen herrührten, können wir heute kaum noch nachvollziehen. Um sie zu verstehen, muss man die vergleichsweise mangelhafte Ernährung und Hygiene in jenen Zeiten berücksichtigen. Die Ursachen der damals so verbreiteten Rachitis (Mangel an Sonnenlicht und Vitamin-D-haltigen Nahrungsmitteln, wie Eidotter und Seefisch, bei Mutter und Kind), waren noch unbekannt. (Man beachte in diesem Zusammenhang, dass „Verlangen nach Eiern“ bei *Calc.* und „nach Fisch“ bei *Phos.* und *Calc-p.* sich in Rachitisfällen unmittelbar pathophysiologisch erklären lassen!) Dieser Vitaminmangel aber geht in den meisten Fällen mit einer verzögerten Zahnung als Teilaspekt des gestörten Knochenwachstums einher und führt zu einer allgemeinen Resistenzschwäche, welche das Angehen von Infektionen – Stomatitis aphthosa, Gastroenteritis, Tuberkulose, Meningitis – begünstigt. Dazu kommt in einer Art von Teufelskreis die Malnutrition bei durch Zahnungsbeschwerden gestörter Nahrungsaufnahme.

Doch kannten auch die Homöopathen die Bedeutung des Vitamin D nicht, wussten daher nichts von den heute üblichen Diätvorschriften und konnten trotzdem Rachitis heilen. Dies legt nahe, dass der Mangel an Vitamin D selbst nur eine relative Angelegenheit ist, dass die Verwertung der Vitamine – wie aller Nahrungsbestandteile – je nach dem Grad der Entwicklung der Psora besser oder schlechter bewerkstelligt wird und dass der Körper, wenn die Psora nach korrekter homöopathischer Verordnung auf dem Rückzug ist, mit weniger Vitaminen auskommt als zuvor. D.Ü.

ganze Symptomenkette beseitigen kann, indem es deren Causa prima erreicht, die konstitutionell bedingte Ernährungsstörung, und auch die Causa secunda, die verlängerte und erschwerte Zahnung. Unter diesem Gesichtspunkt sollte man die unter der Überschrift **Durchfall** aufgeführten Arzneien miteinander vergleichen, wenn ein solcher vorliegt, und die unter **Aphthen, Erbrechen** usw. notierten, wenn diese Störungen im Vordergrund stehen, wie auch die am Schluss dieser Abhandlung aufgeführten, speziell bei Zahnungsproblemen empfohlenen Arzneien.

Ein kurzes Wort sei noch zur Inzision des Zahnfleisches gesagt. Dieser Eingriff wird fast immer unnötigerweise durchgeführt und ist in vielen Fällen offensichtlich schädlich. Und doch bringt er zuweilen augenblickliche und erhebliche Hilfe. Unserer Meinung nach muss das Zahnfleisch niemals eingeschnitten werden, solange es rot und entzündet ist. Indiziert ist der Einschnitt nur in denjenigen Fällen, in denen sich das Zahnfleisch im Zuge eines sehr verlangsamten Wachstums der Zähne in ein dichtes, hartes, unnachgiebiges knorpelartiges Gewebe verwandelt hat, welches dick und von weißlicher Farbe ist und welches die Zähne vergebens zu durchbrechen suchen; ferner wenn der Reizzustand des kindlichen Organismus dessen Leben durch pure Erschöpfung oder das Auftreten tödlicher Konvulsionen zu zerstören droht.

Bevor wir nun zur Beschreibung der bei Störungen der Zahnentwicklung indizierten Arzneien fortschreiten, sei angemerkt, dass der Zahn sich seinen Weg durch das Zahnfleisch hindurch nicht auf mechanische Weise bahnt. Vielmehr verursacht sein Wachsen einen leichten Druck nach oben, durch die Zahnkrone, welcher dazu führt, dass absorbierende Kräfte dazu angeregt werden, das Hindernis zu beseitigen.* Ist der Säugling vollkommen gesund, so öffnen die absorbierenden Kräfte dem Zahn seinen Weg ohne Schmerzen oder Leiden. Die Ovulation geht nach demselben Prinzip vor sich (ich habe vergessen, dies im entsprechenden Kapitel** zu erwähnen). Die Aufgabe des Arztes ist es nun, das Geschehen so zu regeln, dass die Zahnentwicklung ebenso schmerzlos ablaufen kann wie jeder andere normale Entwicklungsprozeß. Alle Gesetze der Gesundheitslehre sollten mit Strenge

* Die „absorbents" (Originalwortlaut), welche *Guernsey* postuliert, sind uns heute „namentlich" bekannt; es sind Makrophagen und andere phagozytierende Zellen. D.Ü.

** Siehe *H.N.Guernsey.: Homöopathie in Gynäkologie und Geburtshilfe. Similimum-Vlg.*, Ruppichteroth, 1995.

durchgesetzt werden* und jede Verschreibung mit größter Sorgfalt erfolgen. Schließlich sollten, wenn der Zahnungsprozeß ganz ordentlich beginnt, aber Leiden oder Schwierigkeiten auftreten, die folgenden Arzneien mit Sorgfalt und Genauigkeit studiert und verabreicht werden; oder auch andere, deren stark ausgeprägten Charakteristika das Bild des Gegenteils einer ordentlich und schmerzlos ablaufenden Zahnung bieten.

(Anmerkung der Übersetzerin zu den nun folgenden Arzneien: In den meisten Fällen von Dentitio difficilis wählt man das heilende Mittel nicht aufgrund der Zahnungsprobleme selbst, sondern, wegen der Uniformität der örtlichen Symptome, mittels ihrer spezifischen Concomitantien, etwa der Art der begleitenden Diarrhoe, des Verhaltens usw.)

Aconitum – Wenn das Kind offensichtlich große Schmerzen hat, so dass es beständig ruhelos ist und in die Finger oder sogar in das Fäustchen beißt. – Schlaflosigkeit [mit Ängstlichkeit, Unruhe und stetem Umherwerfen];[5] viel Weinen und Schreien; Fiebrigkeit, Hitze des Kopfes usw.

Apis – Häufiges Erwachen in der Nacht mit heftigen [plötzlichen, schrillen, durchdringenden[10]] Schreien. – Rote Flecken auf der Haut [wie Insektenbisse oder Bienenstiche], hier und dort, über den Körper verteilt. – Dieses Arzneimittel muss bisweilen wiederholt verabreicht werden, in Wasser, über einige Tage oder eine oder zwei Wochen lang.**

Arsenicum album – Unverdaute, fötide Stühle, Abmagerung und trockene, schrumpelige Haut.

[– Das Kind ist voller Unruhe, verdrießlich und wimmert;[2] möchte unentwegt ein oder zwei Schlucke kaltes Wasser trinken;[18] < nach Mitternacht.]

Belladonna – Viel Ächzen und Stöhnen. – Erwacht aus dem Schlaf und sieht erschreckt aus, mit starrenden Augen. – Gesicht und Konjunktiven rot, mit erweiterten Pupillen und heißem Kopf. – Konvulsio-

* Originalwortlaut: „All the laws of health should be rigidly enforced." Wer sich zum besseren Verständnis dieser harten Ausdrucksweise ein Bild von der damaligen gesundheitlichen Unvernunft der Bevölkerung machen möchte, lese in dem Sammelband „Hahnemanns Kleine Medizinische Schriften" die Abhandlung „Eine Kinderstube"! D.Ü.

**Diese Aussage *Guernseys* muss streng relativiert werden, da er hier keinerlei Angabe zur Potenz macht. (Anm. d. Red.)

nen, denen gesunder Schlaf folgt. – Heftiges *Auffahren* und Umherwerfen während des Schlafs oder zu anderen Zeiten.

[– Kälte einzelner Körperteile, vorzüglich der Hände und Füße, bei Hitze anderer (des Kopfes).[3,4] – Krämpfe in einzelnen Gliedern oder am ganzen Köper bei zahnenden Kindern.[12] – Zahllose strotzende Blutgefäße im kongestierten Zahnfleisch.[18] – Zuckungen, die aufwecken, auch bereits beim Einschlafen.[4]]

Borax – Das Kind schreckt durch jegliches plötzliche Geräusch auf, selbst durch das Knistern einer Zeitung oder das Rauschen eines Kleides. – Erträgt keinerlei abwärtsgerichtete Bewegung, nicht einmal während es schläft.

[– Das Kind hat Angst, wenn es ins Bett gelegt oder geschaukelt wird; ängstlicher Gesichtsausdruck bei jeder Abwärtsbewegung.[7]]

Bryonia – Ausgedörrte, trockene und rissige Lippen; trockener Mund und Obstipation; die Fäzes sind trocken und dunkel, wie verbrannt.

[– Großer Durst, mit nicht sehr häufigem Trinken, aber viel auf einmal.[4] – Kinder mögen nicht getragen oder hochgehoben werden.[10]]

Calcarea carbonica – Kinder mit großen, offenen Fontanellen. – Viel Kopfschweiß während des Schlafs, so dass das Kissen ringsherum durchnässt wird. – Harte Stühle von kreideartigem Aussehen. – Passt für blasse und blonde Kinder.

[– Schwieriges Zahnen und verspätete Zahnung.[3] – Starkes Verlangen nach Eiern.[3]]

Chamomilla – Viel Auffahren und Umherwerfen im Schlaf. – Das Kind ist sehr gereizt und unzufrieden; nur wenn man es auf den Arm nimmt, kann es zur Ruhe kommen. – Röte einer Wange, bei Blässe der anderen. – Durchfälle; wässrig, schleimig, grün; wie gehackte Eier. – Trockener hackender Husten.

[– Das Kind ist sehr verdrießlich; Beschwerden durch Kaffeetrinken der (stillenden) Mutter.[3]]

[**Cicuta virosa** – Zähneknirschen und Zusammenpressen der Kiefer, wie bei Kieferstarre.[10] – Zuckungen, konvulsivisches Hin- und Herwerfen der Glieder von einer Seite zur anderen; stoßweise Krümmung und Ausstrecken der Glieder;[4] Zahnungskrämpfe.[10] – Krampfhafte Verdrehung der Glieder; Opisthotonus.[3,10] – Das Kind möchte schlafen, schreckt aber immer wieder hoch.[18]]

Cina – Das Kind reibt sich viel an der Nase und schläft sehr unruhig; es ist ungewöhnlich hungrig. – Sollten bereits einige Zähne vorhanden sein, so kommt es im Schlaf zum Zähneknirschen. – Hackender Husten.

[– Weint jämmerlich, wenn man ihn anfassen oder berühren will;[1] äusserst schlechte Laune.[10] – Das Kind schläft nur ein, wenn es geschaukelt oder ständig bewegt wird.[10] – Hackender Husten, der unmittelbar von dem Bemühen gefolgt wird, als ob es etwas herunterschlucken wolle.[10]]

Coffea – Das Kind ist sehr erregt und schlaflos; eine Art exaltierter Zustand. – Es lacht in dem einen Moment und im nächsten schreit es wieder; dann lacht es wieder plötzlich, um danach abermals zu weinen.

[– Das Kind ist erregt, verspielt und schlaflos; kann offensichtlich nicht schlafen; es erzürnt und ärgert sich auf eine unschuldige Art und Weise; es ist nicht mürrisch, obwohl es nicht schlafen kann; es lacht in einem Moment und im nächsten schreit es wieder; fiebrig aus Mangel an Schlaf, den es nicht erlangen kann.[10] – Weinerlich; Heulen, Schreien, Umherwerfen, Aussersichsein, besonders bei den Schmerzanfällen.[3]]

[**Cuprum** – Zahnungskrämpfe; beginnen in den unteren Extremitäten oder in den *Fingern* oder *Zehen*; Umherwerfen der Glieder; Schaum vor dem Mund und Würgen im Hals; livides Gesicht, blaue Lippen; den Krämpfen geht heftiges Erbrechen von Schleim voraus.[10] – Nach dem Anfall schreit das Kind, dreht und windet sich, bis der nächste Krampfanfall eintritt.[18]]

Ferrum – Wenn eine hartnäckige Diarrhoe als Ergebnis der Zahnungsbeschwerden entsteht; der Stuhl besteht aus Schleim und unverdauter Nahrung; die Diarrhoe ist schmerzlos, erschöpfend und frisst den Anus wund.

[– Das Gesicht ist errötet oder zeigt auf beiden Seiten einen roten Fleck; die Zahnung schreitet nur langsam voran.[10]]

[**Hepar sulphuris** – Sauer riechende, weißliche Durchfälle, besonders bei Kindern, bei jedem Zahnen.[3,10]]

[**Hyoscyamus** – Das Kind presst die Kiefer zusammen, hält die Hände an die Kiefer und steckt die Finger in den Mund.[10] – Konvulsionen, die mit Zuckungen der Gesichtsmuskeln beginnen.[18]]

Ignatia – Das Kind erwacht mit druchdringenden Schreien aus dem Schlaf und zittert überall. – Konvulsivische Rucke einzelner Glieder. – Häufige Hitzewallungen mit Schweißausbruch.

[– Die Krämpfe treten täglich zur selben Zeit auf; Krämpfe mit Aufschreien oder mit unwillkürlichem Gelächter.[18] – Krämpfe, nachdem das Kind bestraft und zu Bett geschickt wurde.[10]]

Ipecacuanha – Dem Kind geht es elendig; die ganze Zeit über Übelkeit, mit gelegentlichem Erbrechen, doch ohne jegliches Nachlassen der Übelkeit. – Diarrhoe; gegoren; von verschiedener Farbe [grün; gelb; zitronengelb; gallig; schleimig].

[– Das Kind steckt die Fäustchen in den Mund, schreit heftig; blasses Gesicht, kühler Körper; Übelkeit; Erbrechen; wässrige Stühle; Erschöpfung; Krämpfe.[10]]

Kreosotum – Sehr schmerzhafte Zahnung; die Zähne zeigen dunkle Flecke und beginnen zu faulen, sobald sie erscheinen.

[– Sehr schwierige Zahnung; < während der gesamten Nacht, so dass das Kind wenig Schlaf bekommt und die ganze Zeit über gehätschelt werden möchte. – Große Ruhelosigkeit, will ständig in Bewegung sein, schreit die ganze Nacht.[10] – Stöhnt die ganze Zeit; döst mit halbgeschlossenen Augen oder ist gereizt und schlaflos.[10] – Skorbutisches Zahnfleisch; wässrige, faulige, fötide Stühle.[10]]

Lycopodium – Das Kind schläft mit halboffenen Augen, wirft den Kopf von einer Seite auf die andere, unter Stöhnen. – Weint und schreit vor dem Urinieren vor Schmerzen auf. – Rötliches Sediment im Harn bzw. der Windel.

Magnesia carbonica – Grüne und sauer riechene Diarrhoe, dauert lange an; das Kind magert ab – die Zähne kommen nicht durch. – Grüne, schaumige Durchfälle, wie das Grüne auf einem Froschteich.

Magnesia muriatica – Langsame Zahnung bei geblähtem Abdomen und Obstipation. – Normalerweise große Stühle, die beim Austritt aus dem Anus zerkrümeln.

Mercurius – Reichlicher Speichelfluss und schleimige, blutgestreifte Diarrhoe; oder grüne Stühle mit viel Tenesmus.

[– Der Speichelfluss wird durch Erkältung unterbrochen und Konvulsionen setzen ein (*Kali–br.*) – Bläschen auf Zunge oder Zahnfleisch; Geschwüre auf dem hervorstehenden Zahnfleisch.[10]]

Nux vomica – Große, harte und schwierig zu entleerende Stühle; treten als *eine* Masse aus. – Trockener Husten. – Die Beschwerden des Kindes verschlimmern sich um 3 oder 4 Uhr früh.

[– Beschwerden des Kindes aufgrund von Genussmitteln, die die stillende Mutter zu sich genommen hat.[18] – Die Kinder sind verdrießlich und ärgerlich.[18]]

Podophyllum – Schmerzhafte Diarrhoe mit Schreien und Zähneknirschen, soweit diese bereits vorhanden sind. – Rollen des Kopfes von Seite zu Seite; oft in Verbindung mit grünen Stühlen.

[– Großes Verlangen, das Zahnfleisch zusammenzupressen; ausgesprochen jämmerliche Stimmung und Schlaflosigkeit.[10] – Schläfrig; halbgeschlossene Augen; Schlaflosigkeit.[10] – Katarrhalischer Husten; Cholera infantum.[10]]

Silicea – Skrofulöse Kinder mit Würmern und reichlichem Speichelfluss. – Das Kind greift sich häufig oder fast ständig ans Zahnfleisch. – Gegen Abend heißer Kopf und Fieber.

[– Schwierige Zahnung; verspäteter Durchbruch der Zähne; empfindliches Zahnfleisch mit Bläschen; reichlicher, sauer riechender Schweiß am Kopf; großer Kopf; große Fontanellen; Drüsenschwellungen.[10]]

Stannum – In Fällen, bei denen *Cina* indiziert schien, jedoch nicht wirkte. – Das Kind ist nicht ruhigzubekommen, es sei denn, es liegt auf dem Bauch [auf einem harten Gegenstand[10]]. – Epileptiforme Konvulsionen durch die Zahnung.

Sulphur – Weiße, saure Diarrhoe; verursacht Rötung im Bereich des Anus.

Candidiasis (Soor), Aphthen

Soor, Schwämmchen, Noma*, im Englischen auch „canker sores", nennt man bei Säuglingen und Kindern diejenigen Erkrankungen des Mundes, welche der Stomatitis und Stomacace* der Erwachsenen entsprechen. Wie *Leadam*** beschreibt, tritt Soor häufig in der zweiten Le-

* *Noma, Wasserkrebs:* Schwerste Form einer ulzerierend–gangränösen Stomatitis, welche nur bei immunkompromittierten Individuen auftritt, z.B. nach Typhus. Dazu mehr unter „Scharlachfieber". – *Stomacace* (gr. stoma – Mund, cace – häßlich) nannte man die chronischen und ulzerierenden Stomatitisformen. D.Ü.

** In seinem Buch „Diseases of Females and Children." (Fußnote des Autors.)

benswoche auf und zeigt sich in winzigen weißlichen Bläschen, welche Mund– und Zungenschleimhaut bedecken und beim Saugakt abgestreift werden. Diese Bläschen kommen ständig wieder, so lange die Erkrankung anhält; sie dauert zuweilen fünf oder sechs Wochen. Oft geht ihr ein granuläres Aussehen der Zungenspitze, verursacht durch eine Vergrößerung der Papillen, ein paar Tage nach der Geburt voraus. Der Soor tritt oft familiär gehäuft auf und ist eine aufgrund eines Schwächezustandes auftretende Krankheit. Doch wird er im allgemeinen durch reizende Sekretionen im Verdauungskanal hervorgerufen, welche durch schlechte Verdauung oder ungeeignete Kost entstehen, oder durch die Säure der Nahrung im Magen oder durch Säuerung von im Mund des Kindes verbleibenden Nahrungsresten. Die Krankheit durchwandert im allgemeinen den gesamten Verdauungstrakt und ruft eine Röte und Exkoriation um den Anus hervor, welche mit der ursprünglichen Stomatitis korrespondiert.*

Soor kann eine vorübergehendes und relativ banales Problem darstellen, welches scheinbar in keinem Zusammenhang mit irgendeiner konstitutionellen Störung steht. Häufiger aber tritt er als erstes einer langen Reihe von Symptomen auf, welche eine schwere gastrointestinale Störung anzeigen. Präfinal, im letzten Stadium solch einer Erkrankung, können die Zunge, die innere Oberfläche der Wangen und selbst die Lippenränder und Mundwinkel von einer weißlichen pastenartigen Formation, einem echten vegetativ wachsenden Belag, bedeckt sein, unter dem sich, wenn er mit Gewalt entfernt wird, eine rote oder rohe Oberfläche zeigt.

Bei allen Formen des Soor, ausser den leichtesten Fällen, macht die Krankheit das Saugen zu einer schmerzvollen Angelegenheit für das Kind. Indem Soor für gewöhnlich zusammen mit oder in Folge von schwerwiegenden Störungen von Magen und Darm auftritt, etwa mit Erbrechen und Durchfall, wird man das geeignete Arzneimittel unter denjenigen finden, welche für solche Zustände angezeigt sind. Daneben sollte man sich stets erinnern, dass ein Kind selten oder nie vom Soor belästigt werden wird, wenn seine Haut immer sauber gehalten und es nicht zu warm eingepackt wird. Wo aber der Soor für sich allein auftritt

* *Guernsey* weiß also schon, dass die Candidiasis vor allem bei Immunschwäche auftritt, dass der Erreger den gesamten Verdauungstrakt besiedelt und dass der intestinale Soorbefall systemische Störungen nach sich zieht. Interessant ist auch der von ihm beobachtete Krankheitsbeginn in der 2. Woche, denn etwa zu diesem Zeitpunkt weist die Milch der Mutter ihre endgültige Zusammensetzung auf, es wird nicht mehr die an Immunstoffen besonders reiche Vormilch aufgenommen. D.Ü.

und noch nicht von anderen krankhaften Zeichen begleitet wird, kann er durch *Calcarea carbonica, Chamomilla, Borax, Bryonia, Mercurius solubilis, Acidum sulphuricum, Arsenicum album* oder *Acidum muriaticum,* je nach den Begleitumständen und dem besonderen Aussehen des Mundes des Säuglings, beseitigt werden, und die tiefgreifenderen Schäden, zu welchen er führen würde, werden so vermieden.

Wo eine örtliche Behandlung notwendig erscheint, bildet reine Melasse, mit dem Finger, einem Stückchen Musselinstoff oder Leinen aufgebracht, das beste Hilfsmittel.

Es folgen Indikationen einiger Arzneien.

Arsenicum album – Die Aphthen nehmen eine livide oder bläuliche Färbung an; begleitet von großer Schwäche und Diarrhoe.

[**Baptisia** – Dunkles, violettes Zahnfleisch;[18] Wundheit; auf Druck mit dem Finger sickern große Mengen Blut aus.[10] – Fötider Mundgeruch; die Körpersäfte neigen zur Zersetzung.[10] – Faulige, erschöpfende Diarrhoe; wundfressend.[10] – Zunge erst weiß, mit einigen roten Papillen hier und da, danach gelblich brauner Belag in der Mitte.[10] – Die Kinder können keine feste Nahrung mehr schlucken; die kleinste feste Substanz reizt zum Würgen.[10] – Erschöpfungszustand.[10]]

Borax – Der Säugling läßt beim Trinken oft die Brustwarze los und hat offensichtlich Schmerzen im Mund.
[– Die Haut des Gaumens ist vorne wie verbrannt geschrumpft;[2] runzelig.[18]]

Bryonia – Der Mund des Kindes ist ungewöhnlich trocken und es besteht großer Durst; trockene, spröde, rissige Lippen. – Das Kind will die Brust nicht nehmen; doch wenn der Mund des Säuglings angefeuchtet ist, dann trinkt er zufriedenstellend.

Carbo vegetabilis – Der Mund ist sehr heiß und die Zunge beinahe unbeweglich; gelegentliches Zusammenlaufen von wässrigem Speichel im Mund.

Chamomilla – Wenn das Kind sehr unzufrieden ist und die ganze Zeit über *getragen* werden muss.

[**Kalium chloricum** – Heftigste ulzerative und follikuläre Stomatitis; die gesamte Schleimhaut ist rot und geschwollen; an Wangen, Lippen usw. befinden sich zahlreiche Geschwüre mit grauer Basis.[6] – Weißer Belag auf der Zunge, hinten oder in der Mitte.[5]]

Mercurius – Viel Speichelfluss oder zumindest mehr Speichel im Mund als normalerweise. – Entzündung der gesamten Mundhöhle. – Geschwüre auf dem Zahnfleisch.

[**Mercurius corrosivus** – Fürchterliche Schwellung des Mundes; Lippen geschwollen und nach außen gestülpt; Speichelfluss.[10]]

[**Muriaticum acidum** – Mundfäule bei Stillkindern; ein Fleck an der (rechten) Seite der Zunge; groß, unregelmäßig und sehr tief.[10] – Fötider Atem.[10] – Wunde, bläuliche Zunge.[10] – Tiefe Geschwüre auf der Zunge, mit schwarzem Boden und überlappenden Rändern.[2]]

[**Nux vomica** – Entzündung der Mundhöhle; entzündliche Schwellung, besonders der Gaumendecke und des Zahnfleisches; Aphthen der Kinder; stinkende Geschwüre in Mund und Rachen; Mundfäule.[4] – Erschwertes Schlucken und schwieriges Öffnen des Mundes.[4]]

Staphisagria – Wenn die aphthösen Stellen leicht bluten und das Zahnfleisch schwammig ist.

Sulphur – Das Kind schläft nicht so lange wie gewöhnlich und erwacht sehr häufig. – Die Allgemeinsymptome sprechen für *Sulphur.*
[– Wundheit um den Anus; das Kind möchte nicht gewaschen werden usw.]

Sulphuricum acidum – Große Schmerzhaftigkeit des Mundes; wobei das Kind sehr schwach ist. – Eckchymosen.

Obstipation; Retention der Fäzes durch Mißbildungen

Selbst sehr junge Säuglinge werden zuweilen von Verstopfung befallen. In den zwei ersten Lebensmonaten ist Verstopfung häufig, Durchfall aber vergleichsweise selten. Die Verstopfung kann durch eine erbliche Prädisposition hervorgerufen und durch den ständig mitgeteilten Einfluss einer chronischen Verstopfung der Mutter* aufrechterhalten werden.

In den meisten Fällen von Verstopfung der Säuglinge besteht die Störung – soweit sie das Kind selbst betrifft – in einem inaktiven Zustand des Darmes. Manche Mütter haben die Angewohnheit, diese Inaktivität zu vermindern, indem sie das Rektum des Säuglings durch Einführen einer kleinen, mit Schmalz gefetteten Papierrolle oder eines anderen kleinen Gegenstandes reizen. Der Gebrauch von Abführmitteln jeglicher Art ist – wie bei allen Arten der Obstipation – schlimmer als nutzlos. Bei manchen Fällen geht die Obstipation auf eine Störung der Leberfunktion zurück, wie etwa bei ikterischen Kindern, deren Stühle als Zeichen ungenügender Gallensekretion hart, trocken und lehmfarben sind.

Es gibt auch Fälle von völliger Inaktivität des Darmes und Retention der Fäzes von Geburt an, welche auf eine unvollständige Entwicklung oder echte Mißbildung des Darmes zurückgehen. In diesen Fällen kann das Rektum vollkommen ausgebildet, aber am Orifizium oder höher oben im Darm durch eine Membran verschlossen sein; oder der Rektalkanal kann durch Verklebung seiner gegenüberliegenden Seiten in höherem oder geringerem Maße obliteriert sein. Diese Fälle können durch eine ganz einfache Inzision von ihren Symptomen befreit werden; die harten, vorspringenden Kotmassen bilden einen sicheren Orientierungspunkt für den Operateur.** Es gibt aber auch andere, kompliziertere Fälle von Mißbildung, bei welchen die natürliche Öffnung des Enddarms nicht vorhanden ist und der Darm in der Urethra, Blase oder Vagina endigt, oder solche, bei denen der Darmkanal nicht bloß mißgebildet ist, sondern auf einer mehr oder weniger langen Strecke völlig fehlt. Alle diese Fälle erfordern bei ihrer Behandlung einen hohen Grad von chirurgischem Geschick. Genaue Anweisungen über die erforderlichen Operationen finden sich in den besten Büchern über praktische Chirurgie oder – noch besser – in der neuen ausführlichen *„Abhandlung über die Krankheiten der Kinder"* von *West.*

Bei der medikamentösen Behandlung der Obstipation von Kindern muss in jedem Fall auf die Ursache geachtet werden; sollte diese auf Sei-

*Weitergabe von die Darmmotilität hemmenden Stoffen über die Muttermilch? Bei Diätfehlern, z.B. Kaffeegenuss der Mutter, dürfte das nachweisbar sein; für Fälle dagegen, in denen die Mutter von sich aus verstopft ist, bleibt dieser Gedanke hypothetisch. D.Ü.

** Siehe den Bericht über Fälle dieser Art im American Journal of Homoeopathy, 1854, Band VIII, S. 16. (Fußnote des Autors.)

ten der stillenden Mutter liegen, so gebe man erst ihr die geeigneten Arzneien. Fände sich irgendein Fehler in ihrer Ernährung, wie etwa Kaffeegenuss, der in der Lage ist, sie selbst oder ihr Baby verstopft zu machen, sollte auch dieses Hindernis aus dem Weg geräumt werden. Verstopfung gestillter Kinder erweist sich fast ohne Ausnahme als abhängig von Auslösern im Bereich der Diät (der Mutter), von einer hereditären und konstitutionellen Inaktivität des kindlichen Darmes oder einer echten Leberschädigung. Das Arzneimittel sollte im Einklang mit allen Symptomen gewählt werden; man gebe eine einzige Dosis und erlaube ihr, ihre Wirkung völlig zu erschöpfen, bevor man die Arznei wiederholt oder eine neue Verordnung vornimmt.

Aconitum – Hitze, vorzüglich am Kopf und im Gesicht; das Kind ist fiebrig, schlaflos, ruhelos; nagt an seiner Faust; harter und schwieriger Stuhl.

[**Alumen** – Verstopfung der *hartnäckigsten Art*, hauptsächlich aufgrund von paralytischer Schwäche des Rektums.[17] – Tagelang kein Stuhldrang.[7] – Der Stuhl ist trocken und hart, groß oder besteht aus kleinen Stückchen, wie Schafsmist oder murmelartige Massen.[17] – Stühle so hart wie Stein.[7]]

Alumina – Hier scheint es sich um eine Untätigkeit des Rektums zu handeln; das Kind muss sich sehr anstrengen, selbst wenn es sich um weichen Stuhl handelt.

Apis – Das Kind ist ruhelos und schreit im Schlaf auf; rote Flecken [wie Insektenbisse oder -stiche] hier und da auf der Haut.

[– Meningealer Reizzustand; schrilles Aufschreien im Schlaf; spärlicher Harnabgang; Kind greift sich an den Hinterkopf.[18]]

Bryonia – Sehr trockene, dunkle Stühle, wie verbrannt; trockener Mund und trockene Lippen.

[– Groß geformter Stuhl, so dass er große Schmerzen beim Abgang verursacht.[18] – Großer Durst, muss viel auf einmal trinken.[1]]

Calcarea carbonica – Harte, unverdaute Stühle von heller Farbe [oder kreideartigem Aussehen[10]].

[**Causticum** – Öfterer, vergeblicher Stuhldrang; unter Schmerzen, Ängstlichkeit und Gesichtsröte.[3] – Zäher und fettglänzender oder hellfarbiger, weißer Stuhl.[3] – Harter, zäher, schleimbedeckter Stuhl.[12] – Der

Stuhl geht besser *im Stehen* ab.[3] – Die hartnäckige Verstopfung beruht oft auf Analfissuren, die Jucken und Brennen.[17]]

[**Collinsonia canadensis** – Äußerst hartnäckige Verstopfung von Kindern durch Atonie der Eingeweide.[17] – Die Symptomenkombination „dumpfer Kopfschmerz aufgrund von Verstopfung, Hämorrhoiden und Flatulenz“ verlangt nach diesem Arzneimittel.[17] – Das Kind klagt über Unbehagen, Schwere, Druck und Schmerz im Rektum.[17] – Es besteht ein Gefühl von Zusammenschnüren und Jucken des Anus.[17] – Gefühl von Stäbchen, Kieselsteinen oder Sand im Rektum.[10] – Sehr träge und harte Stühle, begleitet von Schmerz und Flatulenz.[10]]

Graphites – Stühle von ungewöhnlichem Volumen, sehr groß. – Nässende Ausschläge am Körper; hinter den Ohren, am Kinn, in den Leisten; sondern eine transparente , klebrige Flüssigkeit ab.

[**Hydrastis canadensis** – Schwaches, flaues, hinfälliges, leeres Gefühl im Magen, mit Abneigung gegen Speisen sowie hartnäckige Obstipation ohne Stuhldrang – diese Kombination verlangt stets nach diesem Mittel.[17] – Analfissuren und Rektumprolaps.[17]]

[**Lac defloratum** – Obstipation mit großen, harten Stühlen; die kräftigsten Abführmittel bleiben ohne Wirkung; Stuhl trocken und hart; geht unter starkem Pressen ab, lazeriert den Anus und läßt das Kind aufschreien, Abgang von Blut.[10] – Obstipation nur > durch Abführmittel; Obstipation mit chronischen Kopfschmerzen.[10] – Die Obstipation, die nach diesem Mittel verlangt, entsteht durch fehlerhafte Ernährung des Kindes.[17]]

Lycopodium – Rotes Sediment im Urin, das sich in der Windel findet; viel Flatulenz. – Der [sehr harte und trockene] Stuhl ist beinahe unmöglich auszuscheiden.

[**Magnesia muriatica** – Obstipation durch Verhärtung der Fäzes.[8] – Stuhl hart, zögernd, schwierig und ungenügend; der Stuhl zerkrümelt beim Austritt aus dem Anus.[3,10] – Besonders während der Zahnung nützlich; knotiger Stuhl, wie Schafsmist; wird in kleinen Mengen abgegeben und ist manchmal mit Schleim und Blut bedeckt.[17] – Es sind in der Regel schwache, rachitische Kinder, die an dieser Art von Obstipation leiden; mit vergrößertem Abdomen.[17] – Starker, eiliger Stuhldrang und Schmerzen nach der Entleerung (Stichschmerz im Rektum und Brennen im After[2]) fallen ebenso unter die Wirkung dieses Mittels.[17]]

Mercurius – Wenn die Allgemeinsymptome des Mittels vorliegen; Speichelfluss; Drüsenschwellungen; Beschwerden von Mundschleimhaut und Zahnfleisch, des Halses; häufige Bemühungen, Stuhl abzusetzen; all diese Symptome verschlimmern sich jedesmal dann, wenn sich das Kind erkältet.

Nitricum acidum – Dieses Arzneimittel heilt viele Fälle, bei denen während und auch nach der Stuhlentleerung große Schmerzen bestehen, als hätte das Kind Analfissuren.

Nux vomica – Große und schwer zu entleerende Stühle; oder klein, häufig und schmerzhaft; mit vielen Kolikbescherden. – Wenn die stillende Mutter zu scharf gewürzten Speisen und Genussmitteln neigt. – Das Kind ist schlaf- und ruhelos.

[– Verstopfung, auch bei Säuglingen;[3] bei aktiven, reizbaren Kindern; und bei denen, die verfrüht mit Fleisch ernährt werden.[10]]

Opium – Der Stuhl besteht aus harten, schwarzen Kugeln.

Platinum – Der Stuhl bleibt an Rektum und Anus kleben, wie eine zähe, lehmartige Masse, so dass er nur schwer zu entleeren ist.

Plumbum – Der Stuhl besteht aus einer Ansammlung zuammenhängender kleiner Bällchen, wie Schafsmist.

[– Ein anderes wichtiges Symptom von *Plumbum* ist die Retraktion des Abdomens, wie nach hinten, zur Wirbelsäule, gezogen.[10,17]]

Sepia – Die Stühle sind nur sehr schwer zu entleeren; sie scheinen im unteren Teil des Rektums zu verbleiben, so dass Hilfestellung erforderlich ist [in Folge des starken, kraftraubenden Pressens[10]].

[– Ein wichtiges Symptom ist hier das Gefühl wie von einem Ball im Rektum; das selbst nach erfolgtem Stuhlgang weiter bestehen bleibt.[7,17] – Das Kind ist nicht in der Lage zu Drücken, da dies nach oben schießende Schmerzen verursacht.[17]]

Silicea – Nach langer Bemühung zur Stuhlentleerung rutscht der bereits bis zum Anus vorgetriebene Stuhl wieder zurück.

Sulphur – Intertrigo; pickelartiger Hautausschlag; Wundheit des Anus; das Kind schreit deshalb bei jedem Versuch, Stuhl auszuscheiden, als hätte es [schmerzhafte] Hämorrhoiden.

[– Bei Scheitern gut gewählter Arzneien.[18]]

Veratrum album – Hier scheint es sich um einen paralytischen Zustand des Rektums zu handeln, so dass viel Drücken notwendig ist und kalter Schweiß auf die Stirn tritt.

[– Stuhlverstopfung bei Säuglingen; wegen Untätigkeit des Mastdarms, so dass selbst bei Drang in den oberen Därmen kein Stuhlgang erfolgt.[3] – Kalter Schweiß durch die Anstrengung und Erschöpfung nach dem Stuhl.[10]]

Diarrhoe

Dieses Symptom – denn den Durchfall von Kindern kann man kaum eine eigene Krankheit nennen – bildet eine der häufigsten und ernstesten Störungen im Säuglings- und Kindesalter. Aus sich selbst heraus erweist Diarrhoe sich nicht oft als tödlich, aber wenn sie lange andauert, schwächt sie den Patienten ernstlich und gefährdet dessen Gesundheit. Darüber hinaus bildet Durchfall eine sehr ernstzunehmende Komplikation anderer Krankheitsformen.

Durchfall kann ohne Fieber und ohne Allgemeinstörungen auftreten; die medizinischen Autoren nennen das für gewöhnlich eine *einfache* oder *katarrhalische Diarrhoe.* Er kann auch von mehr oder weniger Fieber begleitet sein – dann wird er korrekt als *entzündlicher Durchfall* bezeichnet – , und daraus kann sich eine echte *Dysenterie*, eine Entzündung der Gedärme, entwickeln. In seinen leichtesten Formen entspricht der kindliche Durchfall völlig dem leichten und schmerzlosen Erbrechen, das wir bereits als den Weg beschrieben haben, auf welchem der überladene Magen des Säuglings sich erleichtert. Dabei kann sich eine *Lienterie* finden, bei welcher die Nahrung unverdaut den Körper verläßt, oder eine *Diarrhoea crapulosa,* bei welcher der Überschuss an Nahrung, vermischt mit Kot, in großen Portionen und kurzem Abstand der Entleerungen den Körper verläßt. Noch häufiger ist der Durchfallstuhl von rein schleimigem Charakter: ein Zustand, welcher aus einer gestörten (exzessiven) Sekretionstätigkeit der gastrointestinalen Schleimdrüsen und Schleimfollikel resultiert. Bei dieser letzteren Form wird der Schleim, welcher eigentlich bestimmt ist, den Verdauungsprozeß zu erleichtern, im Überschuss und in so veränderter Qualität sezerniert, dass er einen völlig anderen Einfluss ausübt. Denn diese primäre Störung der Schleimdrüsen affiziert reflektorisch alle jene benachbarten Organe des Gastrointestinaltraktes, deren Sekretionen dazu bestimmt sind, das Gelingen der Verdauungsfunktion zu fördern. Unter manchen Umständen wird diese schleimige Diarrhoe zu einer echten Blennorrhoe oder einem Katarrh des Darmes. Diese Art von Diarrhoe kann durch feuchte Kälte hervorgerufen werden, der das Kind in sorgloser Weise, bei ungenügender Bedeckung seines Abdomens, ausgesetzt wurde.

Die *Ursachen* der Hauptformen von Durchfall kann man unter drei allgemeinen Überschriften anordnen:

I. Durchfall, welcher aus im Organismus selbst liegenden Ursachen entspringt.

II. Durchfall, welcher von der Quantität und Qualität der Nahrung abhängt.

III. Durchfall, welcher mit atmosphärischen Einflüssen und Veränderungen des Wetters zusammenhängt.

Die aus *inneren Ursachen* entspringenden Diarrhoen sind katarrhalischer Art, aus übermäßiger Sekretion der Schleimdrüsen entstehend, wie oben beschrieben. Viele Kinder sind so sehr prädisponiert für diese Art des Durchfalls, dass der kleinste Wetterwechsel oder die geringste Erkältung sie dafür empfänglich macht. Die ungewöhnliche Aktivität des Verdauungsapparates bei jungen Säuglingen macht die Entstehung irgendeiner Art von Durchfall zu einem fast unvermeidlichen Resultat des Reizzustandes, welcher durch den *Zahnungsprozeß* ausgelöst wird. Ausserdem sollte man sich dessen bewusst sein, dass der Entwicklungsprozeß, welcher in allen Teilen des Verdauungskanals und der zugehörigen Organe stattfindet, um sie auf den rechten Empfang der verschiedenartigen Kost vorzubereiten, von welcher das Kind bald wird leben müssen, diese Organe auf jeden Fall noch empfänglicher für diese Art der Erkrankung macht. Der Veränderung, welche sich im Mund während der Stillzeit abspielt (der Zahnentwicklung), entspricht exakt eine korrespondierende Veränderung in allen Organen der Verdauung und Assimilation.So kommt es, dass nur sehr wenige Kinder einer Attacke von Durchfall während ihrer ersten Zahnung entgehen; ein Drittel von ihnen – zumindest gilt das für Kinder unter der üblichen allopathischen Therapie – leiden schwer daran.

Unter der Überschrift **Verdauungsstörung** wurde bereits erklärt, auf welche Weise zu reichliche oder qualitativ ungeeignete Kost Durchfall erzeugt. Zumindest in vielen seiner Formen ist der Durchfall nicht viel mehr als ein Symptom oder eine Folge intestinaler Verdauungsstörungen. Natürlich verschlimmern diese äusseren Noxen – zu reichliche oder unzuträgliche Kost – die präexistierende Neigung zum Durchfall, welche aus den eben erwähnten inneren oder konstitutionellen Umständen entspringt.

Bezüglich der dritten Klasse von Durchfällen, der von klimatischen oder atmosphärischen Bedingungen abhängigen Fälle, reicht es aus, auf den enorm hohen Anteil von Diarrhoe–Fällen hinzuweisen, welche zu bestimmten Jahreszeiten auftreten. Dies genügt, um zu verstehen, in wie hohem Maße selbst junge Säuglinge diesen Einflüssen unterworfen sind. Dr. *West* beobachtete bei einer Studie über die Ergebnisse seiner sechsjährigen Beobachtungen am Kinderhospital in London, dass in den sechs Wintermonaten – November bis einschließlich April – Diarrhoe 17,3 Prozent aller Krankheitsfälle ausmachte, während es in den Monaten Mai bis einschließlich Oktober 38,3 Prozent waren.* Bei jungen Säuglingen wird häufig eine Durchfallattacke ausgelöst, wenn sie der Nachtluft ausgesetzt werden.** Und speziell die Dysenterie oder echte Darmentzündung ist in so bemerkenswertem Maße abhängig von bestimmten Wetterbedingungen, seien sie nun atmosphärischer oder magnetischer Natur, dass diese Störung bei Wiederkehr dieser Witterungsbedingungen, besonders im Herbst, als Epidemie in einem ganzen Distrikt auftritt.**

Symptome: Man muss sorgfältig auf das jeweils verschiedene Aussehen des Stuhles bei Durchfall achten, denn diese Zeichen helfen in vielen Fällen sehr bei der Auswahl des geeigneten Arzneimittels. Zu Beginn der Störung können die Ausscheidungen erst rein fäkal sein, während sie zum Zeitpunkt der Untersuchung eine hellgelbe Farbe wie Eidotter aufweisen können. Oft sind sie mit Schleim untermischt. In anderen Fällen zeigen sie ein schaumiges Aussehen. Wenn man den hellgelben Stuhl der Luft aussetzt, wechselt er in vielen, aber keineswegs allen Fällen die Farbe und wird grün. In wieder anderen Fällen erscheint die grüne und die gelbe Farbe gemischt in den Ausscheidungen. Die Anwesenheit kleiner weißer Flöckchen, welche aus dem Kasein unverdauter Milch bestehen, zeigt eine Störung der Magenfunktion auf, die aus derselben Ursache entstanden ist wie die über-

* *West*, On Diseases of Children, Philadelphia, 1866, p. 508. (Fußnote des Autors.)

** Siehe Abschnitt „Dysenterie".

mäßige Aktivität der Därme. In solchen Fällen sehen die Stühle wegen der Mischung von Weiß und Gelb wie gehacktes Ei aus. Bei Fortschreiten der Erkrankung werden die Stühle häufiger und sind mit viel mehr Leiden verbunden, denn jede Entleerung wird offenkundig von greifenden oder anderen Schmerzen angekündigt oder begleitet. Doch sind die Symptome der einfachen Diarrhoe sowohl in ihrer Art als auch in ihrer Intensität sehr variabel. Manchmal ist viel subjektives Leiden dabei und zuweilen, selbst in schweren Fällen, sehr wenig. In vielen Fällen scheint das Kind durch die Diarrhoe – zumindest für eine Weile – nicht besonders geschwächt zu werden, während es in anderen Fällen sehr rasch herunterkommt. Diese letzteren Fälle sind aber eher der schweren oder inflammatorischen Art des Durchfalls zuzuordnen, in welche die einfachen Durchfälle sehr oft überzugehen pflegen, wenn sie länger anhalten als ein paar Tage.

Bei der sogenannten *entzündlichen Diarrhoe* finden wir in verschiedenen Stärkegraden alle Symptome einer echten Entzündung der Gedärme und zuweilen auch des Magens vor. Fieber, Durst, Tenesmus, Kolik, ein empfindlicher und heißer Bauch finden sich; die Stühle sind häufig, schmerzhaft, schleimig, blutig oder sogar offensiv;* es kommt zu großer, rasch zunehmender Erschöpfung, und es besteht eine offenkundige Tendenz zur Entwicklung eines Hydrozephaloid,** eines komatösen Zustandes oder von Konvulsionen. Entweder werden die Schwere der Schmerzen und des Fieberzustandes oder der putride Zustand des Stuhls und das Auftreten von Tympanie† die sehr große Gefahr anzeigen. Wenn die Erkrankung plötzlich auftritt, beginnt sie oft mit Erbrechen, und zuweilen wird und bleibt der Reizzustand des Magens so extrem, dass der kleinste Tropfen Flüssigkeit sofort ausgeworfen wird und selbst bei völlig leerem Magen häufige, qualvolle Versuche zu erbrechen auftreten. Fast simultan mit dem Erbrechen kommt es zur Stuhlentleerung. Das Kind kann zwanzig, dreißig oder noch mehr Entleerungen innerhalb von vierundzwanzig Stunden haben. Die Stühle können schleimig und blutstreifig sein, grün und wässrig oder serös, oder sie können aus Schleim, gemischt mit Kot, bestehen und mehr oder weniger blutstreifig sein. Wenn die Stühle klein sind, liegt gewöhnlich viel Tenesmus vor, der

* *Guernsey* meint mit dem hier benutzten Wort „offensive“ nicht den üblichen schlechten oder sauren Geruch von Durchfallstuhl, sondern jenen durchdringenden aashaften Gestank, den die Stühle bei schweren entzündlichen Darmerkrankungen verbreiten. D.Ü.

**Der veraltete Ausdruck bezeichnet Hirndruckzeichen bei Meningitis und Enzephalitis. D.Ü.

† Der trommelharte aufgetriebene Bauch bei Peritonitis ist hier mit diesem Ausdruck gemeint. D.Ü.

von der Ausscheidung von ein bisschen Schleim oder einiger Tropfen Blut gefolgt ist. Zusammen mit all diesen schwerwiegenden lokalen Symptomen ist die konstitutionelle Störung nicht weniger quälend. Der Puls ist schnell, die Haut heiß und trocken, und das Kind ist entweder schlecht gelaunt und reizbar, wenn es gestört wird, oder es liegt scheinbar schlafend mit halboffenen Augen da. „Die Zunge ist zuerst feucht, leicht mit schleimigem Belag bedeckt; ihre Papillen sind oft von leuchtendem Rot, wie auch ihre Spitze und die Zungenränder. Wenn die Krankheit sich fortsetzt, wird die Röte generalisierter, und die Zunge wird trocken, wenn sie auch nicht oft stark belegt ist. Der Durst ist im allgemeinen intensiv, so dass das Kind nach kaltem Wasser giert und nach mehr schreit, sobald die Tasse von seinen Lippen weggenommen wird. Der Durst ist selbst in jenen Fällen genauso brennend, wo der Magen so reizbar ist, dass er alles Geschluckte sofort wieder auswirft." – *West.*

Aconitum – Heiße und trockene Haut; Ruhelosigkeit und große Erregbarkeit; Stühle wässrig und oft von dunkler Farbe. – Wenn das Fieber [nach der Mittelgabe] gewichen ist, brauchen wir lediglich abzuwarten; die Diarrhoe wird ebenfalls weichen, ohne dass ein weiteres Mittel nötig wäre.

[– *Plötzliche* Diarrhoeattacken nach Einwirkung von Kälte oder im Sommer;[17] nach heißen Tagen bei kalten Nächten.[18] – Diarrhoe nach Furcht oder Schreck.[10,17]]

[**Aethusa cynapium** – Hellgelbe oder grünliche, wässrige , schleimige Stühle; Schreien, anziehen der Füße bei kleinen Kindern.[10] – Das Kind döst vor sich hin, nach dem Erbrechen oder nach dem Stuhlgang.[10] – Ausgesprochene Unverträglichkeit von Milch, die sogleich wieder Erbrochen wird; das Gesicht des Kindes wirkt wie in die Länge gezogen, an den Nasenwinkeln beginnend und bis zum Mund sich erstreckend; verleiht dem Gesicht einen angstvollen und schmerzhaften Ausdruck.[9]]

[**Aloe** – Diarrhoe mit ungenügender Kontrolle über den Schließmuskel.[10,17] – Unwillkürliche Stuhlentleerung beim Abgang von Wind.[12] – Der Stuhl geht so gut wie unbemerkt ab.[17] – Gelber wässriger Stuhl mit viel Schleim.[17] – Das Kind schreit nach dem Stuhlgang oft vor Schmerz.[17] – Diarrhoe, die während Gehen oder Stehen aufkommt, oder direkt nach Essen oder Trinken, verlangt nach diesem Mittel.[17] – Viel Rumpeln im Abdomen, unmittelbar vor der Stuhlentleerung.[17]]

Antimonium crudum – Weißbelegte Zunge, etwas Übelkeit und wässrige Stühle; bisweilen harte Kotklumpen im wässrigen Stuhl.

[– Diarrhoe, nachdem das Kind gestillt wurde; Stühle wässrig, mit kleinen harten Knoten.[10]]

Argentum nitricum – Geräuschvoller Abgang von Winden mit dem Stuhl.

[– Das Kind isst sehr gerne Zucker, bekommt aber Durchfall davon.[10] – Unwiderstehliches Verlangen nach Zucker und Süßigkeiten.– Diarrhoe in Folge von Schreck, Erregung oder Erwartungsspannung.[10,17]]

Arsenicum album – Viel Schwäche und rasche Abmagerung; unverdaute Stühle. – Übelriechende und schmerzhafte Stühle, gleich nach der Nahrungsaufnahme. – Stuhlentleerung und Erbrechen gleichzeitig.

[– Diarrhoe des Kindes, wenn die stillende Mutter sich den Magen erkältet hat, insbesondere durch Eiscreme.[18] – Diarrhoe in Folge von verdorbenem Fleisch (*Pyrog.*), Fisch oder sonstigen Fleischgerichten verlangt häufig nach diesem Mittel.[17] – Das Kind verlangt oft nach Wasser, trinkt aber immer nur kleine Schlucke.[10,17]]

[**Belladonna** – Das Kind ist sehr schläfrig, halb wach und halb schlafend; viel Stöhnen.

[– Plötzliches Auffahren aus dem Schlaf, wie erschreckt.]

Calcarea carbonica – Kinder mit großen Köpfen und offenen Fontanellen. – Viel Kopfschweiß, der das Kissen durchnässt. – Schlaffe und weiche Muskeln. – Das Kind erwacht um 3 Uhr früh.

[**Calcarea phosphorica** – Anämische Kinder; ärgerlich und launisch; schlaffer Bauch, kalte Extremitäten und schwache Verdauung.[17] – Diarrhoe durch saftige Früchte oder während der (verzögerten) Zahnung.[17] – Wässrige, sehr heiße Stühle.[10] – Das Kind möchte die ganze Zeit über gestillt werden;[10] und erbricht leicht.[17] – Häufige Stühle, fast jede Stunde.[18]]

Carbo vegetabilis – Wenn *Bryonia* angezeigt schien, aber nicht wirkte.

Chamomilla – Durchfälle meist wässrig grün; wie gekochte Eier; [sowie kotig schleimig[3]]. – Das Kind ist fiebrig und äußerst mürrisch, es muss die ganze Zeit über getragen werden. – Die [heißen[10]] Stühle riechen wie faule Eier.

[– Das *Chamomilla*-Kind ist äußerst reizbar, ungeduldig und extrem überempfindlich; Beschwerden durch Zorn.[10,17] – Die gereizte Gemütsverfassung, die weinerliche Ruhelosigkeit und das wimmernde Klagen gehören untrennbar zu diesem Arzneimittel, das zu den am häufigsten indizierten bei Diarrhoe oder Zahnungsproblemen von Kindern gehört.[17]]

China – Schmerzlose, unverdaute Durchfallstühle; faulig. – Sehr reichliche Stühle; < jeden zweiten Tag.

[– Das *China*-Kind schreit plötzlich im Bett und wirft sich umher.[17] – Diarrhoe bei heißem Wetter, aufgrund von Obst oder Milch.[17] – Die *China*-Diarrhoe entwickelt sich allmählich, die Stühle werden nach und nach immer dünner, wässriger, und sind sehr schwächend.[17] – < nachts;[10] nach dem Essen.[18] – Ansammlung von Luft im gesamten Abdomen, aber keine > durch Abgang von Winden.[10]]

[**Cina** – Weiße, schleimige Durchfallstühle; grünlich schleimig; mit kleinen Stückchen, die wie Popkorn aussehen.[10] – Das Kind scheidet Würmer aus; zupft an der Nase oder dem Anus; es ist schwer zufriedenzustellen.[4] – Gesichtsblässe; dunkle Ringe um die Augen; Zähneknirschen während des Schlafs.[4,10]]

Colocynthis – Die Stuhlabgänge sind gering und häufig, mit ausserordentlich viel Schmerz verbunden, so dass sich das Kind bei jedem Stuhl vor Qual dreht, windet und zusammenkrümmt.

Croton tiglium – Kolik und Diarrhoe unmittelbar nach Trinken von der Mutterbrust. – Der Stuhl wird ganz plötzlich entleert, „explosionsartig", in einem Schwall.

[– Stuhl schießt in einem einzigen Strahl aus dem Rektum; jeder einzelne Stuhl scheint das Kind auszutrocknen, aber dennoch wenig Entkräftung; alle halbe Stunde Stuhlgang, von 8 Uhr morgens bis abends; kein Abgang in der Nacht.[10] – 25 Stühle am Tag, keiner nachts; extreme Auszehrung und Entkräftung; bohrt den Kopf ins Kissen; eingesunkene Fontanellen; Körper und Extremitäten kühl; Konvulsionen.[10] – < durch Essen und Trinken.[10]]

Dulcamara – Jeder Wetterumschwung von warmem zu kaltem Wetter löst Diarrhoe aus; auch durch Einwirkung von feuchter Kälte bzw. durch Aufenthalt in feuchtkalten Räumen.

[– Plötzliche Anfälle von Diarrhoe bei einsetzendem kaltem Wetter (weiß, gelb, grün, wässrig, schleimig)[4]; schneidende Kolik vor jeder Entleerung.[17] – Diarrhoe zum Ende des Sommers, wenn die Tage noch heiß sind, die Nächte aber bereits kalt.[17] – Die Diarrhoe ist im allgemeinen von

Erbrechen begleitet; auch Prolapsus recti; < nachts.[17] – Kinder, die an einer chronischen *Dulcamara*-Diarrhoe leiden, zeigen anhaltende Schläfrigkeit, Abneigung gegen Speisen und liegen nur ruhig da; die Stühle sind dünn, gelblich, grünlich, wässrig und unwillkürlich; Austrocknung.[17]]

Ferrum – Unverdaute Stühle, mit leichtem Erbrechen des Genossenen; oft in Verbindung mit deutlicher Gesichtsröte.

[– Blasses Gesicht, abgezehrt; es errötet bei der geringsten Gemütsbewegung, bei Schmerz oder Anstrengung.[10] – Schmerzlose Diarrhoe, geht während einer Mahlzeit unwillkürlich ab.[12] – Brechübelkeit *während* des Essens; Erbrechen der Speisen *sogleich* nach dem Essen.[3]]

Graphites – Sehr häufige und kleine Stuhlabgänge, mit Hautausschlägen, die eine gelatineartige Flüssigkeit absondern. – Der Stuhl ist oft sauer und frißt den Anus wund.

[– Sauer riechender Stuhl mit Brennen im Rektum.[2]]

Hepar sulphuris – Fötide [weiße, sauer[3]] riechende Stühle bei Kindern; auch das Kind selbst riecht sauer.

Ipecacuanha – Viel Übelkeit, Erbrechen; beinahe beständig anhaltende Übelkeit. – Durchfällige, gegorene Stühle; besondes angezeigt in der Phase der Entwöhnung von der Brust, wenn feste Nahrung nicht vertragen wird.

[– Diarrhoe zahnender Kinder; gelbe, weiße, grüne, schleimige Absonderungen; kein Schmerz und keine Abmagerung, aber wegen der Dauer ernst zu nehmen.[10] – Übelkeit und Kolik vor und während Stuhl; das Mittel deckt auch Stühle mit hellrotem Blut ab.[17]]

Lachesis – Äusserst übelriechende Stühle; das Kind *erwacht* immer mit quälenden Beschwerden.

[– < nachts und durch Schlaf; < durch saures Obst.[10]]

Magnesia carbonica – Die Stühle sind grün, wie das Grüne auf einem Froschteich. – Die Stühle sind grün und schleimig oder wässrig und sauer.

[– Diarrhoe kleiner Kinder; die Milch verursacht Magenschmerzen, wird erbrochen oder verlässt den Darm unverdaut[10] oder geronnen.[18] – Manchmal lassen sich auch weiße Klumpen, wie Talg, auf dem grünen Stuhl beobachten.[17]]

Mercurius – Viel Schmerz *vor* dem Stuhl, doch große Besserung direkt danach. – Die Stühle sind schaumig, schleimig, blutig oder dunkelgrün; mit viel Stuhldrang. – Die Beine und Oberschenkel des Kindes sind kühl und feucht, besonders nachts.

[– Die Stühle sind häufig auch teigig oder breiig mit saurem Geruch.[17] – Die Diarrhoe ist normalerweise von Schreianfällen begleitet, bei denen sich das Kind vor Schmerz windet.[17] – Speichelfluss etc.]

Nux vomica – Abwechselnd Verstopfung und Durchfall. – Unverdauliche Speisen sind der Grund für die Diarrhoe; die Stuhlabgänge sind klein, häufig und schmerzhaft; viel Reizbarkeit. – < um 4 Uhr früh.

Opium – Diarrhoe durch Schreck.

Phosphoricum acidum – Die Diarrhoe scheint das Kind *nicht* sehr zu schwächen oder zu beeinträchtigen, obwohl sie von langer Dauer ist; die Mutter wundert sich, dass das Kind noch so sehr bei Kräften ist.

[– Besonders bei Diarrhoe von zarten, schwächlichen, rachitischen Kindern indiziert; ist nützlich bei den Folgen von Säfteverlusten.[17]]

Podophyllum – Morgendiarrhoe, grün oder wässrig; oder die Stühle sind von recht normaler Beschaffenheit, lediglich häufiger. – Prolapsus ani und Diarrhoe.

[– *Podophyllum* ist eines der wirksamsten und sehr häufig notwendigen Mittel bei Diarrhoe während der Zahnung bzw. bei Säuglingen und Kleinkindern überhaupt.[17] – Diarrhoe von langer Dauer; während der Zahnung, bei heißem Wetter, nach saurem Obst.[17] – Abgesehen von *Chamomilla* gibt es kein anderes Arzneimittel, das so häufig indiziert ist; und es deckt fast jede Art von Diarrhoe ab: grün, gelb, wässrig, fötid, biliös, blutig, wechselhaft, hellfarbig, kaffeesatzartig, flatulent, gegärt, gelatinös, schleimig, gussartig, breiig, sauer, reichlich, unverdaut.[17] – Der Stuhl geht oft mit großem Getöse ab, aufgrund von Gasansammlung.[17] – < normalerweise *frühmorgens*, während des Badens oder Waschens.[17] – Rollen des Kopfes während der Zahnung.[10]]

Pulsatilla – Die Stühle sind von sehr *wechselhaftem* Aussehen; keine zwei Stühle, die sich gleichen; ausgeprägte Verschlimmerung in der Nacht.

[– Diarrhoe von Kindern aufgrund von schweren , fettigen Speisen; Kuchen; sie vertragen kein Fett.[17] – Wechselhafte Stühle in jeder Beziehung, nicht nur das Aussehen und die Konsistenz betreffend, auch die Menge schwankt ständig.[17] – Ausgeprägte Durstlosigkeit.[10] – Sanftmütige, empfindsame, weinerliche Kinder, die sich gerne in den Arm nehmen lassen und gerne Schmusen.[17]]

Rheum – Äußerst sauer riechende Stühle, begleitet von viel Schmerz. – Das Kind riecht ebenfalls sehr sauer, da hilft auch kein Waschen oder sonstige Körperpflege.

[– Breiiger, sauer riechender Stuhl in Verbindung mit *Schaudern*; gefolgt von erneutem schmerzhaftem Drängen in den Därmen.[18] – Erfolgloser Harndrang vor dem Stuhl; Stuhlzwang; schneidende Kolik.[10] – Diarrhoe während der Zahnung.[10]]

Rhus toxicodendron – Verschlimmerung besonders nach 12 Uhr nachts; große Ruhelosigkeit.

[– Kann nicht lange in einer Position bleiben, muss ständig die Lage wechseln.[10]– Nächtliche Diarrhoe mit heftigem Schmerz im Abdomen, > nach Stuhlgang und wenn das Kind nach vorne gebeugt auf dem Bauch liegt.[10] – Diarrhoe nach Barfuß-Gehen auf feuchtem Untergrund.[10] – Dunkelbraune, dünne und sehr fötide Stühle, acht oder zehn Mal täglich, besonders frühmorgens und zwischen 4 und 6 Uhr früh; enthalten oft Schleim, gelegentlich Eiter und oft auch linsenförmige Blutklümpchen; große Schwäche; kann nicht aufrecht Sitzen, ausser im Bett, da hängenlassen der Füße Stuhldrang verursacht, worauf unwillkürliche Entleerungen folgen, wenn nicht sofort reagiert wird (chronische Diarrhoe).[10]]

Sepia – Fast beständiges Aussickern von Feuchtigkeit aus dem Anus; [Wundheit zwischen den Gesäßbacken[10]].

[– Diarrhoe, < nach Trinken von Milch; schnelle Erschöpfung.[10]]

[**Silicea** – Dünne, magere, zartgliedrige Kinder; Kopfschweiß und übelriechender Fußschweiß.[10] – Diarrhoe: durch Einwirkung von kalter Luft; nach (Pocken)–Impfung; mit greifenden Schmerzen in den Eingeweiden;[10] mehrtägiger Durchfall Tag und Nacht, ohne Leibweh.[4] – Schleimstühle, breiartige, mit häutigen Teilen darauf und beißendem Brennen im After; Blut und Schleimabgang aus dem After, in dem es heftig brennt.[4] – Das Kind magert sehr schnell ab; obwohl es gut genährt wird; die Nahrung geht unverdaut ab; offene Fontanellen; viel Kopfschweiß; kalte Hände und Füße sowie kalter Schweiß darauf; rollen des Kopfes.[10] – Mit blutigem Schleim gemischter Stuhl, darauf Beißen im After.[4] – Abgang bloßen Schleims, unter öfterem Drang , unter Frostigkeit des Körpers und flauer Übelkeit im Hals.[4] – Ein charakteristisches Symptom dieser Mittels, das sich oft bei Diarrhoe und Zahnungsbeschwerden findet, ist das Gefühl von einem Haar auf der Zunge.[17]]

Sulphur – Besonders bei Kindern anfälliger [psorisch belasteter] Eltern. – Rötung des Anus oder Wundheit zwischen den Schenkeln bzw.

den angrenzenden Teilen; pickelartige Hautausschläge. – Oder wenn es dem Kind unter der Gabe anderer [gut gewählter] Arzneimittel erst besser geht, doch immer wieder ein Rückfall eintritt.

[– Die *Sulphur*-Diarrhoe ist schmerzlos und tritt gegen 5 Uhr früh auf.[17] – Frühmorgendlich Diarrhoe, die das Kind aus dem Bett, zur Toilette treibt.[17] – Die Stühle machen das Kind wund und können unverdaute Speisen enthalten.[17] – Der Geruch des Stuhls kann lange an dem Kind haften, so als hätte es sich damit beschmutzt.[17] – Abneigung gegen den Geruch des eigenen Stuhls.[14] – Diarrhoe durch Erkältung; bei feuchtem Wetter; durch Milch oder Säuren; während der Zahnung; durch künstliche Nahrung; während des Schlafs.[10]]

Veratrum album – Große Erschöpfung nach jeder Stuhlentleerung, mit kaltem Schweiß auf der Stirn oder der Haut überhaupt.

[– Großer Durst auf kaltes Wasser.[10] – Das Kind ist überall kalt; besonders die Extremitäten; eingefallenes Gesicht, sieht aus, als wolle es sterben[10,17] – Diarrhoe durch trinken von zuviel kaltem Wasser an einem heißen Tag.[10] – Diarrhoe mit Erbrechen von trübem Wasser; kalter Stirnschweiß; im Herbst, wenn sich (gleichzeitiges) Erbrechen zur Diarrhoe hinzugesellt und die Stuhlabgänge in einem kräftigen Guss erfolgen, mit wenig oder keinem Kneifen im Bauch; unwillkürliche, wässrige Stühle; Diarrhoe durch Obst; auch durch Nasswerden der Füße oder bei tuberkulösen Patienten.[10]]

Dysenterie, Kolitis, Entzündung des Dickdarms*

Eine Entzündung des Dickdarmes – Colon descendens, Rektum und Ileum – tritt selten ohne mehr oder weniger offenkundige Entzündung

* *Guernsey* spricht von der echten Ruhr oder Shigellose, die auch von *Hahnemann* als „Herbstruhr" bezeichnet und so mit dieser Jahreszeit in Verbindung gebracht wurde. Die von ihm beobachteten Fakten sind korrekt. Selbst ein kleiner isolierter Ruhrausbruch im Münchner Norden Anfang der achtziger Jahre (den ich als Schülerin bewusst bemerkte, weil in meiner Schule Quarantänemaßnahmen, wie Einrichtung spezieller Toiletten für Bakterienträger, durchgeführt wurden) trat in der typischen „Ruhrzeit", dem Spätsommer, auf, und zwar nach einem heißen Sommer. Lediglich *Guernseys* Erklärungsversuch ist überholt. Wir wissen heute, dass der Erreger der Ruhr durch unreines Wasser übertragen wird; dies erklärt die Epidemien in einem „ganzen Distrikt" – nämlich dem Einzugsgebiet eines bestimmten (verunreinigten) Flusslaufes. Ferner ist uns die Temperaturempfindlichkeit der Shigellen bekannt; diese erklärt den Saisonbezug der Ruhrepidemien. D.Ü.

des Dünndarmes auf, wie auch letztere, speziell bei Säuglingen und Kleinkindern, für gewöhnlich mit einer mehr oder weniger ausgeprägten Entzündung des Magens einhergeht. Somit kann die *Dysenterie* oder Kolitis, wie man diese Krankheit auch manchmal nennt, als Folge einer Ausdehnung der Entzündung entstehen, welche im Magen begonnen hat und in ihrem Verlauf den gesamten Verdauungskanal erfasst. Doch gibt es viele Fälle reiner, idiopathischer Dysenterie, welche sich direkt auf eine Exposition des Kindes gegenüber kühl-feuchter Luft, speziell nachts, mit ungenügend bekleideter unterer Körperhälfte zurückführen läßt. Nach Dr. *Condie* „pflegt die Kolitis in der Mehrzahl der Fälle anscheinend das Ergebnis plötzlicher Veränderungen der Lufttemperatur zu sein, speziell des plötzlichen Wechsels von warmem und trockenem zu kaltem und feuchtem Wetter. Ihre Prävalenz ist am höchsten während des Spätsommers und zu Beginn des Herbstes, wenn die Tage heiß, die Nächte aber kalt und feucht sind. Sie neigt dazu, sich an ungesunden Orten als endemisch zu erweisen, speziell an solchen Orten, die auch eine Entstehung intermittierender und remittiernder Fieber fördern. Häufig tritt sie epidemisch auf, zusammen mit Fiebern katarrhalischer Art. Ein paar Tage mit kühlem regnerischem Wetter im Sommer werden oft dazu führen, dass die zu dieser Zeit herrschenden Darmbeschwerden der Kinder einen dysenterischen Charakter annehmen."

Die Dysenterie wird selten bei Kindern vor Beginn der Dentition angetroffen, ausser wenn solche epidemischen oder endemischen Einflüsse vorherrschen und vielleicht eine Erkältung dazukommt.Nach Beginn derselben entsteht sie offensichtlich als Folge oder durch Ausbreitung der gastroenteralen Entzündung, welche so häufig die schwierige Zahnung begleitet.

Symptome: Dysenterie wird für gewöhnlich von erheblichem Fieber begleitet, welches eine Abendverschlimmerung und Durst aufweist. Es kann Erbrechen dabei sein, speziell Erbrechen reichlich aufgenommener Getränke oder der Nahrung; doch gewöhnlich tendiert die Entwicklung einer Kolitis dazu, die zuvor existierende Magenreizung zu bessern. Der Bauch ist gespannt und berührungsempfindlich, speziell entlang des Verlaufs des Colon descendens. Doch besteht das charakteristischste Symptom der Krankheit in den *schmerzhaften Stuhlentleerungen,* welche sehr häufig, doch von sehr geringer Menge sind und entweder aus blutigem Schleim oder allein aus Blut oder Schleim bestehen, gemeinsam mit den *Tenesmen,* welche den Stühlen vorausgehen, sie begleiten oder ihnen folgen, oder sehr häufig erfolglose, höchst qualvolle Versuche auslösen, Stuhl zu entleeren. In manchen Fällen wird der Reizzustand durch die Anwesenheit zurückgehaltener Fäzes aufrechterhalten; dann hat der Einfluss des plötzlichen Temperaturwechsels die übliche peristaltische Bewegung des Darmes gehemmt. Solche Fälle werden durch zunehmenden Stuhldrang und einen fast ununterbrochenen Tenesmus gekennzeichnet; die Versuche zu defäzieren sind entweder vollkommen erfolglos oder führen zur Entleerung winziger Portionen fäkaler Materie zusammen mit viel blutig tingiertem Schleim.

Doch die Symptome der Dysenterie sind so offenkundig, dass es nicht nötig ist, sie noch ausführlicher aufzuzählen. Wählen Sie eines der unten aufgeführten homöopathischen Arzneimittel oder irgendein anderes, das dem Zustand des Patienten am exaktesten entspricht, und achten Sie besonders streng darauf, dass der Patient nicht der Nachtluft ausgesetzt wird, nicht nur während der manifesten Krankheit, sondern selbst nach Einsetzen der Rekonvaleszenz, denn ein Rückfall, welcher dann mit Sicherheit folgen würde, könnte sich als unheilbarer denn die ursprüngliche Störung erweisen.

Aconitum – Viel Fieber; trockene Hitze; ruheloses gequältsein; gereizter bzw. entzündlicher Zustand der Eingeweide; dieses Arzneimittel ist bei diesen Gegebenheiten oft für den gesamten Fall spezifisch.

[– Spärliche, weiche, häufige Stühle mit Tenesmus; klein, braun, schmerzhaft; schließlich blutig oder Abgang reinen Blutes.[10] – Nach heißen Tagen und darauffolgenden kalten Nächten.[18]]

Aloe – Stühle aus gelatineartigen Klumpen; klare gelatineartige Massen, oder auch grün oder weiß.

[– Häufige Stühle blutigen Wassers, heftiger Tenesmus; Ohnmacht; Abgang von Schleim in gelatineartigen Klumpen; Abgang vieler Blähungen.[10]]

Alumina – Es entleert sich Harn während der Anstrengung zum Stuhl; kann tatsächlich ohne diese Bemühung kein Wasser lassen.

[– Nach jedem ruhrartigen Stuhl unwillkürliches Urinieren.[10]]

Apis – Häufige blutige Stühle, ohne Schmerzen.

[– Dysenterie, blutige Schleimstühle mit wundem, zerschlagenem Gefühl im Abdomen.[10] – Die deutlichste Indikation ist das lange Intervall zwischen den Stühlen, nämlich 4 – 6 Stunden.[10] – Säuglingsruhr, manchmal nur Tenesmen mit Zerschlagenheitsgefühl in den Därmen.[10]]

[**Arsenicum album** – Flüssige Fäzes, schokoladenfarben, < gegen oder nach Mitternacht.[10] – Entleerung von dunklem Blut, zuvor heftiges Aufschreien.[10] – Fauliger, stinkender Geruch, besonders zu Beginn, später sind die Absonderungen von Blut und Schleim weitaus weniger übelriechend.[18] – Große Erschöpfung; Ruhelosigkeit und Schwäche; Abzehrung; alt aussehendes Gesicht.[10] – Tenesmus und Brennen von Anus und Rektum beim Stuhl und auch danach; Zittern.[10] – Verlangt häufig zu trinken, nimmt aber immer nur kleine Schlucke zu sich.[10] – *Arsenicum* soll bei Dysenterie aber erst dann gegeben werden, wenn es völlig sicher ist, dass es auch wirklich indiziert ist, wenn es nämlich nicht heilt bzw. falsch gewählt ist, bringt es den Fall auf Wochen durcheinander.[14]]

Belladonna – Große Empfindlichkeit im Bereich des gesamten Abdomens, so dass selbst die geringste Erschütterung [z.B. des Bettes] als unerträglich schmerzhaft empfunden wird. – Gerötetes Gesicht, rote Bindehäute; viel Drängen und Pressen zum Anus hin.

[– Eine Art Tenesmus, ein ständiges Drücken und Drängen zum Anus und den Genitalien, im Wechsel mit schmerzhafter Zusammenschnürung des Anus; und ein Gefühl, als wolle „alles" unten heraus.[18] – Der Tenesmus ist dermaßen heftig, dass er Schaudern verursacht.[18] – Brennender Durst mit Abscheu vor Getränken, oder mit stetem Verlangen zu trinken, bei Unmöglichkeit, auch nur einen Tropfen zu schlucken.[3] – Frost und Kälte einzelner Teile (der Glieder, Hände, Füße) bei brennender Hitze anderer Körperteile (des Kopfes).[3]]

Bryonia – Wenn durch kalte Getränke verursacht; oder bei sehr heißem Wetter.

[– Folgt gut auf *Aconitum*, besonders wenn durch kalte Getränke in der Sommerhitze verursacht.[18] – Die *geringste Bewegung* des Körpers bewirkt Stuhldrang.[10] – Der Patient möchte sich absolut ruhig verhalten; dies ist hier ausserdem noch für *Cadm-s.* und *Colch.* typisch.[14]]

Cantharis – Die Entleerungen enthalten Abschabsel der Darmschleimhaut sowie Blutstreifen. – Brennende, spärliche Harnentleerung, oft nur tropfensweise möglich, unter größten Schmerzen.

[– Auswärtspressende Schmerzen in den Eingeweiden und im Anus, zum Schreien zwingend, mit Schneiden und Brennen im Anus bei Stuhlgang.[4,18] – Tenesmus in Verbindung mit Dysurie (*Merc-c.*).[18]]

Carbo vegetabilis – In sehr fortgeschrittenen Fällen; kalter Atem;

Kopfhitze; möchte ständig, dass man ihm frische Luft zufächelt; faulige Entleerungen; große Schwäche und Hinfälligkeit; fortschreitende Entwicklung eines venösen Zustands.

[– Faulige Stühle, kalter Atem; nach dem Stuhl ein Drücken im Kreuz zur Blase hin sowie im Rektum; Brennen im Rektum; Leeregefühl, Angst und zittrige Schwäche.[2]]

[**Carbonicum sulphuratum** – Stuhl nicht vermehrt, aber dennoch von Tenesmus begleitet.[10] – Beträchtliche Absonderung von hellrotem Blut mit dem Stuhl.[10] – Chronische Diarrhoe, alle 4–6 Wochen, und ein oder zwei Tage dauernd; gelbliche, schaumige, sauer riechende, flüssige Entleerungen mit Tenesmus und kolikartigen Schmerzen, besonders in der Nabelgegend, wodurch der Nabel nach innen gezogen wird; trat nachts auf.[10]]

Chamomilla – Röte der einen Wange, bei Blässe der anderen; das Kind ist äußerst schlecht gelaunt und reizbar; durstig; blutige, schleimige Stühle. – Die Beschwerden sind aufgrund von unterdrückter Schweißabsonderung entstanden. – Das Kind möchte die ganze Zeit über getragen werden und läßt sich nicht anders beruhigen.

China – Verschlimmerung der Beschwerden jeden zweiten Tag; viel Flatulenz und Auftreibung des Abdomens, besonders nachmittags.

[– Abgang einer Menge von Blähungen, häufig sehr stinkend, aber ohne Besserung zu bewirken.[1,10] – Ruhr in sumpfigen Gebieten mit Symptomen von Wechselfieber.[10]]

Colchicum – Herbstdysenterie; Abgang von durchsichtigem oder gallertartigem Schleim.

[– Absonderung von wässrigem, gallertartigem Schleim aus dem After, mit heftigem Krampf des Schließmuskels.[10] – Blutige Stühle mit Abschabsel aus den Därmen und Hervortreten des Afters.[10] – Entleert reinen Schleim, ohne Blut, mit starkem Tenesmus.[10] – Blutige Stühle, gemischt mit einer schleimigen Masse.[10] – Tenesmus; lang andauernder, qualvoller Schmerz in Rektum und After nach dem Stuhl verursacht Weinen und Schreien.[10] – Normalerweise aber *immer* Besserung nach der Stuhlentleerung, auch bei Dysenterie.[8] – Der Geruch gekochter Speisen erzeugt Übelkeit, Brechreiz, bis hin zu ohnmächtiger Schwäche; oft genügt bereits der Anblick von Speisen.[10] – Das Kind schläft auf dem Topf ein, sobald der Tenesmus aufhört.[10]]

Dulcamara – Wenn die Dysenterie durch Einwirkung von Kälte und Feuchtigkeit entstanden ist; oder durch Wetterumschwung vom Warmen zum Kalten.

Ipecacuanha – Viel Übelkeit und Erbrechen; beständige, anhaltende Übelkeit bei den Beschwerden.

Mercurius corrosivus –Absonderung sehr viel reinen Blutes mit dem Stuhl; sehr viel Tenesmus.

[– Sehr quälender unaufhörlicher Tenesmus; auch noch nach dem Stuhl.[7] – Gleichzeitiger Tenesmus von Blase und Rektum.[18] – Bei einer sehr heftigen Dysenterie mit starken Blutungen, großer Angst, heftigen Tenesmen des Rektums und der Blase, mit unaufhörlichem Stuhl- und Harndrang sowie viel Brennen ist *Mercurius corrosivus* angezeigt, während wir bei leichteren Fällen *Mercurius solubilis* den Vorzug geben.[14]]

Mercurius solubilis – Nicht soviel Blut wie bei *Merc-c.*, eher blutiger Schleim, mit Tenesmus vor und nach dem Stuhl.

[– Hat das Gefühl, „nie fertigzuwerden", auch wenn nichts mehr abgeht; bei *Nux-v.* und *Rhus-t.* ist es genau das Gegenteil, dort bringt bereits der Abgang von wenig Stuhl Erleichterung, aber bei *Merc.* und *Sulph.* bleibt der Patient weiterhin sitzen und presst.[14]]

Nux vomica – Abgang einer kleinen Menge natürlich beschaffenen Stuhls bei jeder Entleerung; kein Appetit; Schlaflosigkeit gegen Morgen [nach 3 Uhr früh].

[– Beständige Neigung zur Stuhlentleerung, sobald der Patient sitzt oder steht; häufiger Stuhldrang, der aber nachläßt, sobald ein wenig Stuhl entleert wird; spasmodisch schmerzhaft verschlossener Anus.[10]]

Phosphorus – Grüne und blutige Entleerungen; der Anus ist weit geöffnet. – Sollte das Kind in der Lage sein zu sprechen, so klagt es über ein Gefühl von großer Schwäche und Leere im Abdomen.

[– Dysenterie; wenn sie sich auf die linke Seite legt, entsteht sogleich Stuhldrang (*Arn.*); schmerzlose Entleerungen von Blut und Schleim; Paralyse des Analsphinkters; der Anus bleibt so weit offen, dass der Blick auf einige Zentimeter der trockenen, schwarzen, sich ablösenden Schleimhaut frei ist.[10] – Großer Durst; Angst beim Alleinsein.[10]]

Podophyllum – Entleerung von blutigem und grünem Schleim; wirft den Kopf von einer Seite zur anderen; schlimmer vormittags.

[– Dysenterie, beginnt mit wässriger Diarrhoe; die Entleerungen werden schleimig–blutig; besonders, wenn sich die anfängliche Diarrhoe frühmorgens manifestiert hat.[10] – Heftiges Drängen während des Stuhls, mit Abgang von viel Flatus; schleimige Stühle mit blutigen Flecken und Streifen; Stühle, die wie Erbsensuppe aussehen, mit blutigem Schleim und von widerlichem Geruch;heftige Schmerzen im Bereich von Kolon, Rektum und Anus.[10] – Durst, kein Appetit.[10] - Großer Durst; Angst beim Alleinsein.[10]]

Pulsatilla – Blutgestreifter Schleim; Verschlimmerung gegen Abend und die Nacht hindurch; kein Durst.

Rhus toxicodendron – Ist fast, wenn nicht sogar vollständig, ein Spezifikum, wenn die Schmerzen bei jeder Stuhlentleerung in Streifen die Beine hinablaufen. – Nützlich bei Fällen typhoider Art.

[– Dysenterische Entleerungen seit frühmorgens; äußerst heftiger und beständiger Tenesmus; große Frostigkeit; *beständige Ruhelosigkeit.*[10] – Tenesmus mit Übelkeit, Reißen und Kneifen im Bauch; unwillkürliche Entleerungen folgen den unter Tenesmus abgehenden Stühlen.[10]]

Sulphur – Die Entleerungen bewirken Rötung im Bereich von Anus und Perineum. – Bei skrofulösen Kindern, und bei solchen mit mehr oder weniger ausgeprägten Hautausschlägen.

[– Dysenterie, nachdem *Aconitum* die akuten Symptome beseitigt hat; wenn der Tenesmus aufgehört hat, aber immer noch Blut abgesondert wird; wenn andere Arzeimittel nicht durchgegriffen haben und nach anfänglicher Besserung Rückfälle folgen.[10] – < immer frühmorgens, gegen 5 oder 6 Uhr; kalte Füße tagsüber und heiße Fußsohlen nachts; Hinfälligkeit in der Magengegend und Ohnmachtsschwäche gegen 10 oder 11 Uhr vormittags.[10]]

Veratrum album – Große Hinfälligkeit und Erschöpfung nach jeder Entleerung sowie kalter Schweiß auf der Stirn.

Cholera infantum

Vieles bereits unter der Überschrift **Durchfall** Gesagte wird sich auch auf die *Cholera infantum* anwenden lassen. Diese Erkrankung erweist sich selbst unter der besten Behandlung oft als tödlich, denn sie erscheint oft im Spätsommer, einer Zeit, in welcher der Organismus des jungen Säuglings durch die zuvor bestehende Hitze bereits etwas erschöpft ist, wenn die Luft unsauber und das Wetter wechselhaft oder warm und feucht ist. Außerdem scheint sie aus einem atmosphärischen Miasma zu entspringen, welches man fast als maligne bezeichnen kann. Bei dieser schlimmsten Form der Diarrhoe der Säuglinge scheinen alle Symptome miteinander um die höchste Intensität zu wetteifern, und die Störung verläuft sehr rapide. Dieser Verlauf ist allerdings nicht immer durch eine gleichmäßige Uniformität gekennzeichnet. Zuweilen vermindert sich die Gewalt der gastrischen Symptome vorübergehend, während die Durchfälle gleich schwer bleiben; in anderen Fällen scheint der Durchfall weniger häufig und schmerzhaft zu werden, während der Magen um so schlimmer angegriffen wird. Manchmal kann man auch eine ähnliche Verminderung der Gewalt der gesamten Krankheit beobachten, und die arme abgehärmte Mutter kann kaum begreifen, dass ihr Kind nicht ausser Gefahr ist, kann kaum den Arzt verstehen, der ihr traurig erklärt, dass die Besserung graduell und nicht in Form eines plötzlichen Verschwindens der Symptome kommen sollte. Denn ersterer Verlauf bietet Anlass zur Hoffnung, während der letztere in einigen qualvollen Fällen, welche ich beobachten konnte, lediglich dem Beginn tödlicher Krämpfe voranging.

Bei *Cholera infantum* bilden *Erbrechen und Durchfall* das bemerkenswerteste Symptom. Der Magen ist so reizbar, dass er sofort und zuweilen gewaltsam alles auswirft, was er empfängt. In den fortgeschrittenen Fällen der Krankheit erfolgt das Erbrechen auch spontan, und die erbrochenen Flüssigkeiten ähneln den durch die Gedärme ausgeschiedenen. Die Entleerungen aus dem Darm bestehen im Normalfall völlig aus einer ganz farb– und geruchlosen Flüssigkeit, welche häufig winzige schleimige Flöckchen enthält. Diese Stühle werden ohne die geringste Anstrengung und zuweilen unbewusst entleert. Bei manchen Fällen spritzen jeweils sehr kleine Mengen aus dem Anus hervor, wie aus einer Injektionsspritze; in diesen Fällen finden sich gewöhnlich mehr oder weniger Bauchkrämpfe und Tenesmus. Zuweilen scheint der Magen seine Reizbarkeit zu verlieren; er erlaubt dann jeder Nahrung und jedem Trunk, ihn selbst und den Darm unverändert zu passieren und den Enddarm sogleich in dieser unverdauten Form zu verlassen. Doch eine extreme Schwäche, Prostration und rasche Abzehrung sind für diese Krankheit der Säuglinge und jungen Kinder ebenso charakteristisch wie für die entsprechende *asiatische Cholera* beim Erwachsenen.

Bei Fortschreiten der Krankheit werden die Entleerungen noch häufiger, unwillkürlich, „profus, dunkelfarbig wie schmutziges Wasser oder wie

Waschwasser von ältlichem Fleisch und stinken sehr. Die Abzehrung des Patienten nimmt eine extreme Form an. Seine Augen werden hohl, glasig und trübe, sein Gesicht wird bleich und eingefallen, die Nase scharf und spitz, und die Lippen werden trocken, dünn und schrumpelig. Die Körperoberfläche wird kühl und klamm, nimmt eine schmutzigbräunliche Farbe an und ist oft von Petechien bedeckt. Die Zunge ist dunkel gefärbt, glatt und glänzend oder bedeckt von Aphthen, wie auch die Mundschleimhäute. In vielen Fällen liegt das Kind ununterbrochen in einem Halbschlaf, mit halbgeschlossenen Augen und so unempfindlich gegenüber äußeren Eindrücken, dass die Fliegen häufig auf den nur halb bedeckten Augäpfeln landen, ohne dass der Patient das geringste Anzeichen bietet, dass er sie bemerkt. Der Bauch wird mehr oder weniger tympanitisch, und die Hände und Füße nehmen einen bleigrauen Farbton an oder werden blass und ödematös. Der Rachen wird trocken, was ein Gefühl von Unbehagen erzeugt, welches oft dazu führt, dass der Patient die Hand tief in den Mund steckt, als wolle er einen Fremdkörper entfernen (*Belladonna*). Der Patient wird – wenn er nicht durch eine fachgerechte Behandlung von seinen Leiden befreit wird – jeden Tag erschöpfter, rollt seinen Kopf im Wachen hin und her und stößt ständig klägliche, kurze, kaum hörbare Schreie aus. Schließlich fällt er in einen völlig komatösen Zustand. Dem Tode geht häufig ein Krampfanfall voraus. Nicht selten wird schon in einem frühen Krankheitsstadium das Gehirn affiziert, und das Kind stirbt mit allen Symptomen der akuten Meningitis." – *Watson.*

[**Aethusa cynapium** – Wenige Stunden zuvor war das Kind noch gesund; doch wenn in der heißen Jahreszeit Cholera infantum auftritt und das Kind Milch trinkt, so wird diese in Klumpen, teils flüssig, sofort wieder erbrochen; zusammen mit dem Erbrechen finden wir dünnen, gelblich-grünen, schleimigen Stuhl.[10] – Das Kind sieht aus, als wolle es sterben; bleiches, hippokratisches, verfallenes Gesicht; um die Lippen bläuliche Blässe; Augen und Nase eingesunken; das Kind fällt erschöpft in Schlaf; es erwacht, trinkt Milch, die nach wenigen Minuten wieder hochkommt, teils klumpig, teils flüssig; danach wieder schreckliche Erschöpfung, totenähnliches Aussehen und langer Schlaf.[14] – Nach Erbrechen oder Diarrhoe liegt das Kind ausgestreckt in einem bewusstlosen Zustand, mit erweiterten Pupillen und fixiertem, starrendem Blick.[18]]

Antimonium crudum – Weißbelegte Zunge; Übelkeit, Brechreiz, Husten; beizeiten Erbrechen und wässrige Diarrhoe.

[– Diarrhoe, < durch Essig und andere Säuren; durch Überhitzung; nach kaltem Baden; nachts und frühmorgens.[10] – Wässrige Stühle; sehr reichlich; wässrig mit kleinen harten Klumpen; mit Erbrechen.[10] – Das Kind erträgt es nicht, angesehen oder angefasst zu werden.[3]]

Arsenicum album – Das Kind ist sehr schwach, die geringste Anstrengung scheint es zu erschöpfen, so auch das Erbrechen und die Stuhlentleerungen. – Brennender Durst auf kaltes Wasser, das sofort wieder erbrochen wird. – Erbrechen und Stuhlentleerungen zur gleichen Zeit. – Kälte der Extremitäten; < nach Mitternacht.

[– Das Kind ist voller Unruhe; verdrießlich und wimmert.[2] – Erbrechen und Diarrhoe < durch Essen und Trinken.[10] – Häufiger, unstillbarer Durst; oder möchte eher kaltes Wasser, das sie in kleinen Mengen trinkt; alle anderen Getränke trinkt sie in großen Mengen.[10]]

Bryonia – Wenn heißes Wetter die Beschwerden hervorgebracht hat. – Das Kind erbricht die aufgenommenen Speisen sofort wieder. – Klumpige Diarrhoe; Kolik, mit viel Durst; Lippen trocken, spröde, rissig.

[– < der Beschwerden morgens, wenn das Kind beginnt, sich zu bewegen.[18] – Allgemeine < der Beschwerden durch Bewegung; > in der Ruhe.[3] – Auch Entleerung von Schleim und Blut, nach vorhergehendem harten Stuhl (Cholera infantum).[10]]

Calcarea corbonica – Leukophlegmatische Kinder; während der Zahnung. – Schwellung und Härte des Abdomens; schlaffe Muskeln; Haut trocken und schrumpelig; trockenes Haar; Haar, das wie Tau [Werg] aussieht.

[– Diarrhoe von saurem Geruch.[10]]

Camphora – Die Haut des Kinds ist kalt wie Marmor, dennoch möchte es nicht zugedeckt werden. – Viel Diarrhoe und große Entkräftung. – Manchmal erscheinen diese Frostanfälle nur nachts und vergehen am Morgen wieder.

[– Es kann auch sein, dass weder Erbrechen, noch Durchfall vorhanden ist, sondern nur diese Kälte und Kraftlosigkeit.[18] – Große Erregung und Furcht, alleingelassen zu werden.[10]]

Carbo vegetabilis – Ähnlich wie *Bryonia*, kann indiziert sein, wenn jenes Mittel angezeigt schien, jedoch nicht wirkte.

[– Unwillkürliche Ausleerungen von fauligem aashaftem Gestank.[4] – Übermäßiger Abgang von Wind fauligen Geruchs.[3]]

China – Sehr flatulente Diarrhoe, enthält unverdaute Anteile; Stühle übelriechend und unmittelbar nach dem Essen auftretend. – Das Essen von Obst kann die Beschwerden ausgelöst haben.

[– Nach lang dauerndem Brechdurchfall der Säuglinge; das Kind ist durch den Säfteverlust geschwächt und wird schläfrig; Pupillen erweitert; schnelle, oberflächliche Atmung; Nase und Spitzen der Ohren kalt.[10]]

Croton tiglium – Die Stuhlabgänge treten ganz plötzlich auf, Abgang in einem Schwall, und das war's.

[– Stuhlgang, sobald das Kind gestillt oder gefüttert wird.[10] – Große Entkräftung nach den Entleerungen, die gewöhnlich aus gelbem Wasser bestehen.[10,18] – Abgang in einem Strahl; ca. 25 Stuhlabgänge am Tag, kein einziger nachts; Auszehrung, Entkräftung; Körper und Extremitäten kühl; eingesunkene Fontanellen; bohrt den Kopf ins Kissen; es entwickeln sich Hydrozephaloidsymptome, Konvulsionen.[10]]

[**Cuprum** – Neigung zu Konvulsionen, schon von Beginn der Erkrankung an.[18] – Krämpfe, besonders wenn sie in Fingern oder Zehen beginnen und sich dann über den Körper ausbreiten.[12]]

Dulcamara – Jeder Wechsel zu kaltem Wetter oder eine ungewöhnlich kalte Nacht bewirken einen Rückfall; oder die Beschwerden sind überhaupt durch diese Wetterumstände eingetreten.

Gratiola – Heftiges Erbrechen und gelbe Stuhlentleerungen; viel Flatulenz.

[– Gelbe, wässrige Absonderungen, nach oben wie nach unten, mit viel Flatus.[10]]

[**Guajacum** – Cholera infantum; Abzehrung; das Gesicht sieht aus wie das eines alten Menschen.[10] – Diarrhoe beginnt morgens, trockene Haut; frösteln.[10] – Dünner schleimiger Stuhl nach Kneifen im Bauch.[4] – Verlangen nach Äpfeln, die die Magensymptome bessern; Abneigung gegen Milch und Essen allgemein.[7] – Übelkeit durch ein Gefühl von Schleim im Hals.[7] – Erbricht jeden Morgen eine Menge wässrigen Schleim unter großer Anstrengung.[7]]

Ipecacuanha – *Viel Übelkeit* und Erbrechen; oder anhaltende, fast beständige Übelkeit, dies ist vorherrschend. – Wässrige Diarrhoe, oder grün; häufig auch gegoren.

[– Beginnende Cholera infantum, bei dicken, blassen Kindern.[18]]

Mercurius – Kolik; schleimige, manchmal sogar blutige Stühle; Tenesmen; die Kolik bessert sich direkt nach der Stuhlentleerung. – Oft auch viel Schwitzen, besonders auf den Oberschenkeln, die klebrig und kalt sind. – Verschlimmerung im kühlen Teil der Nacht; große Schwäche.

Nux vomica – In Fällen, bei denen ausgeprägte Diätfehler zu den Beschwerden geführt haben. – Wir können auch dann an *Nux vomica* denken, wenn *Ipecacuanha* wirkungslos bleibt.

[– Vorstadium: Heftige Magenkrämpfe, Übelkeit; Erbrechen, vorherige hartnäckige Obstipation; oder heftiger Stuhldrang und nur spärliche Entleerungen; oder die Stühle werden spasmodisch zurückgehalten.[10]]

Podophyllum – Ausserordentlich übelriechende Stühle, die morgens sehr gehäuft auftreten. – Stöhnen während des Schlafs mit halbgeschlossenen Augen und Rollen des Kopfes von Seite zu Seite.

[– Cholera infantum bei heißem Wetter; Brechreiz oder leeres Brechwürgen; grünlich, wässrig, weiß oder dunkelgelb, reichlich, schmerzlos, eher übelriechend; große Entkräftung; schnelle Abmagerung; Rollen des Kopfes; ruheloser Schlaf; halbgeschlossene Augen.[10] – Die Diarrhoe ist morgens <; oder nachts häufigere Entleerungen als tagsüber.[18]]

Secale – Große Schwäche, Erbrechen und Diarrhoe; viel Durst; Gesicht blass, eingefallene Augen; trockene Hitze; schneller Puls; Ruhelosigkeit und Schlaflosigkeit.

[– Profuse unverdaute Stühle, wässrig und sehr übelriechend; anfallsweise Entleerungen mit plötzlichem Stuhlbegehren; gefolgt von intensiver Erschöpfung; große Abneigung gegen Wärme und Zugedecktwerden.[10]]

Sulphur – Wenn es [trotz gutgewählter Arzneien] zu wiederholten Rückfällen kommt oder sich der Fall dahinschleppt. – Exkoriation und Röte im Bereich des Anus; Hautausschläge; Schwächeanfälle; nur kurze Schlafphasen mit häufigem Erwachen.

[– Cholera infantum beginnt in der Regel nach Mitternacht; Stuhlentleerungen sind wässrig, grün, unwillkürlich; sehr sauer oder sehr übelriechend; häufiges, manchmal saures Erbrechen (*Calc.*); kalter Gesichtsschweiß (*Verat.*: Stirnschweiß); Gesichtsblässe, offene Fontanellen; Hände und Füße kalt; das Kind liegt im Stupor, mit halbgeöffneten Augen; nicht viel Durst und völlige Unterdrückung der Harnabsonderung (*Apis*); Hydrozephaloidsymptome; psorische Patienten, die zu Hautausschlägen und wundfressenden Absonderungen neigen.[10]]

Veratrum album – Die geringste Bewegung verstärkt die Übelkeit

[*Bry.*]. – Kalter Schweiß auf der *Stirn*; große Erschöpfung. – Puls fast nicht fühlbar. – Die geringste Flüssigkeitszufuhr erregt Erbrechen, dem kalter Schweiß auf der Stirn folgt. – Erschöpfung mit kaltem Schweiß und kaltem Atem.

[– Plötzliche Anfälle; heftiges wässriges Erbrechen und wässrige Stühle; geruchlose Stühle; großer Durst auf große Mengen kalten Wassers; Schwierigkeiten bei der Atmung, muss sich aufsetzen; Blau um die Augen herum; die Gesichtshaut scheint straff über die Gesichtsmuskeln gezogen zu sein; Haut der Hände und Finger schrumpelig; Empfindlichkeit über dem Abdomen.[10]]

Erbrechen

Das Erbrechen der Säuglinge und Kleinkinder bildet eines der offensichtlichsten Symptome ihrer Verdauungsstörungen. Es kann, wie bereits erwähnt, lediglich eine Anstrengung zur Erleichterung eines überladenen Magens darstellen. Doch bei einer großen Anzahl von Fällen zeigt das Erbrechen, als nur eines unter mehreren Symptomen, eine weit schwerwiegendere Magenstörung an. Aus der oben gegebenen Erklärung über die Natur und das Fortschreiten von Verdauungsstörungen läßt sich ersehen, warum Erbrechen häufig von Durchfall begleitet wird. Bei den schwerwiegenderen Formen der gastrointestinalen Erkrankungen ist dies stets der Fall. Dieser Zusammenhang wurde speziell im vorangehenden Abschnitt über *Cholera infantum* aufgezeigt, in welchem diese beiden charakteristischen Symptome gemeinsam besprochen wurden.

Erbrechen verläuft in verschiedenen Fällen auf verschiedene Weise, entsprechend der Natur und Stärke des krankhaften Einflusses, von welchem es abhängig ist. Daher können wir verschiedene Arten von Erbrechen bei Säuglingen beobachten:

Erstens jene einfache Regurgitation von im Überschuss aufgenommener Nahrung, welche bereits zur Genüge beschrieben wurde.

Zweitens saures und sauer riechendes Erbrechen; Erbrechen aufgrund einer Verdauungsstörung und solches, das aus einem gastrischen oder allgemeinen Fieber resultiert.

Drittens Galleerbrechen, das ist Erbrechen grünlicher oder bitterer Flüssigkeiten, entweder für sich allein oder vermischt mit Nahrung. Diese Form des Erbrechens kann eine Funktionsstörung der Leber implizieren, aber auch einfach aus einer Magenreizung mit Anstrengungen zu erbrechen entstehen, welche eine echte Regurgitation der Galle hervorrufen.

Viertens jenes Erbrechen, das schwere Formen der Diarrhoe begleitet, wie etwa Cholera infantum oder entzündliche Diarrhoe; das Erbrochene kann dabei wässrig sein.

Fünftens *Bluterbrechen* ; dies ist eine seltene Erkrankungsform bei sehr jungen Kindern, welche innerhalb einiger weniger Tage, zuweilen in den ersten Stunden nach der Geburt auftritt und von massivem Abgang von Blut aus dem After begleitet ist. Diese Störung scheint aus einer Blutüberfüllung der Leber und der abdominellen Venen zu entspringen und kann durch eine Unterbrechung der Zirkulation durch äusseren Druck bei schwierigen Wehen ausgelöst werden. – *West.*

Sechstens fäkales Erbrechen, welches eine Obstruktion der Gedärme anzeigt, wie in Fällen höchst hartnäckiger Verstopfung, bei Invagination und bei eingeklemmten Hernien.

Siebtens Erbrechen als Symptom anderer Erkrankungen. Von diesen erwähnen wir das Erbrechen, welches als eines der wichtigsten Symptome einer beginnenden Gehirnerkrankung auftritt. „Übelkeit und Erbrechen fehlen dabei selten. Ich kenne kein anderes Symptom, welches in so unmittelbarer Weise unsere Aufmerksamkeit auf das Gehirn lenken könnte, als das Auftreten scheinbar grundlosen Erbrechens, speziell dann, wenn es sich längere Zeit fortsetzt. Zunächst erbricht das Kind vielleicht nur nach Nahrungsaufnahme, doch bald wird der Magen selbst die reizloseste Flüssigkeit auswerfen, und schließlich werden auch Anstrengungen zu erbrechen auftreten, wenn der Magen leer ist, es wird ein bisschen grünlicher Schleim erbrochen, ohne Erleichterung, und Würgen und Erbrechen kommen bald wieder.“ Dieser Zustand kann mehrere Tage lang anhalten, bevor irgendein anderer Hinweis auf eine Gehirnerkrankung zu entdecken ist. In diesem Zusammenhang sind die Gedärme gewöhnlich, aber nicht immer, verstopft. Das fortgesetzte, therapieresistente Erbrechen bei Fehlen irgendeiner anderen Ursache – ob in der Qualität der Nahrung oder im Bereich des Verdauungsapparats selbst – erregt einen höchst dringenden Verdacht auf eine tiefsitzende

Dyskrasie, welche das organische Nervensystem machtvoll affiziert und sich zu einem akuten oder chronischen Hydrozephalus zu entwickeln droht. Auch ist das Erbrechen, welches einer Scharlacherkrankung vorangeht, wohlbekannt, und in diesem Falle – ganz wie bei der eben erwähnten beginnenden Gehirnerkrankung – steht die Persistenz und Schwere des symptomatischen Erbrechens in proportionalem Zusammenhang mit der Schwere der nachfolgenden Krankheit. Zu weiterer Betrachtung dieses Themas lese man den Abschnitt über **Hydrozephalus** weiter unten.

Bei der Behandlung des Erbrechens achte man sorgfältig auf alle begleitenden Umstände und Symptome bis hin zur Beobachtung des Zustandes der Pupillen,* der genauen Betrachtung des Erbrochenen selbst und dem Vorhandensein oder der Abwesenheit bekannter Ursachen und begünstigender Umstände.

Wo Bluterbrechen vorliegt, versichere man sich erst, dass das Blut nicht aus der Brustwarze der Mutter stammt. Ist letzteres der Fall, so wird etwas Druck auf den Warzenhof zum Blutaustritt aus der Mamille führen.

Arnica – Das Mittel kann besonders dann vonnöten sein, wenn eine Verletzung vorausgegangen ist.

[– Beschwerden durch Schlag, Stoß, Fall, Erschütterung, Quetschung.[3,10]]

Arsenicum album – Das Kind erscheint sehr schwach und erschöpft.

Ipecacuanha – Viel Übelkeit und Erbrechen von Blut.

Nux vomica – Obstipation; heftiges Erbrechen von arteriellem Blut.

* Dies bezieht sich auf die an den Pupillen wahrnehmbaren *Hirndruckzeichen*: vorübergehende einseitige Miosis, verzögerte Lichtreaktion oder später beidseitige Mydriasis mit Lichtstarre. Weitere unmittelbar wahrnehmbare Hirndruckzeichen bestehen in einer Bradykardie („Druckpuls“) und einer Okulomotoriuslähmung, erkennbar an nach ipsilateral aussen unten gerichteten Augäpfeln, „der Patient schaut seinen (apoplektischen) Herd an“. (*Schäffler / Braun / Renz: Klinikleitfaden*. 1. Aufl. Neckarsulm 1989. S. 65 f.). D.Ü.

Erkrankungen der Schleimhäute des Respirationstraktes

Die große Mehrzahl aller Störungen, welche Säuglinge und kleine Kinder befallen, besteht in Affektionen der gastrointestinalen und respiratorischen Schleimhäute. Die Organe des letzteren Systems sind so empfindlich, dass sie den vielen schädlichen Einflüssen, welche mit atmosphärischen Veränderungen untrennbar verbunden sind, nur in ineffizienter Weise widerstehen können. Zugleich bilden sie den Sitz der Entwicklung verschiedener konstitutioneller Dyskrasien und stehen in aktivem reflektorischem Zusammenhang mit krankhaften Prozessen in anderen Organen. Andererseits wird unter Berufung auf Professor *Jörg* aus Leipzig festgestellt, dass die große Sensibilität der Schleimhäute des Respirationstraktes in den ersten ein bis zwei Lebensmonaten des Säuglings nicht in der gleichen Intensität vorliegt wie später. „Wenn man ein zwei oder drei Wochen altes Baby einer zu niedrigen Temperatur oder unreiner Luft aussetzt, wird es eine Leberfunktionsstörung entwickeln, und Gelbsucht wird auftreten. Vielleicht kommt es auch zu einer solchen Schwächung der Muskelkraft, dass das Kind unfähig wird, einen vollen Atemzug zu tun, so dass seine Lungen kollabieren und es an einer Krankheit der Respirationsorgane stirbt, aber ohne den Husten oder die bronchitischen Symptome, welche – wäre es ein wenig älter – in jedem Falle die Reizung der Bronchialschleimhäute anzeigen würden." Zu dieser Regel bildet der *Schnupfen* die Ausnahme, denn diese Erkrankung erweist sich häufig in einer frühen Zeitspanne des Säuglingsalters als sehr störend. Die Fähigkeit, *Katarrh, Bronchitis* und *Pneumonie* zu bekommen, scheint dem Schnupfen im Einklang mit dem Entwicklungsstand des kindlichen Organismus zu folgen, und jede dieser Störungen bahnt den Weg für die nächste, die vielleicht folgt. Die letztere (Lungenentzündung) scheint in manchen Fällen lediglich eine Ausbreitung und Weiterentwicklung der ersteren (Schnupfen) darzustellen.

Schnupfen

*Schnupfen, Schnüffeln**, auch „Erkältung im Kopf"* genannt, ist eine der frühesten und gewöhnlichsten Affektionen beim jungen Säugling. Manchmal besteht das erste wahrnehmbare Zeichen desselben in einer Verstopfung der Nase des Babys, so dass seine Atmung beim Trinken an der Mutterbrust behindert ist. Die Schwellung der Schleimhäute in den Nasenlöchern und speziell die Ansammlung des sezernierten Nasenschleims hindern den kleinen Patienten nicht nur an der Nasenatmung, welche er beim Säugen benötigen würde, sondern rufen auch jenes eigenartige schnüffelnde Geräusch beim Atmen im Schlaf hervor – ähnlich dem Schnarchen der Erwachsenen – , welches der Krankheit ihren volkstümlichen Namen gibt. In manchen Fällen ist ein erheblicher Schleimfluss vorhanden, und alle Symptome ähneln denjenigen, welche man bei der epidemischen Influenza älterer Kinder sieht. Hier verdient, zusätzlich zu den für gewöhnlich gebrauchten Arzneien, die *Euphrasia* Aufmerksamkeit, denn man wird oft finden, dass sie in bemerkenswerter Weise mit der Totalität der Symptome in Korrespondenz steht.

In anderen Fällen scheint „mehr vorzuliegen als bloß eine einfache Entzündung der Schneiderschen Membran, denn diese** sezerniert entweder einen sehr zähen Schleim in extremer Menge, oder sie wird von einer falschen Membran bedeckt, welche sich zuweilen sogar auf die Tonsillen und den Gaumen ausdehnt. Fälle dieser Art sind gewöhnlich mit einer extremen Herabstimmung der Vitalkräfte assoziiert und haben daher den Namen *Coryza maligna* erhalten. Ich zweifle nicht an ihrer Identität mit der *Diphtherie*, sie bilden die als *Nasendiphtherie* bekannte Form derselben." – *West.* Zusätzlich zu *Kalium bichromicum* empfehlen sich dem homöopathischen Praktiker jene zwei kürzlich geprüften Arzneien, *Cubeba* und *Arum triphyllum.*† Für ihn ist ja die Totalität der Symptome eines jeden Falles alles, während der Name, mit welchem die Krankheit benannt werden kann, von geringer Bedeutung ist.

Spätestens wenn der Schnupfen zur Chronifizierung neigt und sich trotz der angezeigten Arzneien aufrechterhalten will, müssen wir tiefer in

* Zu den Ausdrücken „snuffles" und „cold in the head" gibt es im Deutschen keine genauen Entsprechungen, weshalb ich sie einfach wörtlich übersetzt habe. D.Ü.

** Die Nasenschleimhaut. D.Ü.

† Hahnemannian Monthly, vol. II, pp. 213 und 459. (Fußnote des Autors.)

die Natur des Falles hineinschauen. Diese Disposition zur Chronifizierung an sich weist auf eine konstitutionelle Schwäche hin, entweder skrofulöser oder noch schlimmerer Art, welche nicht auf andere Weise zu diagnostizieren war. In der Tat fehlt der voll entwickelten und etablierten chronischen Coryza des Kindes lediglich der unerträglich stinkende Geruch der Sekrete, um zu einer veritablen *Stinknase, Ozaena,* zu werden. Diese letztere besteht natürlich in einem geschwürigen Zustand der Schleimhäute in den Nasenlöchern. Sie kann in ihrer Herkunft rein skrofulös sein oder von einer mehr oder weniger weit entfernten syphilitischen Ansteckung des Organismus herkommen. Die Fallgeschichte und die begleitenden Symptome werden gewöhnlich die Natur der Störung aufzeigen. Bei seiner Diagnose wird dem Arzt zuweilen der Befund winziger, fleckweise vorhandener Spuren einer charakteristischen kupferfarbenen Hautveränderung* helfen. Indem er seine Arzneiverordnung allen Zuständen und Symptomen der Krankheit anpaßt, kann der Arzt zuversichtlich hoffen, die primäre Affektion der Nasenschleimhaut des Säuglings in kurzer Zeit zu beseitigen. Wenn die Erkrankung nicht in dieser Weise frühzeitig ausgerottet wird, wird sie sich auf die benachbarten Schleimhäute ausbreiten und zu einer viel furchtbareren und unbehandelbaren Art von Krankheit werden.

Antimonium tartaricum – Verstopfung der Nase und außerdem viel Schleimrasseln in den Bronchien.

Calcarea carbonica – Dieses Arzneimittel kann nach *Chamomilla* gegeben werden, wenn dieses angezeigt schien, aber nicht wirkte.
[– Bei Kindern vom *Calcarea*-Typus.]

Carbo vegetabilis – Wenn der Schnupfen abends wiederkehrt [bzw. abends < ist[10]].

Chamomilla – Wässrige oder schleimige Absonderung; das Kind ist zu beruhigen, indem es im Zimmer hin- und hergetragen wird, was tatsächlich eine Besserung bewirkt.

Dulcamara – Das Kind bekommt immer dann Beschwerden, wenn es einen Wetterwechsel zum Kalten hin gibt; oder durch Einwirkung kalter Luft.

Kalium bichromicum – Ein unschätzbares Arzneimittel, wenn die

* Ein Leitsymptom der Lues II. D.Ü.

Absonderung zäh und *fadenziehend* ist; scheint sich auch manchmal zum Hals hinunter zu erstrecken und löst Würgen aus.

[– Chronischer Schnupfen bei Säuglingen („Schniefen"), besonders bei fetten, pausbäckigen Babies; wenn zähe, fadenziehende Absonderung aus der Nase besteht.[8]

Mercurius. – Die Nasenlöcher sind rot, wund und geschwürig.

Nux vomica – Der Katarrh ist in der Nacht schlimmer, besonders gegen Morge hin, oder morgens. – Große Trockenheit der Nase während der Nacht.

Pulsatilla – Der Schnupfen verschlimmert sich deutlich gegen Abend; Besserung morgens.

Sambucus nigra – Die Nase scheint *absolut trocken* zu sein und ist vollständig zu.

[– Schniefen, „Schnüffeln" der Kinder, da die Nasenatmung behindert ist; Nase trocken und vollständig zu; besonders bei Säuglingen.[10]]

Sticta pulmonaria – Anhaltende Reizung in der Nase, ständiges Bedürfnis, die Nase zu putzen, aber es kommt keine Absonderung.

Bronchialkatarrh

Der Bronchialkatarrh, zu dem kleine Kinder in bemerkenswertem Ausmaß neigen, kann einfach als Fortentwicklung des oben beschriebenen Schnupfens, der Erkältung der oberen Luftwege, auftreten. Diese Affektion kann aufgrund geringfügiger Temperaturänderungen entstehen oder einfach durch reflektorische Miterkrankung der Schleimhäute des Respirationstrakts beim Zahnen auftreten; im letzteren Zusammenhang erscheint sie zuweilen alternierend mit Durchfallattacken. Dieselbe Disposition zu alternierend auftretendem Bronchialkatarrh kann auch auf der breiteren Skala der Jahreszeiten beobachtet werden. In den Sommermonaten und auch im September führen die atmosphärischen und anderen krankmachenden Einflüsse fast stets zur Entwicklung von Darmstörungen; in den frühen Monaten des Frühlings dagegen, im Spätherbst und während des Winters pflegen dieselben krankmachenden Einflüsse sich in Bronchialkatarrhen oder in ausgeprägteren Entzündungen der Schleimhäute der Atemwege und der angrenzenden Organe und Gewebe zu manifestieren.*

*Bronchialkatarrh*** kann aus einer primären Entzündung der Bronchien, einer echten *Bronchitis*, entstehen oder als primäre krankhafte Veränderung erscheinen und selbst die ganze Krankheit darstellen. Wir besprechen diese Störung speziell mit Bezug auf ihre letztere Form, welche bei kleinen Kindern die häufigere ist. Wie der einfache Katarrh der alten Leute tritt diese Affektion am häufigsten bei schwächlichen, zarten Individuen auf, und je schwächlicher der Patient ist, desto profuser sind die Sekretionen. Dem widerspricht in keiner Weise die Tatsache, dass sehr fette oder fleischige und leukophlegmatische† Kinder eine eigentümliche Neigung zu diesem Katarrh aufweisen und schwer an ihm leiden, ja sogar in sehr gefährlicher Weise von ihm befallen werden.

Bei der Einschätzung der Gefährlichkeit dieser Erkrankung erfordern ihr Sitz und ihre genaue Ausdehnung spezielle Aufmerksamkeit. Solange der Katarrh sich offenkundig auf die großen Bronchien beschränkt, ist die Störung, die er auslöst, in keiner Weise schwerwiegend. Viele Anfälle dieser Art von Katarrh sind tatsächlich entweder vorübergehend und selbstlimitierend, oder sie vergehen unter dem Einfluss der einfachsten Hausmittel. Wenn aber der Katarrh sich auf die Bronchialzweige zweiter Ordnung ausdehnt, auf die mittelgroßen Bronchien, nimmt die Störung ein weit schwerwiegenderes Ausmaß an als man es bei entsprechenden Fällen bei Erwachsenen vorfindet. Dehnt sich der Katarrh noch weiter aus, auf die letzten Verzweigungen der Luftwege (Bronchiolitis, d.Ü.), so besteht extreme Gefahr. Denn eine solche In-

* Bei diesem Thema konvergieren *Guernseys* Ausführungen wieder einmal mit Gedanken aus der traditionellen chinesischen Medizin. Die chinesische Physiologie ordnet nämlich in einem ihrer fünf Organsysteme (*zang-fu* - Organe) die Lunge (und ihre „Anhängsel", Nase und Atemwege) dem Dickdarm zu. Die Lunge ist in diesem Paar das Yin-Organ, der Dickdarm das Yang-Organ. Interessanterweise gehören auch Haut und Hautanhangsgebilde zu diesem Organsystem – dem Dickdarm zugeordnet –, was sein klinisches Korrelat z.B. in der Alternanz von Asthma und allergischer Rhinitis (Lunge) mit Hauterscheinungen und Blähungen (Dickdarm) bei vielen atopisch veranlagten Kindern findet. D.Ü.

** *Guernsey* und seine Zeitgenossen unterschieden das Frühstadium der Bronchitis mit trockener Schleimhautreizung, örtlicher Hyperämie und Fieber von ihrem späteren, hypersekretorischen Stadium und nannten nur das erstere Bronchitis, letzteres dagegen Bronchialkatarrh. D.Ü.

† Als *leukophlegmatisch* bezeichnete man einen Menschen von pyknischem Körperbau, zur Adipositas neigend, mit schlaffen Muskeln, Tendenz zu retardierter motorischer Entwicklung, frostig und von blasser Gesichtsfarbe (*Calcium carbonicum*). Bei Kindern dieses Typs kommt es unter ungünstigen diätetischen Bedingungen besonders häufig zu Rachitis. D.Ü.

filtration der kleinsten Bronchien führt nicht nur zu einer schweren Behinderung der vitalen Funktion der Sauerstoffzufuhr, da sie die Alveolen mehr oder weniger vollständig gegen die Aussenluft abschließt, sondern ihr folgt fast notwendigerweise eine echte Lobärpneumonie. Naben alledem ist auch die profuse Schleimsekretion selbst aussergewöhnlich schwächend.

Man studiere die unter **Bronchitis** aufgeführten Arzneien.

Bronchitis

Im vorhergehenden Abschnitt, unter dem Titel *„Katarrh"*, wurde das beschrieben, was moderne Pathologen die subakute Form der Entzündung der Bronchien nennen würden. Bei dieser Form der Bronchitis gibt es wenig Fieber, aber viel katarrhalische Sekretion, und die Krankheit befällt prinzipiell die zarten und schwächlichen Kinder. Die akute Form der Entzündung der Bronchien, welche man in erster Linie mit dem Wort „Bronchitis" bezeichnet, bietet zunächst mehr Fieber, und wenn dieses zurückgegangen ist, kann die katarrhalische Sekretion die Form eines kritischen Ausflusses* annehmen. Diese Erkrankungsform ist diejenige, welche häufiger die scheinbar robusten Kinder befällt. Bei einigen, deren Konstitution weit davon entfernt ist, wirklich so gut zu sein, wie sie scheint, verläuft die Krankheit sehr stürmisch und wird von einer schleimigen Sekretion gefolgt, welche im Verhältnis zur Plumpheit und scheinbaren Kraft des Kindes (hinter der sich in Wahrheit Schwäche verbirgt) überreichlich ist und um so gefährlicher wird, je profuser sie ausfällt.

Die Krankheit kommt von Erkältung durch niedrige Temperatur oder feuchte Luft her oder von einem raschen Übergang von heißem zu kaltem Wetter. Zuweilen scheint sie epidemisch aufzutreten. Manchmal tritt sie auch als Komplikation epidemischer exanthematischer Fieber auf, speziell der Masern. Sie beginnt mit den gewöhnlichen Symptomen

* *„Kritisch"* nannte man eine plötzliche, heftige Wendung in einem Krankheitsverlauf, welche zwar in Richtung Heilung geht, den Patienten aber auch töten kann, wenn er zu schwach ist, diese Großoffensive seiner Lebenskraft durchzuhalten. Ein Beispiel hierfür ist der plötzliche Fieberabfall mit starkem Schweißausbruch („kritischer Schweiß"). Ausflüsse und Sekretionen in diesem Zusammenhang hießen „kritische Ausscheidungen". D.Ü.

eines Schnupfens, wie Niesen, Nasenlaufen, Augentränen, Heiserkeit, Husten, trockener heißer Haut und Pulsbeschleunigung. Tatsächlich besteht eine schwere bronchitische Attacke gewöhnlich in einer Ausdehnung der Entzündung, welche in Form einer Influenza begonnen hat, auf die unteren Luftwege. Das Kind schreit, wenn es an die Brust gelegt wird, oder versucht zu schlucken. Es wird von häufigen Hustenanfällen aufgestört; der Husten ist zuerst kurz und trocken, wird jedoch bald pfeifend und rasselnd; das Kind scheint durch Atemnot beklemmt zu werden. Wenn die Entzündung sich immer weiter auf die kleineren Zweige der Bronchien ausdehnt, werden die Fiebersymptome stärker ausgeprägt, und die Haut ist brennend heiß und trocken, der Puls stark beschleunigt, es finden sich erhebliche Ruhelosigkeit, keuchendes Atmen,* Hin- und-Herwerfen des Kopfes, umschriebene Röte einer oder beider Wangen, bei ständigem Husten mit wenig oder ganz ohne Auswurf. Wenn man das Ohr auf den Brustkorb legt, hört man Zwitschern oder Pfeifen, mit harten schleimigen oder krepitierenden Rasselgeräuschen über verschiedenen Teilen der Lunge, welche beweisen, dass sich die Entzündung auf den gesamten Brustkorb ausgedehnt hat. Die Symptome verschlimmern sich gegen Abend. Wenn die Krankheit abklingt, wird die Atmung freier, und der Husten wird locker und leicht. Der Klang des Hustens ist bei kleinen Kindern der einzige Wegweiser in dieser Hinsicht, denn sie schlucken den Schleim immer. Tritt die Krankheit in ihrer akutesten Form auf, so fehlen häufig die katarrhalischen Symptome, und die Attacke kommt plötzlich. Andererseits bildet gerade die schwelende Form der subakuten Bronchitis, welche aus einer leichten Influenza entstanden ist, oft eine sich lange hinziehende und gefährliche Variante der Erkrankung.

Bronchitis, welche aus einer extremen sympathischen** Reizbarkeit der respiratorischen Schleimhäute entsteht, bildet bei Masern eine sehr quälende Komplikation. Bei solchen Fällen, in denen der Husten trocken und fast spasmodisch ist, ständig zunimmt und jeden Atemzug begleitet, mit Gefahr drohender Lungenkongestion,† hat *Ipecacuanha* so-

* Originaltext: „*panting breath*". D.Ü.

**Das Wort „*sympathetic*", von mir in anderem Zusammenhang oft mit „reflektorisch" übersetzt, bezeichnet ein Miterkranken scheinbar nicht beteiligter Organe bei einem lokalen Leiden. Da man im vorigen Jahrhundert noch nichts von der viralen Genese der Masern und der bei ihr notwendigerweise auftretenden Virämie wusste, war man sich auch über ihren Charakter als Allgemeinerkrankung nicht klar, daher der Gebrauch des Wortes"sympathetic" im Zusammenhang mit Masernbronchitis. D.Ü.

†*Kongestion* oder *Anschoppung* nannte man das Frühstadium einer Pneumonie, weil das Lungengewebe (bei der Autopsie) in diesem Abschnitt der Infektion lediglich stark hyperämisch ist, ohne weitergehende (makro–)pathologische Veränderungen. D.Ü.

fortige Erleichterung gebracht. Bei den schwerwiegenderen Formen akuter Bronchitis folgt dem Rückgang des primär vorhandenen Fiebers eine profuse Sekretion zähen Schleims, welcher die Bronchien verstopft und die Luft aus einem erheblichen Anteil der Alveolen und Blutgefäße ausschließt. Der kleine Patient ist dann in großer Gefahr, an Erstickung zugrundezugehen. Das Gesicht wird livide, die Extremitäten kalt und bleifarben, es tritt Schläfrigkeit auf, und dieser können Koma, Konvulsionen und tödliche Asphyxie folgen. Der oben gegebenen Beschreibung der Bronchitis, welche ich im Prinzip aus den Werken von *Leadam* zitiert habe, braucht man nur noch hinzuzufügen, dass diese Störung in ihrem initialen Stadium aufgrund ihrer äusseren katarrhalischen Symptome und später durch die quälende und anfallsweise Natur des trockenen, fast spasmodischen Hustens, die Abwesenheit der Kurzatmigkeit, durch die giemenden und pfeifenden Atemgeräusche und schließlich durch die sehr reichliche, zuweilen fädige und erstickende Schleimsekretion von einer Pneumonie unterschieden werden kann. Im dritten Stadium der Krankheit endet sie entweder, indem sich der Schleim in günstiger Weise löst, oder die Schleimsekretion zerstört das Leben des Patienten durch Erstickung.

Aconitum Sehr hohes Fieber; heiße, trockene Haut; große Qual und Ruhelosigkeit.

[– Plötzliches Einsetzen der Beschwerden nach Einwirkung von *trockener* Kälte. – Erstes Stadium der Bronchitis, wenn der Husten kurz, trocken und schmerzhaft ist; das Kind greift sich beim Husten an den Kehlkopf; schnelle, erschwerte Atmung.[10,17] – *Aconitum* ist von Nutzen, solange sich die Entzündung noch nicht festgesetzt hat; es wird oft das Entstehen einer vollentwickelten Bronchitis verhindern.[17]]

Antimonium tartaricum – Viel Durst; möchte oft, aber jeweils nur wenig trinken (*Ars.*). – Große Schleimansammlung in den Bronchien, aber das Kind bringt keinen Auswurf zustande.

[– Dieses Arzneimittel korrespondiert mit zwei Stadien der Bronchitis, einem frühen und einem späten.[17] – Es ist besonders bei beginnender Kapillarbronchitis kleiner Kinder von Nutzen.[17] – Das Kind kann nicht richtig an der Brust saugen und beendet jeden Versuch mit Weinen.[10] – Wenn viel Schleimrasseln in der Brust zu hören ist; keuchende Atmung, lockerer Husten, aber es wird kein Schleim hochgebracht.[17] – *Grobes Schleimrasseln*, aber kann den Schleim nicht hochbringen.[10] – Das Kind ist schläfrig und entwickelt plötzlich alarmierende Symptome drohender Erstickung; die Brustbeklemmung und der kurze Atem zwingen es, sich aufzusetzen.[17] – Die unregelmäßige Atmung, mal kürzer, dann wieder länger, oder das schnelle Atmen, treten viel häufiger im Liegen auf; > wenn das Kind aufrecht getragen wird.[10] – Elendes Aussehen und auffallende Gesichtsblässe; eingefallenes, kränkliches Gesicht; blaue Ringe um die Augen.[5] – „Nasenflügelatmung" bei Bronchialkatarrh; schwarze Nasenlöcher.[10]]

Arnica – Das Kind weint jedesmal, wenn es Hustet.

Arsenicum album – Wenn das Kind sehr erschöpft ist; Ruhelosigkeit nach 12 Uhr nachts; möchte oft etwas trinken, nimmt aber immer nur kleine Schlucke.

Belladonna – Grobblasiges und knisterndes Schleimrasseln; heiserer Husten; viel Stöhnen, stöhnt bei jedem Atemzug.

[– Akute Bronchitis mit Anfällen von trockenem, hartem, spasmodischem Husten.[17] – Das Kind fängt unmittelbar vor Auftreten des Hustens an zu Weinen (vergl. *Hep.* und *Bry.*).[10] – Zucken und Auffahren im Schlaf; Aufschrecken, besonders auch beim Einschlafen.[4,10] – Rotes, heißes Gesicht, injizierte Skleren; trockene, heiße Haut.[4,10] – Kälte einzelner Teile (Glieder, Hände, Füße) bei brennender Hitze anderer Körperteile (des Kopfes).[3] – Heftiger und quälender Husten, < nachts und im Liegen; kein Auswurf oder blutgestreifter Schleim.[17]]

Bryonia – Atmung sehr behindert; trockene, rissige Lippen; Verschlimmerung des Hustens nach Trinken; Obstipation; trockene, harte Stühle, sehen aus wie verbrannt.

[– Trockener Husten, der Kopf und Brust erschüttert, so dass das Kind diese Teile mit den Händen hält.[17] – Das Kind möchte vollkommen ruhig liegen, da bereits die *geringste Bewegung* heftige Schmerzen verursacht.[10] – Stechender Schmerz in der Brust; > durch festen Druck, weshalb das Kind auf der schmerzhaften Seite liegt.[10,17] – Heftiger Durst mit nicht sehr häufigem Trinken, aber viel auf einmal.[4]]

Calcarea carbonica – Viel Schleim in der Brust; leukophlegmatische Konstitution; große und offene Fontanellen; viel Kopfschweiß, der das Kopfkissen durchnässt.

[**Causticum** – Paßt bei akuter Bronchitis mit stechenden und reißenden Schmerzen.[17] – Der Husten ist abends < und > sich durch Trinken von kaltem Wasser.[10] – Husten mit der Empfindung wie roh oder wund auf der Brust.[10] – Spärlicher Auswurf; unfähig, den losgehusteten Schleim auszuwerfen, muss den Schleim runterschlucken.[4,8]]

Chamomilla – Das Kind ist äusserst mürrisch und gereizt; Röte der einen Wange, bei Blässe der anderen; das Kind muss umhergetragen werden, damit es überhaupt besänftigt werden kann.

[– Das Kind wird zornig und Hustet dann.[10] – Warmwerden im Bett > den Husten.[10]]

Cina – Vorherrschend solche Beschwerden, wie sie bei Wurmbefall auftreten; Zupfen oder Reiben an der Nase; nichts kann das Kind zufriedenstellen.

Drosera – Das Fieber und der Husten, der sehr heiser klingt, verschlimmern sich nach 12 Uhr nachts.

[– Husten < nach dem Hinlegen; und nach Mitternacht zusätzlich verschlimmert; in der Ruhe; bei Liegen im Bett; durch Hitze; durch Trinken.[12] – Erbrechen der Speisen beim Husten.[4]]

Dulcamara – Die Symptomatik entwickelt sich durch Einwirkung kalter, feuchter Luft.

[– Wärme > die meisten Symptome, < jedoch (!) den Husten.[7] – Bronchitis bei Kindern, durch feuchte kalte Luft verursacht; mit übelriechenden Nachtschweißen.[10] – Husten < beim Liegen; durch die Zimmerwärme oder tiefe Einatmung; > in der frischen Luft.[10]]

Hepar sulphuris – Die Beschwerden haben einen kruppartigen Charakter; loser Schleim, der Würgen verursacht.

[– Kann das Entblößen nicht vertragen; Hustet, wenn irgendein Körperteil entblößt wird.[10] – Bronchitis durch unterdrückte Hautausschläge.[10] – Das Mittel ist besonders dann von Nutzen, wenn sich der Husten zu lösen beginnt; rasselnder, erschöpfender und erstickender Husten – Hustenanfälle wie zum ersticken.[4,17] – Der Husten < sich in den frühen Morgenstunden und durch Aufdecken.[10] – Oft in subakuten Fällen nach *Acon.*, *Ant-t.* und *Ip.* angezeigt.[17]]

[**Hyoscyamus** – Trockener, spasmodischer Husten; besonders im Liegen und in nächtlichen Anfällen; auch mit Gesichtsröte und Schleimerbrechen.[4] – Während des Liegens unaufhörlicher Husten, der beim Aufsitzen vergeht; < in der Nacht.[1] – Erstickungsanfälle und Krämpfe nötigen das Kind, sich vorzubeugen, um Erleichterung zu erlangen.[17]]

Ipecacuanha – Viel Übelkeit und Erbrechen von Schleim; erstickender Husten, aufgrund der großen Schleimansammlung in den Bronchien.

[– Ist für gewöhnlich bei Bronchitis von Kindern indiziert; besondes bei Kapillarbronchitis.[17] – Atembeschwerden und drohendes Ersticken aufgrund der Schleimansammlung;[10] lautes, grobes Schleimrasseln, das im ganzen Zimmer zu hören ist; doch wird nur wenig Schleim hochgebracht.[17] – Schnelles Einsetzen der Krankheit.[17] – *Ipecacuanha* ist durch *Antimonicum tartaricum* zu ersetzen, wenn der Patient schläfrig wird, der Husten aussetzt oder seltener wird, die Lungen zu versagen drohen.[10]]

[**Kalium bichromicum** – Dieses Arzneimittel ist besonders dann nützlich, wenn ein sich dahinschleppender subakuter Zustand besteht.[17] – Der Husten ist < durch entkleiden; morgens beim Erwachen; nach Essen; durch tiefe Einatmung; > durch Warmwerden im Bett.[10] – Sehr zäher, klebriger, fadenziehender Auswurf.[10]]

[**Kalium carbonicum** – Ein wertvolles Arzneimittel bei Kapillarbronchitis mit trockenem, hartem Husten gegen 3 Uhr nachts; stechende Schmerzen; Dyspnoe.[10,17] – Hustet Schleim los, der aber nicht bis in den Mund herauf kommt und daher nicht ausgeworfen werden kann; muss geschluckt werden.[2,10] – Bronchitis mit Empfindlichkeit der gesamten Brust, was sich durch Vorbeugen bessert.[17] – Atembeklemmung, das Kind kann weder schlafen, noch Trinken.[17] – *Kalium carbonicum* affiziert vor allem die rechte Seite.[17] – Kinder mit einer allgemeinen Kälteempfindlichkeit, denen es bei warmen klimatischen Verhältnissen besser geht und bei denen eine tuberkulöse Neigung besteht, reagieren besonders gut auf dieses Arzneimittel.[17] – Schwellung des Gesichtes, besonders über den Augen.[3,10]]

[**Kreosotum** – Schreckliches Brennen in der Brust.[10] – Bronchitis mit schrecklich übelriechendem Sputum.[17] – Husten < abends, mit Schmerz und Beklemmung der Brust.[17] – Reichlicher, eitriger Auswurf oder blutiges, grünlich-gelbes Sputum.[17]]

Lycopodium – Viel Brustbeklemmung; fächerartige Bewegung der Nasenflügel, die sich abwechselnd weiten und dann wieder zusammenziehen.

[– Stete Brustbeklemmung, < durch Gehen im Freien.[3] – Kurzer Husten bei Kindern, < während des Schlafs und durch jede Anstrengung.[18] – Besonders bei Kapillarbronchitis mit Schleimrasseln in der Brust und Atembeklemmung; Stirnrunzeln, wie durch Schmerz in der Brust verursacht.[17] – Das Kind erwacht übelgelaunt und mürrisch.[17] – Das Kind ist hungrig, aber bereits kleine oder sogar kleinste Mengen sättigen es bis oben hin.[17] – < von 16–20 Uhr.[10]]

[**Mercurius** – Ein nützliches Arzneimittel bei entzündlichem Bronchialkatarrh mit rohem wundem Gefühl vom Rachen bis hinab zur Mitte der Brust.[17] – Der Husten ist < abends oder nachts.[18] – Trockener, rauher, erschütternder Husten, der das Kind erschöpft.[17] – Reichlicher Schweiß, der aber *keine* > bewirkt; er kann sogar <; je mehr das Kind schwitzt, desto schlechter geht es ihm.[10,17] – Das Kind kann nicht auf der rechten Seite liegen.[17] – Der Husten kommt immer in zwei Anfällen und < sich durch die Bettwärme und nachts.[10,17] – Speichelfluss; *Mercurius* sollte nicht gegeben werden, wenn die Zunge trocken ist.[10,17] – Stinkender Speichel; Zahneindrücke auf der Zunge.[10] – Dieses Arzneimittel ist in den frühen Stadien von nutzen.[17]]

Nux vomica – Die Beschwerden des Kindes verschlimmern sich immer nach 4 Uhr früh.

[– Brusterkrankungen der Kinder nach umfangreicher Medikation, nach vorherigem Gebrauch von Mischpräparaten gegen den Husten;[18] wenn sich ein schwelendes Fieber entwickelt; heftiger Husten und Eigensinn.[10] – Obstipation.[10]]

Phosphorus – Heftiger und erschöpfender Husten; das Kind versucht, den Husten [wegen der dadurch entstehenden Schmerzen] zu unterdrücken, so lange es nur geht. – Die Beschwerden verschlimmern sich abends und halten die Nacht über an. – Oft sehr hohes Fieber und schneller Puls.

[– Dieses Arzneimittel ist besonders bei subakuten und sich dahinschleppenden Fällen von Nutzen; schlanke, hochgewachsene Kinder; ausgeprägtes Längenwachstum oder phthisischer Habitus; Kinder mit geringer Abwehrkraft.[17] – Stechende Schmerzen in der Brust, besonders links, was sich durch Liegen auf der rechten Seite bessert.[17] – Bronchitis mit gelbem, blutgestreiftem Sputum und Durst auf kaltes Wasser.[17] - Der Husten < sich durch Liegen auf der Seite, besonders links;[10] durch Lachen, Sprechen usw.[17] – Große Schwere auf der Brust.[4] – Das *Phosphorus*-Kind verlangt nach Gesellschaft und fürchtet das Alleinsein.[17]]

Pulsatilla – Sehr lockerer Husten und nur geringer oder gar kein Durst, selbst wenn Fieber vorhanden ist. – Die Beschwerden verschlimmern sich gegen Abend und Liegen auf der Seite beeinträchtigt die Atmung.

[– Trockener Husten abends und nachts, muss sich im Bett aufsetzen, um Erleichterung zu erlangen; lockerer Husten morgens, mit reichlichem Auswurf zähen weißen Schleims oder dicker gelber Klumpen.[4,17] – < der Beschwerden und des Hustens im warmen Zimmer oder beim Betreten eines warmen Zimmers; möchte, dass Fenster und Türen weit geöffnet werden; Verlangen nach frischer Luft. – Das *Pulsatilla*-Kind ist weinerlich, zurückhaltend; mag es, wenn man ihm Zuwendung schenkt.[17] – Kinder, die leicht Weinen und Lachen.[4] – Das Kind ist weder hungrig, noch durstig.[17]]

[**Sanguinaria** – Trockener, hackender Husten; kribbelndes Gefühl, hinab zum Bereich des Sternums.[0] – Der Husten > sich durch Abgang von Flatus;[17] durch Aufstoßen.[14] – Quälender, trockener, spasmodischer, erschöpfender Husten, besonders bei Kindern; < gegen Abend und nachts; beim Liegen; im kalten Zimmer; rohes, brennendes Gefühl in den Bronchien.[10] – Quälende Dyspnoe; < nachts, wenn der Kopf tief liegt.[10,17] – Eines der hervorstehendsten Symptome dieses Mittels ist die umschriebene Wangenröte.[17]]

Silicea – Kinder mit großen Bäuchen; Kopfschweiß; skrofulöse Konstitution, [Drüsenschwellungen].

[– Heftiger Husten beim Hinlegen; dickes, gelbes, klumpiges, eitriges Sputum.[10,17] – Der Husten < sich abends; weckt das Kind in der Nacht auf; < durch Bewegung.[10] – < durch kalte, > durch warme Getränke.[17] – Das *Silicea*-Kind friert und möchte warm eingepackt werden.[17] – Kinder mit schlechtem Ernährungszustand aufgrund mangelhafter Assimilation.[17] – Ein Symptom, das sich auch besonders bei Kindern findet, ist das Gefühl von einem Haar auf der Zunge.[17]]

[**Stannum** – Grünlicher Auswurf von süßlichem Geschmack. – Der Husten wird durch Lachen, Singen, Sprechen erregt und < sich beim Liegen auf der rechten Seite.[17] – Schwächegefühl in der Brust, besonders nach Sprechen oder Hustenauswurf;[4] die Brust fühlt sich so schwach an, dass das Kind kaum sprechen kann.[10,17] – Dieses Arzneimittel ist besonders in fortgeschrittenen Stadien der Bronchitis von Nutzen.[17]]

Sulphur – Das Kind zeigt papulöse Hautausschläge; neigt zu Exkoriationen; schläft nur in kurzen Intervallen und erwacht häufig.

[– Viel Schleimrasseln, Brennen, Schweregefühl auf der Brust.[4,17] – Beklemmung der Brust; Atemversetzung; möchte, dass die Fenster geöffnet werden.[4,17] – Fötider Auswurf, grünlich-gelb, wie Eiter, schmeckt süßlich.[17] – Das Kind mag es nicht, gewaschen zu werden.[17] – Auch bei mangelnder Reaktion auf gutgewählte Mittel.[17]]

Pneumonie

Lungenentzündung als idiopathische Erkrankung ist bei Säuglingen vergleichsweise rar. Man kann sagen, sie tritt niemals auf, außer bei Kindern mit definitiver konstitutioneller Neigung zu solchen Affektionen. Eine solche Neigung zur Pneumonie kann man bei Kindern finden, deren Eltern – ein Elternteil oder beide – an Lungentuberkulose gelitten haben. Babies von solchen Eltern, von denen ein Teil vielleicht sogar kurz vorher an Schwindsucht gestorben ist, fallen, wie man beobachtet hat, schon im Alter von wenigen Monaten einer sich in höchst rapider Weise und unter dem Einfluss von kaum merklichen äußeren Auslösern entwickelnden Lungenentzündung zum Opfer.

Es ist nicht immer leicht, bei der ersten Untersuchung und mit einer gewissen Sicherheit zu unterscheiden, ob ein Kind an einer Pneumonie oder an einer Bronchitis leidet. Das ist aber auch absolut nicht notwendig für die homöopathische Therapie. Wir wählen ja mit Sorgfalt das Arzneimittel aus, welches das exakte Simile für die existierenden Symptome und Umstände darstellt, und diese Verschreibung darf korrekterweise nicht durch unsere pathologisch-anatomische *Interpretation* dieser Symptome beeinflusst werden. Tatsächlich gehen in vielen Fällen beide Entzündungsformen, die des Lungenparenchyms und die der Bronchialschleimhaut, ineinander über. Die Pneumonie der kleinen Kinder neigt außerdem dazu, mit einer Bronchitis kompliziert zu sein, wie die Pneumonie der Erwachsenen oft mit Pleuritis verbunden ist. Das Sputum, welches bei Bronchitis und Pneumonie gleichermaßen charakteristisch ist, liefert bei Babies und Kleinkindern keinen Anhaltspunkt, denn diese Kleinen expektorieren niemals. Die Existenz eines Schleimrasselns, das sich genau auf einen Lungenlappen beschränkt, und einer umschriebenen Röte der gleichseitigen Wange würden eine recht gesicherte Grundlage für die Diagnose „Pneumonie" bieten. Bei letzterer Erkrankung ist außerdem der Husten weniger gewaltsam, obwohl er kurz und häufig erfolgt, und er ist nicht mit so viel grobem Schleimrasseln verbunden. Oft findet man eine umschriebene Röte der Wange auf derjenigen Seite, wo die entzündete Lunge ist. Auch liegt das Kind offensichtlich bevorzugt auf der befallenen Seite. Wenn die Pneumonie beide Lungen befällt – was allerdings eine nachträgliche Entwicklung darstellen kann –, findet man noch mehr offensichtliche Zeichen einer Kongestion: Röte des Gesichts, beschleunigte und kurze Atmung und rasch zunehmende Erschöpfung. Die

Fallgeschichte und die Beziehung des Falles zu Keuchhusten, Influenza oder Masern – diese drei Erkrankungen können eine bemerkenswerte Neigung aufweisen, solche Komplikationen zu entwickeln – wird sehr bei der Diagnose helfen. Das gleiche gilt von der Vorgeschichte des Patienten und seinen erblichen Risikofaktoren.

Bei Pneumonie tritt zu Beginn, wie bei der Bronchitis, Fieber und trockener Husten auf; dann geht das Fieber etwas zurück, wenn der Husten lockerer wird und anfallsweise auftritt. Doch nimmt in keinem Falle der Husten die anfallsweise, fast spasmodische Form an, welche man so häufig bei Bronchitis sieht. Diese Hustenform rührt von der zähen Natur eines großen Teils der Sekrete bei letzterer Krankheit her, welche bedingt, dass das Sputum nur unter Schwierigkeiten aus den Bronchien ausgeworfen werden kann. Das erste Stadium der Pneumonie wird durch Nervosität, Ruhelosigkeit und Gereiztheit charakterisiert; Obstipation und zuweilen Erbrechen treten auf; die Zunge ist an der Spitze gerötet und in der Mitte weiß belegt; das Kind atmet durch den offenen Mund statt durch die Nase; es saugt nur in kurzen Absätzen, denn es kann nicht wie gewöhnlich beim Saugen durch die Nase atmen; es „ergreift mit Eifer die Brust, saugt einen Augenblick lang gierig, dann läßt es die Brustwarze plötzlich fallen und fängt in vielen Fällen an zu weinen."

Während des zweiten Stadiums der Pneumonie wird der kleine Patient müde, manchmal benommen; die Atmung ist noch offenkundiger beschleunigt, „die Nasenflügel werden bei jeder Einatmung erweitert, die Bauchmuskeln werden bei der Atmung als Hilfsmuskeln ins Spiel gebracht, und jede Veränderung der Lage macht die Atmung noch mühsamer und hastiger. Der Husten wird viel häufiger; er ist immer noch hart, manchmal augenscheinlich schmerzhaft, und das Kind schreit bei jedem Husten; in anderen Fällen besteht er in einem fast konstanten kurzen Hacken." Wenn die Krankheit noch weiter fortschreitet, verschwinden die helle Rötung der Wangen und die floride Färbung der Lippen; der Körper bleibt sehr heiß, während die Extremitäten kühl werden können; das Gesicht kann blass erscheinen, und die Lippen können, wenn die Pneumonie sehr ausgedehnt ist, einen lividen Farbton annehmen. Das Baby wird noch schwächer, erbricht die Nahrung, welche es zuvor wegen des heftigen Durstes mit Gier aufgenommen hat; zum Schluss wird es wegen seiner hastigen Atmung unfähig, überhaupt zu saugen.

Im dritten Stadium wird die Respiration mühsamer und *unregelmäßig*, wenngleich weniger häufig. Der kleine Patient verliert die Stimme, das

Kind wird sehr heiser und fast völlig unfähig zu husten. Das Gesicht ist eingesunken, die Extremitäten sind kalt, der Puls ist extrem klein und fast unzählbar rasch. Das Kind ist intervallweise ruhelos, liegt dann wieder in einem Zustand von Halbbewußtsein da, und es leidet sehr an Atemnot, wenn es bewegt wird. Das Gesicht und die Nägel zeigen einen lividen Farbton, wenn die Erkrankung ungehemmt weitergeht, und Koma und Konvulsionen bilden das Ende der Tragödie.

Während der Zahnung oder wenn sie durch Masern angegriffen sind oder während einer Grippe-Epidemie sind Kinder besonders dazu geneigt, eine Pneumonie zu entwickeln. Unter diesen Umständen muß also der Arzt mit größter Sorgfalt jedes Symptom überprüfen, welches den Beginn einer Krankheit anzeigen könnte, die bei den Greisen und den ganz Jungen gleichermaßen heimtückisch ist. Die einzige andere Art von Säuglingserkrankung, welche man mit einer Säuglings-Pneumonie verwechseln könnte, ist der beginnende Hydrozephalus. Durch das Erbrechen, das Fieber, die Ruhelosigkeit und Obstipation, welche bei beiden Erkrankungen üblich sind, könnten Kollegen, welche nicht auf der Hut sind, leicht zu einem solchen Irrtum verleitet werden. Dies gilt um so mehr, weil, nach Aussage von Dr. *West* (für dessen Arbeit wir ihm bezüglich der obigen Beschreibung zu großem Dank verpflichtet sind), der Husten bei manchen Fällen von Lungenentzündung zunächst so gering ausgeprägt ist, dass man ihn kaum bemerkt. Selbst wo er stärker auftritt, kann man ihn leicht als Reflexhusten fehlinterpretieren, denn ein solcher ist zuweilen bei frühen Stadien eines Hydrozephalus vorhanden.

Aconitum – Wenn das Kind ein echtes synochales Fieber hat; es ist sehr unruhig; starke Brustbeklemmung und Ängstlichkeit. – Es kann kaum Husten, so heftig sind die Beschwerden.

[– Nützlich im ersten Stadium der Pneumonie, wenn der Husten hart, trocken und schmerzhaft ist; Engbrüstigkeit; durch Einwirkung kalter, *trockener* Luft entstanden.[17] – Puls voll und hart.[10] – Heftiges Fieber, trockene, brennend heiße Haut und heftiger Durst.[17] – Synochales Fieber, heißer Schweiß, Brustbeklemmung; Kinder haben Schleimrasseln auf der Brust; Völlegefühl in der Brust; muß auf dem Rücken liegen.[10] – Die Dyspnoe ist nach Mitternacht <.[10] – Es kann Auswurf vorhanden sein, der wässrig, serös, schaumig ist; mit möglichen Bluteinsprenkelungen.[17] – Besonders die linke Lunge; deren Oberlappen.[14]]

[**Antimonium tartaricum** – Dieses Arzneimittel ist besonders bei Bronchopneumonie und kruppöser Pneumonie im Stadium der Resolution angezeigt.[17] – Rasselgeräusche überall im hepatisierten Teil der Lunge; doch der Patient ist *zu schwach, um Auswurf hervorzubringen.*[10] – Kurzatmigkeit aufgrund der unterdrückten Expektoration, besonders wenn Schläfrigkeit vorhanden ist.[10] – Keuchendes nach Luft Schnappen; die Atembewegung wird mehr von den Abdominalmuskeln als von der Brustmuskulatur erzeugt; die rechte Hälfte der Brust ist unbeweglich.[10] – Plötzliche und alarmierende Erstickungssymptome;[17] drohende Lungenlähmung.[10] – Man sieht, wie sich die Nasenlöcher erweitern und zusammenziehen; Nasenflügelatmung bei jedem Atemzug, besonders bei Pneumonie oder Bronchialkatarrh.[8] – Luftmangel, der das Kind zum Aufrechtsitzen nötigt.[5,17] – Das Kind ist schläfrig, schwach und mit kaltem Schweiß bedeckt; blasses, eingefallenes, elendes Aussehen; blaue Lippen, blaue Ringe um die Augen.[5,17] – Durst auf kaltes Wasser; trinkt wenig, aber oft.[17] – Pneumonie der rechten Lunge in Verbindung mit Gelbsucht.[17] – Dieses Arzneimittel ist besonders bei mangelhafter Reaktion angezeigt, so z.B. bei Kleinkindern.[17] – Ein Charakteristikum von *Ant-t.* bei Lungenerkrankungen ist der im Liegen zurückgebogene Kopf.[17]]

[**Arsenicum jodatum** – Ein besonders nützliches Mittel bei Bronchopneumonie nach Grippe oder wenn sich die Pneumonie nicht klärt.[17] – Es passt auch bei chronischer Pneumonie, wenn Abszessbildung droht.[17] – Hackender, trockener Husten mit schwierigem und geringem Auswurf.[17] – Durchnässende Nachtschweiße.[17] – Dieses Arzneimittel beseitigt häufig die Tendenz, dass sich aus der Bronchopneumonie eine Tuberkulose entwickelt.[17] – Bessert besonders chronische Pneumonie und Bronchitis mit reichlichem, grünlich-gelbem, eitrigem Auswurf und Kurzatmigkeit.[7] – < durch kalten Wind; > durch Wärme.[7] – Große Erschöpfung der Lebenskraft.[7]]

Belladonna – Sehr rotes Gesicht und blutunterlaufene Augen. – Das Kind stöhnt bei jedem Atemzug. – Fasst man die Haut des Kindes an, so erzeugt dies ein brennendes Gefühl in der Hand.

[– Starker Schmerz in der rechten Seite; < durch die geringste Erschütterung.[17] – Besonders die rechte Lunge ist betroffen.[14] – Zerebrale Komplikationen; Konvulsionen; Delirium etc.[17,18] – Frost und Kälte einzelner Körperteile (der Glieder, Hände, Füße) bei brennender Hitze anderer (des Kopfes).[3]]

Bryonia – Das Kind erträgt es nicht, bewegt zu werden; die Beschwerden erhöhen sich bereits durch die geringste Bewegung. – Trockene, spröde Lippen; trockener Mund; Obstipation; Stuhl trocken und wie verbrannt, normalerweise von dunkler Farbe.

[– Dieses Arzneimittel tritt an die Stelle von *Aconitum*, wenn die Hepatisation eingesetzt hat.[17] – Stechende Schmerzen; < bei Bewegung, durch tiefes Einatmen; > durch Liegen auf der betroffenen Seite (*Bell.*:<).[10,18] – Affiziert die rechte Lunge.[14] – Heftiger Durst, mit nicht sehr häufigem Trinken, aber viel auf einmal.[4] – Der Husten wird erregt, wenn er in ein warmes Zimmer kommt.[17] – Husten, der entfernte Körperteile in Mitleidenschaft zieht, verlangt nach diesem Mittel.[17] – Bei Kindern kann eine umschriebene Wangenröte bestehen, leichtes Delirium und Apathie.[17]]

[**Calcarea carbonica** – Hilfreich zur Klärung von Broncho- oder Lobärpneumonie bei hellhaarigen, dicken Kindern; rachitisch; großer Kopf, großer Bauch.[17] – Reichlicher Kopfschweiß, der das Kissen durchnässt.[8] – Kurzatmigkeit und Brustbeklemmung < beim geringsten Steigen oder Treppensteigen.[4,17] – Brust sehr empfindlich gegen Berührung, Perkussion oder Druck.[17] – Auswurf spärlich und salzig schmeckend.[17] – Linke Lunge; Oberlappen.[14]]

[**Carbo vegetabilis** – Drittes Stadium der Pneumonie; fötides Sputum; fötider, kalter Atem; möche die ganze Zeit über angefächelt werden; drohende Lungenlähmung.[10] – Gelb–graue Gesichtsfarbe und hippokratisches Aussehen.[3,4] – Heftiges Brennen in der Brust, wie von glühenden Kohlen.[4] – Husten < abends; im Freien; nach Essen und Trinken, besonders von Kaltem; durch Sprechen.[12] – Fadenförmiger Puls, intermittierend und kaum fühlbar.[17] – Das Kind scheint zu sterben, ist schon fast „hinüber".[17]]

[**Chelidonium** – Hilfreich bei katarrhalischer Pneumonie kleiner Kinder, wenn die Brust voller Schleim zu sitzen scheint, doch der Auswurf schwierig ist.[17] – Brustbeklemmung; die Kleidung erscheint zu eng; Zusammenschnürungsgefühl.[10,17] – Grundsätzlich rechtsseitig; Schmerz unter dem unteren Winkel des rechten Schulterblattes.[10,14] – Lungen voller Schleim; große Beklemmung; Verlangen, die Lage zu wechseln; Ängstlichkeit; loser, rasselnder Husten; dunkelrotes Gesicht; ein Ohr kalt, das andere warm; ein Fuß kalt, der andere warm; heftige Bewegung der Nasenflügel; heftiges, kraftvolles Herzklopfen; Stühle dünn, hell, gelb.[10] – Hämoptysis.[10]]

[**Ferrum phosphoricum** – Ein Arzneimittel für das *erste* Stadium der Pneumonie, solange noch keine Exsudation stattgefunden hat; Auswurf dünn, wässrig, blutgestreift.[17] – Pneumonie der Kinder, besonders wenn durch unterdrückten Schweiß an einem heißen Sommertag verursacht.[18] – Kongestion der Lungen, entweder zu Anfang oder im Verlauf der Erkrankung;[17] die Hyperämie findet auf der Basis der Erschlaffung der Gefäße statt, solange noch keine Exsudation stattgefunden hat; allgemeine Hitze des Körpers, wenig Durst.[10] – Fieber, Brustbeklemmung, schnelle Atmung und blutiger Auswurf.[17] Es kann Auswurf *klaren Blutes* bei Pneumonie auftreten;[17] gleichzeitig Nasenbluten.[10] – Die Rechtsseitigkeit ist bei *Ferr-p.* ebenso ausgeprägt wie bei den anderen Eisen–Präparationen.[7]]

[**Hepar sulphuris** – Nützlich in späteren Stadien, wenn sich Eiter bildet.[17] – Trockener, abendlicher Husten, der immer dann auftritt, wenn ein Körperteil kalt wird bzw. unbedeckt ist, oder beim Liegen im Bett;[3,10] außerdem < beim Gehen.[17] – Trockene, heisere Hustenanfälle, < von abends bis Mitternacht, mit Angst und Würgen, oft mit Weinen endend.[3,12] – Erstickender Husten, das Kind muß sich aufrichten und den Kopf nach hinten strecken.[17]]

[**Ipecacuanha** – Beständiger und heftiger Husten, durch jedes Einatmen erregt.[17] – Kurzatmigkeit und Zusammenziehen auf der Brust;[1] schwierige, schnelle Atmung, blaue Körperoberfläche; Gesichtsblässe; Pneumonie kleiner Kinder.[10] – Rasselnder Husten; die Brust scheint voller Schleim zu sein, den der Husten jedoch nicht nach oben befördert.[17] – Grobe Rasselgeräusche in der gesamten Lunge, die im ganzen Raum zu hören sind.[17] – Erstickendes Würgen; *Übelkeit*;[17] Bluthusten, besonders durch jede Anstrengung erregt.[4] – Vom Husten entsteht Brecherlichkeit ohne Übelkeit.[1] – *Ant-t.* muß *Ip.* ersetzen, wenn die Lungen zu versagen drohen, der Patient schläfrig wird und der Husten aussetzt oder seltener wird.[10] – Rasches Einsetzen der Beschwerden bei Lobär- oder Bronchopneumonie.[17]]

[**Kalium carbonicum** – Pneumonie mit Stichen, besonders in der rechten unteren Seite der Brust, zum Rücken hindurch.[17,18] – < durch Liegen auf der rechten Seite (*Bry:* >).[10] – < durch Bewegung und tiefe Atmung, aber auch unabhängig davon.[17,18] – Hepatisation der Lungen mit Schleimrasseln während des Hustens.[17] – Dieses Arzneimittel hat sich einen Ruf bei der Behandlung von Pneumonie der Kinder erworben; intensive Atemlosigkeit und viel Schleim, der nur schwer hochzubringen ist.[17] – Große Dyspnoe, die das Kind vom Schlafen und Trinken abhält; Aufgedunsenheit (Gesicht, Augenlieder) mit Zyanose von Händen und Füßen; quälender Husten, der kein bisschen Schleim herausbringt.[10] – Nächtlicher Husten; < von 3–4 Uhr.[12]]

[**Lobelia inflata** – Wirkt hauptsächlich auf den N. vagus, indem es einen schlaffen Zustand mit eingeschränkten Funktionen hervorruft, mit Beklemmung der Brust und des Epigastriums, behinderter Atmung, Übelkeit und Erbrechen.[16] – Atem ängstlich, schwer und keuchend, mit Verengungsgefühl der Brust; kurzes, oberflächliches Atmen, bei Vollheitsgefühl auf der Brust.[4] – Beklemmung der Brust, zum Tiefatmen nötigend.[4] – Unmöglichkeit, tief einzuatmen; extreme Dyspnoe; kurze Inspiration und lange Exspiration.[10] – Brennendes Gefühl in der Brust, läuft nach oben.[12] – Gastrische Beschwerden und Schwächegefühl in der Magengrube; Schweratmigkeit; < nach der geringsten Anstrengung, nach kaltem Waschen, durch jeden Luftzug, nach Genuß schwerer Speisen.[4] – Schnelles Gehen > das Gefühl von Stauung, Gewicht oder Druck in der Brust.[7] – Fieberhitze mit Neigung zu Schweiß, besonders im Gesicht.[4] – Am Ende der Fieberhitze Schweiß mit Schlaf.[10]]

Lycopodium – Deutliche fächerartige Bewegung der Nasenflügel, die sich abwechselnd weiten und wieder zusammenziehen.

[– Kurze rasselnde Atmung; das Kind zieht die Stirn in Falten.[17] – Auswurf grau, dick, blutig und eitrig; salzig schmeckend.[4,17] – < von 16 – 20 Uhr.[10] – Beschwerden der rechten Lunge;[14] auch mit Übergreifen auf die linke Seite.[18]]

Mercurius – Viel Fieber, Durst, Speichelfluss; reichlicher Schweiß, der aber keine Besserung bewirkt.

[– Lobärpneumonie bei Kindern.[10] – Insbesondere, wenn eine Neigung zu Blennorrhoe besteht oder reichlicher Auswurf von klebrigem, blutigem Schleim vorhanden ist.[10] – Nächtliche <; Symptome im Bereich von Mund und Zahnfleisch usw. – Besonders die rechte Lunge; der Unterlappen.[14]]

[**Opium** – Infantile Pneumonie, wobei die Entzündung der Lunge hinter Symptomen zerebraler Kongestion verborgen bleibt; zyanotische Färbung der oberen Körperhälfte mit langsamer, stertoröser Atmung.[10]]

Phosphorus – Besonders bei schmalen, schlanken, hochgewachsenen Kindern; heftiger Husten – trocken oder locker – keuchende Atmung; Heiserkeit gegen Abend.

[– Große Ängstlichkeit; Atembeklemmung; Gefühl von einem Gewicht auf der Brust.[10] – Meist rechte Lunge; der Unterlappen; aber auch links.[14] – Auswurf reinen Blutes.[17] – Stechende Schmerzen in der Brust, besonders links; > beim Liegen auf der rechten Seite.[17] – Trockener, harter Husten, der das Kind quält.[17] – Schmerz unter dem Sternum, als würde dort etwas losgerissen, weswegen das Kind den Husten so lange wie nur möglich unterdrückt.[17] – Heftiger Durst auf kalte Getränke.[14] – Das *Phosphorus*-Kind ist blass, schmal und fürchtet das Alleinsein.[17]]

[**Sanguinaria** – Besonders bei typhoider Pneumonie im zweiten und dritten Stadium; mit dumpfem Klopfschall;[10] wenn das rostfarbene Sputum zäh ist, eitrig wird und sehr übel riecht, so dass selbst der Patient dies empfindet.[17] – Umschriebene Wangenröte und brennende Hitze der Wangen, besonders nachmittags.[10] – Scharf stechende Schmerzen in der rechten Lunge;[17] es kann aber auch die linke Lunge betroffen sein.[14] – Quälende Dyspnoe; das Kind liegt auf dem Rücken, mit erhöhtem Kopf.[10] – Hände und Füße entweder brennend heiß oder kalt; schwaches, hinfälliges Gefühl am Herzen; Hinfälligkeit; Schweiß; Übelkeit.[10]]

[**Silicea** – Passt für das Resolutionsstadium oder bei verzögerter Genesung nach Pneumonie.[17] – Heftiger Husten beim Liegen (auf dem Rücken[10]), mit dickem, gelbem, eitrigem, klumpigem, fötidem Auswurf; schmeckt fettig.[17] – Chronisch vernachlässigte Pneumonie, die in Eiterung übergeht.[10] – Besonders bei tuberkulösen oder sykotischen Kindern von Nutzen.[17] – Die Beschwerden des *Silicea*-Kindes < sich bei Kälte und > sich durch Wärme; das Kind möchte warm eingepackt werden.[17]]

Sulphur – Bei Fällen mit pustulösen Hautausschlägen, rauher, schorfiger Haut und den sonstigen allgemeinen Indikationen für *Sulphur.*

[– Loser Husten mit viel Schleimrasseln.[17] – Große Beklemmung der Brust, wie von einem Gewicht.[17] – Dyspnoe zwischen Mitternacht und 2 Uhr nachts, die das Kind nötigt, sich aufzusetzen, ist ein wertvolles Symptom dieses Mittels.[17] – Möchte, dass Fenster und Türen weit geöffnet bleiben; anhaltende Hitze am Scheitel.[10] – Torpide, typhoide Lungenentzündung mit kurzer, schneller Atmung, oft nicht mehr als ein bloßes Heben der Brust; Husten und Auswurf nahezu unmöglich; der Patient reagiert nur träge; < nach Mitternacht.[10] – Vernachlässigte oder verborgene Lungenentzündung bei psorischen Patienten, die droht, in Tuberkulose überzugehen.[10] – Schmutzige Kinder, die nicht gewaschen werden wollen; werfen das Bettzeug von sich und wollen nicht zugedeckt werden; rote Lippen und rote Körperöffnungen.[17]]

[**Tuberculinum** - Kinder mit Tuberkulose in der Familienanamnese.[17] - Bronchopneumonie mit hartem Husten und Rasselgeräuschen überall in der Brust.[17] - Das Kind schwitzt viel und magert schnell ab.[17] - Dyspnoe mit Verlangen nach kalter Luft.[17] - Das typische *Tuberculinum*-Kind ist sehr kälteempfindlich und erkältet sich leicht; Angst oder Abscheu vor Katzen oder Hunden; übelriechende Absonderungen.[17]]

Krupp (Kehlkopfdiphtherie, Laryngitis, Pseudokrupp)

Der *Krupp* ist eine spezielle Erkrankung der kleinen Kinder und verschont in keiner Weise die jungen Säuglinge. Strenggenommen handelt es sich dabei um eine Entzündung der Schleimhaut, zunächst des Kehlkopfes, später auch der Trachea. Der allgemeine Name „Krupp" schließt im Volksmund zwei verschiedene Erkrankungsformen ein: den echten inflammatorischen Krupp (*Kehlkopfdiphtherie*) und den spasmodischen oder *Pseudokrupp*. Der inflammatorische oder *membranöse Krupp* beginnt langsam, ist von schleichendem Charakter und endet mit ziemlicher Sicherheit tödlich, wenn er nicht durch geeignete Arzneien in seiner Entwicklung aufgehalten wird. Der spasmodische Krupp oder Pseudokrupp ist nicht mit der Bildung falscher Membranen verbunden und beginnt zwar viel plötzlicher und gewaltsamer als der echte Krupp, ist aber viel weniger gefährlich. Der echte membranöse Krupp besitzt eine Tendenz zur Hartnäckigkeit, und die große Heiserkeit, wie auch die anderen Symptome desselben, können lange Zeit unverändert fortbestehen, so dass der Arzt große Angst bezüglich des Endergebnisses empfinden muß, selbst wenn die Besserung in Wirklichkeit so schnell und günstig fortschreitet wie möglich. Bei keiner anderen Krankheit ist der Triumph der homöopathischen über die allopathische Vorgehensweise offenkundiger und dankbarer als bei dieser. Unter allopathischer Therapie gehen, wie man offen zugibt, drei Viertel aller an membranösem Krupp Erkrankten zugrunde. Diejenigen, welche überleben, haben eine solch barbarische Therapie mit blasenziehenden Pflastern, Blutegeln, Schröpfköpfen, Purganzen, Brechmitteln und ähnlichem mehr hinter sich, dass sie für lange Zeit geschwächt bleiben. In der homöopathischen Praxis dagegen verlieren wir sehr selten einen Kruppfall, selbst wenn es sich um die echte

Kehlkopfdiphtherie handelt; und wir sind der Meinung, dass dies ausschließlich dann geschieht, wenn die Pflegerin nicht sorgfältig und achtsam genug arbeitet, wenn wir zu spät zu dem Kranken gerufen werden (so dass die Krankheit zu weit fortgeschritten ist), oder wenn der Arzt selbst darin versagt, dasjenige Arzneimittel zu verabreichen, welches durch die Forderungen des individuellen Falles angezeigt ist.

Ätiologie: Krupp entwickelt sich bei für diese Erkrankung prädisponierten Konstitutionen, ausgelöst durch eine Gruppe von Ursachen,* welche bei anderen Menschen einen simplen Bronchialkatarrh oder eine Pneumonie zur Folge haben würden. Die häufigste Ursache ist allerdings Exposition zu Kälte und Feuchtigkeit. Wir erinnern uns an einen höchst hartnäckigen Fall von Krupp, welcher bei einem kleinen Jungen aufgetreten war, weil er im nassen Schnee sitzend gespielt hatte. Die Ärzte von Edinburgh haben angemerkt, dass der Krupp bei den ärmeren Gesellschaftsschichten dieser Stadt am häufigsten am Sonntag oder Montag auftritt; als Erklärung führen sie an, dass man die Böden der Hütten für gewöhnlich am Samstagnachmittag aufwäscht und dass diese Böden danach sehr feucht bleiben. Wir erinnern uns eines bemerkenswerten Falles von Krupp, welcher das Resultat eines undichten Daches war, aufgrund dessen nach einem starken Winterregen Feuchtigkeit die Decke des Kinderzimmers durchdrang und genau in der Ecke, wo dessen Bett stand, die Tapeten feucht machte. Bestimmte atmosphärische Zustände und Winde scheinen zuweilen eine epidemische Entwicklung des Krupp zu begünstigen. Dies kann bei trocken-kalter Luft ebenso vorkommen wie bei nassem Wetter.

Symptome: Der *membranöse Krupp* kann mit einfacher Heiserkeit beginnen, welcher ein zuweilen auftretender *heiserer Husten* folgt, der für das ungeschulte Ohr keine besondere Signifikanz aufweist, dem Kundigen aber das Vorstadium dieser höchst gefürchteten Krankheit anzeigt. In einigen von allopathischen Autoren beschriebenen Fällen bezeichnete man die so befallenen Kinder bereits in einem Stadium als jenseits al-

* *Guernsey* hielt diese Risikofaktoren – da er das *Corynebacterium diphtheriae* noch nicht kannte – für echte Ursachen, *causae occasionales*, während wir sie heute als *Auslöser* verstehen, als Stressfaktoren, welche eine bereits inkubierende Erkrankung zum Ausbruch bringen oder das Angehen einer Infektion erleichtern, für sich allein – ohne den spezifischen Krankheitskeim – aber niemals eine Diphtherie hervorbringen können. Der Keim andererseits kann nur dann krank machen, wenn der Organismus für ihn empfänglich ist. Demnach ist im Falle des „echten Krupp" die Infektion mit dem Diphtheriebakterium die *causa occasionalis* und die fehlende Immunität gegen diesen Keim die *causa prima morbi.* D.Ü.

ler Hoffnung auf Genesung, in dem sie noch fähig waren, im Zimmer umherzulaufen und zu spielen! Diese Heiserkeit kann sich fortsetzen und der heisere Husten kann häufiger werden, etwa zwei oder drei Tage, bevor das Kranksein des Kindes so offensichtlich wird, dass die Mutter sich ernstliche Sorgen zu machen beginnt. Diese Fälle werden gewöhnlich gegen den Abend zu sehr viel schlimmer; am nächsten Morgen wiederum scheint es dem Kind so viel besser zu gehen, dass die liebende Mutter sich erlaubt zu glauben, die Gefahr sei vorüber. Doch nehmen die zweite und dritte Nacht ihr bald diese Illusion, denn im weiteren Verlauf droht die langsame, aber sichere Entwicklung der Pseudomembran, wenn dieser Prozeß nicht durch die homöopathische Arznei gestoppt wird, das Leben ihres Kindes durch langsame Erstickung zu zerstören.

In vielen Fällen des echten membranösen Krupp aber sind die Symptome von Anfang an sehr viel schwerwiegender. „Das Kind erwacht, nachdem es sich zur Ruhe hingelegt hatte, plötzlich mit schwieriger und pfeifender Atmung und häufigen Anfällen eines lauten hellklingenden Hustens aus dem Schlaf. Seine Haut ist sehr heiß, sein Gesicht gerötet und seine Stimme heiser und undeutlich. Im allgemeinen gehen diese Symptome nach einer kurzen Zeit allmählich zurück, die Atmung wird freier, der Patient schläft wieder ein, und wenn er am Morgen aufwacht, bietet er keinerlei Symptome ernster Krankheit dar, außer einer gewissen Heiserkeit unde einem leichten Husten. Der Puls aber wird sich im allgemeinen als schneller denn normal erweisen, und der Husten klingt heiserer und weist mehr Resonanz auf als bei einfachen Erkältungen.

Am folgenden Abend wird die Atmung wieder plötzlich laut, schwierig und stridorös, und der Husten wird krampfhaft und hell; der Patient erlebt ein Gefühl drohenden Erstickens und greift an die Kehle, als wolle er die Ursache seiner Leiden dort wegnehmen. Sein Gesicht wird geschwollen und gerötet, sein Puls hart und beschleunigt und die Stimme heiser und fast unhörbar." Diese Symptome werden immer schwerwiegender und die Remissionen immer kürzer und schwächer, wenn das Fortschreiten der Erkrankung nicht durch die geeignete Arznei aufgehalten wird. Der Husten verliert seinen hellen Ton, während man die laute stridoröse Atmung des Patienten weit über seine Wohnung hinaus hört. Die Atemnot wird extrem, der Patient befindet sich in einem Zustand ständiger Agitation, sein Gesicht ist geschwollen und livide, seine Lippen sind purpurn und seine Stirne ist von großen Schweißtropfen bedeckt. Die haut wird kühl, der Puls klein, schwach und extrem beschleunigt. Der Durst ist meist heftig. Durch den Husten wird – zuweilen mit Hilfe von Erbrechen – eine große Menge dicken, strähnigen Schleims und sogar ein Teil der Pseudomembran ausgeworfen. Wird eine röhrenförmige Portion der Pseudomembran abgehustet, kann eine große Erleichterung die Folge sein.

Beim *spasmodischen* oder *Pseudokrupp* sind die Symptome von Anfang an noch viel gewaltsamer, und der Beginn der Krankheit erfolgt urplötzlich. Der Patient, welcher sich in scheinbar vollkommen gesundem Zustand ins Bett zurückgezogen hatte, wird plötzlich von einem heftigen Anfall lauten hellklingenden Hustens aus dem Schlaf geweckt. Seine Atmung klingt laut, pfeifend und behindert, und der Zustand wird von einem Gefühl begleitet, er müsse gleich ersticken. Wie bei der echten Krupperkrankung treten Atembehinderung und Husten in Anfällen auf, welche immer häufiger werden, während die Krankheit fortschreitet, bis es zu gar keiner Remission mehr kommt. Die Attacke zeigt durch ihre Heftigkeit und ihr plötzliches Auftreten zwar erhebliche Gefahr an, gibt andererseits aber ein wenig Grund zu der Hoffnung, dass es sich eher um Pseudokrupp als um membranösen Krupp handeln könnte. Bei fortgeschritteneren Stadien des Krupp wird die Existenz der Pseudomembran zu offensichtlich, um geleugnet zu werden. Jedoch treten bei beiden Varianten des Krupp dieselben großen Leitsymptome der Heiserkeit, des eigenartigen hellen Hustens und der lauten pfeifenden oder zischenden Inspiration mit Dyspnoe auf – in verschiedenen Schweregraden entsprechend der Schwere und dem Stadium der Krankheit.

Eine kurze Rekapitulation der *Kruppsymptome,* d.h. der, beiden Krankheitsformen gemeinsamen Erscheinungen, wird es dem Arzt ermöglichen, die Erkrankung um so besser zu erkennen und das Simile für jeden einzelnen Fall zu wählen.

Die *Heiserkeit,* welche sich beim membranösen Krupp langsam entwickelt und bei der entzündlichen Variante plötzlicher auftritt, persistiert bei beiden Formen auch während der Remissionen. Die Veränderung der Stimme ergibt den typischen „Kruppklang“, aber dieser ist von Fall zu Fall sehr verschieden. Manchmal ähnelt der Klang der Stimme dem Krähen eines Hahnes oder dem Bellen eines Hundes; in manchen Fällen ist die Stimme hohl und tief; bei anderen Kranken pfeifend, zischend oder kreischend;* wieder bei anderen ist bei Fortschreiten der

* Originaltext: „screeching, lisping or wheezing“.

Krankheit, und in einigen seltenen Fällen von Anfang an, die Stimme völlig unterdrückt.

Auch der *Husten* weist verschiedene Klangqualitäten auf. Er kann heftig, kurz, schrill, hackend, später krähend, hohl und rauh klingen; er kann einfach heiser klingen oder so, als huste das Kind in einen leeren Topf oder eine Metallröhre hinein. Im allgemeinen ist der Husten trocken und wird von der eigentümlichen sonoren, lauten oder zischenden Inspiration gefolgt. Bei Fortschreiten der Krankheit nimmt der Husten einen dumpfen oder gar gedämpften* Ton an, welcher die Ausschwitzung koagulierbaren Serums anzeigt.

Die *Atmung* wird kurz und schwierig, was in Anfällen auftritt, mit lauter und pfeifender, zischender, sägender Inspiration. Bei Fortschreiten der Krankheit werden die Paroxysmen schwerer, die Dyspnoe wird noch schrecklicher, „die kleinen Patienten setzen sich auf, wollen das Bett verlassen, greifen an den Kehlkopf; um das Hindernis irgendwie aus der Kehle zu entfernen, strecken sie die Zunge heraus, werfen den Kopf zurück und atmen so mit nach vorne geschobener Luftröhre; sie bemühen sich ganz offensichtlich, den Hals zu verlängern und nach oben und hinten zu strecken. Nach *Heim* ist dies ein Zeichen, dass eine membranöse Exsudation stattgefunden hat." – *Hartmann.* Nach diesen heftigen Anfällen von Orthopnoe fallen die kleinen Leidenden erschöpft ins Bett zurück und schlafen zuweilen ein.

Die späteren Stadien der Erkrankung werden durch die blaue oder livider Hautfarbe als Resultat der ungenügenden Oxygenierung des Blutes angezeigt, ferner durch eine Schwellung des Gesichtes und Halses aufgrund behinderter Zirkulation und durch Benommenheit oder ähnliches. Das von Anfang an stark ausgeprägte Fieber wird bei Fortschreiten der Krankheit noch intensiver. Während der Anfälle ist der Puls beschleunigt und unregelmäßig, und er wird bei rasch zunehmender Erschöpfung immer schwächer.

Es gibt zahlreiche andere Symptome, welche entweder bei der Krankheit „Krupp" gewöhnlich oder aber für individuelle Fälle eigentümlich sind. Es ist unmöglich und in der Tat auch nicht nötig, sie hier oder bei den Indikationen für die verschiedenen Arzneien aufzuzählen. Doch

* Originaltext: „husky or even muffled sound".

wurden in beiden Fällen – bei der Besprechung der Krankheit wie der Arznei – die bemerkenswertesten und charakteristischsten Symptome erwähnt, so dass der Praktiker, mag er auch noch so unerfahren sein, nicht hilflos vor der Aufgabe stehen muß, zu erkennen, was er vor sich hat, um die geeignete Arznei zu bestimmen. Man erinnere sich, dass der Krupp eine der wenigen Erkrankungen ist, bei welchen es notwendig sein kann, den Patienten zu wecken, um ihm die Arznei regelmäßig zu geben. Wenn man dem Kranken nämlich erlauben würde, zu lange durchzuschlafen, würde die Erkrankung in hohem Maße fortschreiten. Dies beobachtet man aber prinzipiell bei solchen Fällen, welche man mit niedrigen Potenzen der homöopathischen Arznei behandelt.* Bei schlecht behandelten Fällen beobachtet man zuweilen eine starke Tendenz zur Entwicklung einer Bronchitis oder gar einer Pneumonie im Gefolge des Krupps, doch wird sich dies bei homöopathischem Vorgehen sehr selten ereignen.

Aconitum – Dieses Arzneimittel sollte stets als erstes verabreicht werden; es wird sich oft als das einzige notwendige Mittel erweisen, es sei denn, es liegen Indikationen vor, die deutlich, ich muß besser sagen, *eindeutig*, auf ein anderes Mittel hinweisen.

Aconitum wird besonders dann vonnöten sein, wenn wir hohes Fieber vorfinden, die Haut trocken ist und viel Ruhelosigkeit und geistige Qual besteht. „*Husten und laute Atmung während der Exspiration*, aber nicht während der Inspiration; jede Ausatmung endet mit heiser klingendem, hackendem Husten."

[– Stimme heiser, kann kaum sprechen, zeigt auf den Kehlkopf, möchte husten, kann aber nicht.[10] – Krupp weckt das Kind aus dem ersten Schlaf; es befindet sich in *Todesangst*, ist voller *Unruhe*, wirft sich hin und her; trockener, kurzer Husten, doch weder giemende, noch sägende Atemgeräusche; Husten und lautes Atmen während der Exspiration; jede Ausatmung endet mit heiser klingendem, hackendem Husten.[10] – Bei

* Weil die Arzneigaben bei so heftigen akuten Störungen rasch auswirken. Selbst Hochpotenzen – C 200 oder noch höhere – können und sollen in lebensgefährlichen Krankheitsfällen häufig wiederholt werden. Viele Beispiele dieser Art, vor allem aus Indien, wo auch heute noch die gefährlichsten Krankheiten homöopathisch behandelt werden, finden sich in den Fachzeitschriften. Ich erinnere mich eines hospitalisierten, zunächst bewußtlosen Apoplexiepatienten, der zuerst *Opium* XM, später wegen Aphasie *Bothrops* C 200, jeweils in täglichen Gaben erhielt. D.Ü.

Krupp greift sich das Kind bei jedem Hustenanfall an den Kehlkopf.[10] – Möchte Husten, kann aber nicht.[10] – Nachdem er trockenen, kalten Winden ausgesetzt war.[10] – Akutes, plötzliches und heftiges Einsetzen der Beschwerden.[18]
– *Verschlimmerung*: Hauptsächlich abends, vor Mitternacht.[7] – Das Kind erwacht aus dem ersten Schlaf, mit heiserem, bellendem Husten.[18] – < nachts; im warmen Raum.[19]]

Antimonium tartaricum – *Rasselndes Atemgeräusch* aufgrund großer Mengen von Schleim in den Bronchien, der nicht ausgeworfen werden kann; daher Gefahr drohender Erstickung.

[– Schmerzhaftigkeit des Kehlkopfes bei Berührung; sägende Atmung.[10] – Er kann kein lautes Wort sprechen.[10] – Krupp mit Unfähigkeit zu Schlucken.[10] – Beugt Lähmung bei Krupp vor.[10] – Katarrhalischer (nicht membranöser) Krupp.[10] – Atmung mit einem stöhnenden Geräusch; und mit Heben der Schultern (katarrhalischer Krupp).[10] – Häufiges, unvollständiges Gähnen.[10] – Zwischen dem Husten schwache oder laute Hilferufe (katarrhalischer Krupp).[10] – Husten trocken, sägende Atmung; rotes Gesicht, aufgedunsen; ängstlicher Blick, konnte nicht sprechen.[10] –Atemnot bei Krupp; Nasenlöcher stark erweitert; Brustkorb angehoben; starkes Rasseln; Hitze in der Brust.[10] – Starkes Rasseln im Kehlkopf, *erstreckt sich hinunter zur Luftröhre*; weder Husten noch Erbrechen bringen Schleim hoch.[10]
– *Besserung*: Beim Aufrechtsitzen; durch Schleimauswurf.[10]]

Belladonna – Bei heiserem Husten, der das Blut ins Gesicht treibt sowie Rötung der Augen verursacht.

[–Bellender Husten, *plötzlich*, weckt ihn um 23 Uhr; Gesicht feuerrot; weint beim Husten. [10] – Das Kind fängt unmittelbar vor Auftreten des Hustens an zu weinen (vergl. *Hep*. und *Bry*.). – Kruppartige Krämpfe im Kehlkopf; anfallsweise; Rachen rot.[10] – Alle Symptome von membranösem Krupp, doch die üblichen Mittel sind von keinem Nutzen; der Fall ist durch das Auftreten einzelner Anfälle gekennzeichnet; hohler Husten, erstickendes Würgen, legt die Hände an den Kehlkopf; offensichtlich ein krampfhaftes Zusammenschnüren des Kehlkopfes.[10,4]
– *Verschlimmerung*: Am Nachmittag; um 15 Uhr; um 23 Uhr; nach Mitternacht;[7] während des Trinkens.]

Bromium – Krämpfe des Larynx; erstickender Husten; heiser klingendes, pfeifendes kruppartiges Geräusch unter großer Anstrengung; rasselndes Keuchen; Keuchende, erschwerte Atmung; Hitze des Gesichts; Bildung einer Pseudomembran in Larynx und Trachea; beim Husten *viel Rasseln im Kehlkopf.*

[– Beim typischen Klang des Krupphustens von *Bromium* ist bei der Atmung und beim Husten *viel lockeres Rasseln im Kehlkopf* zu hören; doch kein erstickendes Würgen während des Hustens, wie dies bei *Hepar* der Fall ist.[19] – Heiserkeit, mehrere Tage lang; rauher, trockener Husten; Schmerz im Kehlkopf; während des Schlafs erschwerte (schnarchende) Atmung; während des Essens und Trinkens springt er aufgrund von Atemnot auf; Einatmung mit einem rauschenden Ton.[10] – Heiserkeit, schmerzhafter Kehlkopf; bellender, trockener Husten; langgezogene, summende Einatmung; heiße, feuchte Haut.[10] –Heiserkeit; Stimmlosigkeit; schnarchende Einatmung; kein Husten; Rückfall jedoch mit bellendem Husten; Rasseln; Erstickung; kalter Schweiß.[10] – Erst die Bronchien, danach ist der Kehlkopf betroffen; langsame Fälle von Krupp; große zylinderförmige Abgüsse werden hochgehustet.[10] – Bronchien stark gereizt.[10] – Gefühl, als sei die Luftröhre voller Rauch.[10] – Gefühl von Kälte im Kehlkopf.[10] – Starkes Rasseln im Kehlkopf während des Atmens, und noch mehr beim Husten; Erstickungsgefahr wegen Schleimansammlung im Kehlkopf (bei *Antimonium tartaricum* befindet sich das Rasseln weiter unten, in der Brust).[10] –Einatmung sehr schwierig; Kehlkopf wird nach unten gezogen; der Brustkorb bewegt sich nicht; Atmung beschleunigt, rasselnd, sägend; Stimme nicht hörbar.[10] – *Bromium* half bei Krupp in Fällen, bei denen *Jod., Phos., Hep., Spong.* versagt hatten; besonders aber bei Rückfällen, die nach *Jod.* eingetreten sind.[14] – Vollblütige Kinder; Verhärtungen von Drüsen. – Das Hauptunterscheidungskriterium für *Bromium* und *Jodum* ist nach *Hering*, dass *Brom.* blauäugige, und *Jod.* braunäugige Personen heilt.
– *Verschlimmerung*: Durch Wärme; charakteristisch für *Bromium* ist das Erkranken nach Erhitzung, z.B. nachts, nach einem sehr heißen Sommertag. – Bei Krupp, der um Mitternacht nach Einwirkung von trockener Kälte auftritt, ist *Aconitum* indiziert.[19]]

Chamomilla – Mit diesem, eher unüblichen Mittel für diese Beschwerde, heilte ich einst einen sehr schlimmen Kruppfall, als alle anderen Mittel keine Besserung brachten und ich um das Leben des Kindes bangen mußte; ich beobachtete hier das sehr ausgeprägte *Chamomilla*-Symptom: „Das Kind muß im Zimmer hin und her getragen werden, damit es ihm besser geht;" so war ich veranlasst, dieses Mittel zu geben, das zu meiner Freude schnelle Genesung bewirkte.

[– Krupp der Kinder; Krämpfe der Brust mit Erstickungsanfällen nach Zorn; das Kind möchte getragen werden.[10]]

Hepar sulphuris – Rasselnder, erstickender Husten, der sich besonders in den Morgenstunden der Nacht verschlimmert [sowie nach dem Essen[10]].

[– Krupp; hervorgebracht und < durch trockenen, kalten Wind.[18] – Das Kind würgt bei jedem Hustenanfall, muß sich aufsetzen und den Kopf nach hinten beugen; > durch Wärme (im Gegensatz zu *Brom.*); die *geringste* Kälteeinwirkung verursacht einen Hustenanfall.[18] – Der Krupp von *Hep.* ist von ziemlich losem Husten begleitet, mit Rasseln und Pfeifen; Husten, als wolle Schleim hochkommen, was jedoch nicht geschieht.[7] – Die Zeit für den Krupp ist bei *Hep.* der frühe Morgen (bei *Acon.* der Abend).[7] – Das geringste Einatmen von kalter Luft < den Husten; ebenso auch jedes Abdecken.[7]]

Jodum – Ist immer dann indiziert, wenn Schmerz in Brust und Kehlkopf besteht; sollte das Kind noch zu klein sein, um diese Empfindungen zu äußern, so wird es mit der Hand an diese Teile greifen. – Gesichtsblässe; Kälte des Gesichtes bei sehr dicken Kindern. – Die Stimme hat einen tiefen, heiseren, rauhen Klang.

[– Der Husten ist schmerzhafter und trockener als bei *Bromium.*[18] – Membranöser Krupp mit pfeifender und sägender Atmung, trockenem, bellendem Husten.[10] – Der Husten ist insofern eigenartig, als er den metallischen, lauten, kruppartigen Klang verloren hat und sich sehr undeutlich und „verwaschen" anhört; je plastischer die Exsudation, desto mehr ist *Jodum* angezeigt.[10] – Die Atmung, insbesondere die Einatmung, ist schwierig; die Zusammenschnürung des Halses verhindert das Schlucken.[10] – Extensive Membranbildung; ruckende Atmung in wellenartigen Zügen.[10] – < morgens; durch Bewegung; in Rückenlage, durch Wärme; > durch Kälte; nach dem Essen.[18]]

Kalium bichromicum – Krupp mit Auswurf von zähem, fadenziehendem Schleim.

[– Passt besonders für hellhaarige, dicke, plumpe Kinder (*Brom.*).[18] – Allmähliches, heimtückisches Einsetzen; erst nur leichte Atembeschwerden bei geschlossenem Mund; bei fortschreitender Erkrankung Fieber, erhöhte Atembeschwerden, heisere Stimme; anhaltender Husten in Intervallen; heiser klingender, trockener, bellender, metallischer Husten; schmerzhafte Schluckbeschwerden; Mandeln und Kehlkopf rot, geschwollen und mit falschen Membranen bedeckt, die schwer abzulösen sind; Auswurf eines zähen, fadenziehenden Schleims.[10] – Husten < nach Entkleiden; morgens beim Erwachen; nach dem Essen; durch tiefes Einatmen; > nach Warmwerden im Bett.[10] – < um 2–3 Uhr nachts.[7]]

Lachesis – Dieses Arzneimittel hat sehr weit fortgeschrittene und hoffnungslose Fälle von Krupp geheilt; die besonders ausgeprägte, sehr *qualvolle Verschlimmerung nach Schlaf,* als wolle das Kind sterben, hat hier zur Wahl des Mittels geführt.

[– Die außerordentlich ausgeprägte < nach Schlaf tritt selbst nach einem kurzen Nickerchen auf;[18] die Kinder schlafen in den Kruppanfall hinein; es scheint, als würde das Kind im Schlaf ersticken.[10] – Bei Krupphusten, der nur *nach dem Erwachen* auftritt,[14] muß *Calcarea sulphurica* in Betracht gezogen werden.]

Phosphorus – Wenn nach Krupp eine Heiserkeit übrig bleibt; es besteht auch eine Neigung zu Rückfällen.

[– Große, schlanke, nervöse Kinder; auch Stimmverlust nach Krupp.[18] – Kehlkopfkrupp; Stimmlosigkeit; schnelles Sinken der Kräfte; kalter Schweiß; der Unterkiefer hängt herab; eingesunkenes Gesicht; rasselnde Atmung; Neigung zu häufigen Rückfällen.[10]]

Spongia – Der Husten ist trocken und zischend; oder er klingt wie eine Säge, die Nadelholz zersägt; jeder Hustenstoß korrespondiert mit einem Zug oder Stoß der Säge.

[– Kein Schleimrasseln; trockener, heiserer Husten verursacht Halsschmerzen.[10] – Schwierige Einatmung, wie verstopft im Kehlkof, was die Atmung behindert; rauhes, trockenes Atmen mit etwas >, wenn Kopf und Schultern angehoben werden und in eine sitzende Position gebracht werden.[18] – < wenn er sich vor Mitternacht hinlegt; beim Einatmen; > durch warme Speisen und Getränke.[18]]

Keuchhusten (Pertussis)

Keuchhusten ist eine epidemische oder kontagiöse Erkrankung. Sie erscheint zu Beginn als katarrhalisch, wird dann nervös und paroxysmal, schließlich konvulsiv und endet wiederum katarrhalisch. Sie befällt vor allem die kleinen Kinder und tritt nur selten zweimal beim gleichen Patienten auf. Erwachsene bleiben, wenn sie erstmals dem Einfluss der Epidemie ausgesetzt sind, nicht immer verschont. Keuchhusten ist eine der gefährlichsten Krankheiten bei jungen Säuglingen. Ganz zu Anfang ist die Krankheit kaum von einer banalen Erkältung zu unterscheiden. Ist sie aber voll entwickelt, so wird sie durch einen krampfhaften Husten charakterisiert, bei dem die Anfälle, welche in längeren oder kürzeren Anfällen erscheinen, aus plötzlichen, lauten und stoßweisen Ausatmungen bestehen, welche von ängstlichen, verlängerten und noch lauteren Einatmungen gefolgt sind.

Überläßt man den Keuchhusten sich selbst und kommt es zu keinen Komplikationen, so verläuft die Krankheit nach einem regelhaften Muster. Jedes seiner aufeinander folgenden Stadien – Entwicklung, Persistenz, Rückgang – nimmt etwa sechs Wochen in Anspruch. Doch erweist sich die Störung in jedem individuellen Falle als mehr oder weniger schwerwiegend in ihrer Intensität und verschieden in ihren Manifestationen, entsprechend der Natur des Individuums, in welchem der Ansteckungsstoff sich implantiert hat. In manchen Fällen beansprucht sie den Gesamtorganismus in sehr schwerwiegender Weise. Bei anderen Kranken scheint sie zur Entwicklung organischer Lungen- und Bronchialerkrankungen zu führen. Wieder bei anderen affiziert sie mehr das zerebrospinale Nervensystem und führt zum Tode durch Konvulsionen, welche aufgrund nervöser Erschöpfung entstehen und die geringen Kräfte, welche übriggeblieben sind, rasch zerstören.

Wie das Asthma der Erwachsenen und der *Laryngismus stridulus* der älteren Kinder scheint es sich beim Keuchhusten primär um eine nervale Affektion zu handeln, bestehend in einer Irritation bestimmter motorischer Nervenfasern des Pneumogastricus (Vagus, d.Ü.), welche die Organe der Atmung und Stimmbildung versorgen. Die profuse katarrhalische Sekretion, welche im fortgeschritteneren Stadium dieser Störung auftritt, bildet bei ihr eine ähnliche Krise wie beim Asthma. Dass diese Affektion eine Irritation motorischer Nervenfasern ist, analog einer Neuralgie bei den sensiblen Fasern, nicht aber eine wirkliche Neuritis darstellt, kann man aus der Diskrepanz zwischen einerseits schweren funktionellen Störungen der versorgten Organe und andererseits fast völligem Fehlen organischer Läsionen erkennen. Beides wurde durch zahlreiche Autopsien bewiesen. Wie unten bei der Beschreibung der Phänomene des Keuchhustens erwähnt, kann diese nervale Affektion zur gleichen Zeit, durch spasmodische Kontraktion, einen vorübergehenden Verschluss der kleineren Verzweigungen der

Bronchien * und eine noch schwerwiegendere Kontraktion der Stimmritze hervorrufen.

Bei dem spasmodischen Husten bildet der Glottisspasmus einen formgebenden Anteil der Krankheit. Zu Beginn des Anfalls tritt „ein Gefühl der Kontraktion und Beklemmung des Brustkorbes auf, währenddessen der Patient sich generell an irgendeinen festen Gegenstand klammert. Zuzeiten ist Übelkeit vorhanden. Dann kommen Hustenanfälle hinzu, bei welchen die Exspiration in Stößen erfolgt und welche in mehr oder minder schneller Folge von einer plötzlichen Inspiration mit verlängertem Atemgeräusch eingeleitet oder unterbrochen werden. Die Atemmuskulatur ist in tumultartiger Bewegung, die Bauchmuskeln sind eingezogen und straff gespannt, der Rumpf wird vornübergebeugt. Zuweilen kommt es zu krampfartigen Bewegungen der Extremitäten und Aufschrecken des ganzen Körpers. Je weniger der Patient ausatmet, desto gewaltsamer und bedrohlicher sind die Erstickungsanfälle. In der Abwesenheit des Vesikuläratmens und in den Phänomenen, welche eine ernste Störung der Zirkulation begleiten – livide Färbung und Gedunsenheit des Gesichtes, Kongestion der Bindehäute, Hyposphagma, Nasenbluten, Blutungen aus der Mundhöhle und Bluthusten – , zeigt sich die behinderte Luftzufuhr. Der Husten ist trocken; ein bisschen zäher Schleim wird unter großen Schwierigkeiten abgehustet. Nach zwei bis fünf Minuten legt sich der Paroxysmus, welcher häufig aus zwei durch eine Pause getrennten Hustenanfällen besteht. Er endet im allgemeinen mit Erbrechen von bronchialem Schleim zusammen mit dem Mageninhalt, zuweilen auch mit ohnmachtsartiger Erschöpfung. Danach folgt eine Periode von deutlicher Erholung.“ – *Romberg.*

Bei Fortschreiten der Krankheit werden die Paroxysmen immer länger, schwerer und erschöpfender. Das Kind wird schwarz im Gesicht und scheint den Atem völlig zu verlieren. Das charakteristische, den Anfall einleitende Keuchen, welches dem Fremden so fürchterlich erscheint, scheint die Aufmerksamkeit von Mutter oder Amme auf sich zu ziehen, falls das Kind in diesem Moment nicht auf ihrem Arm ist. Während des Abklingens der Erkrankung können die Symptome einen weniger gewaltsam-spasmodischen und mehr katarrhalischen Charakter annehmen. Die bronchiale Sekretion kann in diesen Fällen so profus erfolgen, dass sie den Patienten zu ersticken droht. Bei anderen Fällen – wegen ei-

* *Laennec*, Diseases of the Chest, p. 101. (Fußn. d. Autors.)

ner erblichen Disposition zu solchen Erkrankungen – scheint der Keuchhusten mit einer Pneumonie kompliziert zu sein oder in diese überzugehen. Bei diesen Patienten finden wir zwischen den Anfällen, statt völliger Ruhe und natürlicher Atmung, eine anhaltende Beschleunigung der Atmung, Kurzatmigkeit und Atemnot, die charakteristischen Zeichen der Pneumonie bei Auskultation und Perkussion, eine livide Tönung der Lippen und Wangen sowie Unfähigkeit zu körperlichen Übungen oder Anstrengungen und Kräfteverlust.

Bei von Natur aus zu zerebralen Erkrankungen prädisponierten Kindern kann die Tendenz bestehen, dass der Keuchhusten eine noch ausgeprägtere konvulsive Form annimmt. Nach *Watson* „wird die Erkrankung, wenn sie innerhalb der ersten zwei Lebensjahre auftritt, für gewöhnlich von Konvulsionen begleitet, und während dieser Zeitspanne sterben viel mehr Erkrankte als nachher". Speziell in Richtung dieser Komplikation wird man die homöopathische Behandlung für besonders wertvoll befinden. Die Arzneien mäßigen die Gewalt der Störung sehr, auch wenn sie diese nicht sofort beseitigen können, und retten so die Lebenskraft des kleinen Patienten, indem sie die Paroxysmen verkürzen und weniger schwer und häufig auftreten lassen. Die Arzneien, welche mit Sorgfalt gewählt wurden, um die besonderen Indikationen jedes einzelnen Falles zu decken, erhalten den Patienten im bestmöglichen Kräftezustand und verhindern zugleich, dass die Erkrankung ihre gewaltsamste Form annimmt. Sie beschränken somit deren Fortentwicklung und verhindern die Komplikationen in Form von Lungen- oder Gehirnkrankheiten. Daher sollte der Homöopath nicht erwarten, für die Behandlung dieser Krankheit in irgendeinem Medikament – gleich, wie hoch es gelobt werden mag – ein völliges Spezifikum zu finden. Noch weniger sollte er versuchen, die Krankheit durch massive Dosen eines solchen Arzneimittels zum Rückzug zu *zwingen*. Er sollte damit zufrieden sein, *für seinen Patienten* zu verordnen und die gewählte Arznei so genau wie möglich den vorliegenden Umständen anzupassen. Ein klein bisschen zusätzlicher Mühe in dieser Richtung bei der ersten Visite, beim sicheren Ermitteln der Totalität der Symptome und Auffinden des wahren homöopathischen Simillimums für diese, wird ihm am Schluss eine Menge Probleme ersparen. Bei einigen Epidemien des Keuchhustens wird die Arznei, welche man auf diese Weise bei einem einzelnen Fall als dem *Genius epidemicus* entsprechend auffindet, auch in vielen anderen Fällen passen, doch nicht in absolut allen. Denn immer und in jedem Falle muß die homöopathische Arznei mehr dem einzelnen Patienten angepasst werden als der allgemeinen Form der herrschenden epidemischen Krankheit.

Aconitum – Wenn ein beständiger fieberhafter Zustand vorherrscht; oder wenn sich der kleine Patient bei jedem Husten wie vor Schmerz an die Kehle greift.

Arnica – Jeder Hustenanfall kündigt sich durch Weinen an.

[– Husten < nachts, das Kind schreit, als befürchte es einen Anfall; dann hustet es, bis Blut aus Nase und Mund hervorschießt.[18]]

Arsenicum album – Bei großer Erschöpfung mit wächserner Blässe und Kälte der Haut.

[– Husten nach jeder Gemütserregung; vor den Hustenanfällen große Angst und Ruhelosigkeit; Erbrechen von Speisen und Getränken, sobald sie eingenommen werden; das Erbrechen löst Husten aus.[10] – Klar klingender, krähender oder pfeifender Keuchhusten; nachts ohne Auswurf, tagsüber mit Schleimauswurf, spärlich, im allgemeinen schaumig oder in Klumpen von unterschiedlichem Geschmack und Farbe; manchmal mit hellem Blut vermischt; die Anfälle erscheinen periodisch, in steigender Heftigkeit.[10] – Keuchhusten mit Brechdurchfall bei Kleinkindern.[10] – Keuchhusten mit Unterbrechung der Atmung; zähem Schleim in der Brust; Auswurf von schaumigem Schleim in Klumpen; asthmatische Symptome; Schwäche; kalte Körperoberfläche.[10] – Während des Keuchhustens Herzklopfen; Husten kehrt mit zunehmender Heftigkeit periodisch wieder; das Kind wimmert und weint.[10]]

Belladonna – Das Kind wird bei jedem Hustenanfall sehr rot im Gesicht; die durch den Husten bewirkte Kongestion kann dermaßen ausgeprägt sein, dass die Skleren blutstrotzend aussehen.

[– Keuchhusten; mit Niesen; mit blutüberfüllten Kapillaren; der Husten tritt in kurzen Anfällen auf; < abends und nachts; äußerst heftig unmittelbar nach Mitternacht; < durch jede Bewegung oder Berührung, besonders am Hals und Kehlkopf; < durch Sprechen oder Weinen; < durch tiefes Einatmen und beim Erwachen; passt zu Beginn oder wenn sich Gehirnentzündung hinzugesellt.[10]]

Bryonia – Der Husten ist nach Essen und Trinken schlimmer, mit Erbrechen des Genossenen.

[– Das Kind kehrt danach zu Tisch zurück, beendet die Mahlzeit, doch hustet und erbricht es danach erneut.[18] – Keuchhusten: Husten wird durch Kitzeln in Hals und Epigastrium erregt; spasmodischer Husten, wie durch Schwefeldämpfe erzeugt; Trinken scheint unmöglich, ohne dass er Husten muss; Keuchhusten mit viel Niesen; Husten abends und nachts ohne Auswurf; morgens und tagsüber mit Auswurf von gelbem Schleim oder mit geronnenem bräunlichem Blut vermischt; oder Sputum von unangenehmem schalem Geschmack; Sputum ist oft kalt.[10]]

Carbo vegetabilis – Große Erschöpfung nach jedem Hustenanfall, mit livider Haut, doch heißem Kopf und Gesicht.

[– Kurze, harte, aber seltene Hustenanfälle; abends ohne, morgens mit gelbem, grünlichem, eitrigem oder zähem, schleimigem Sputum.[18] – Husten meist hart und trocken sowie heiser und rauh klingend; neigt dazu, nach einer ausgiebigen Mahlzeit aufzutreten und endet in Erbrechen.[10] – Beständiger schleimiger Auswurf oder Würgen und Schleimerbrechen; große Erschöpfung nach jedem Hustenanfall; Haut livide; > durch kräftiges Zufächeln von Luft.[10]]

Causticum – Ein trockener Husten, der lange Zeit bestehen bleibt, so dass es dem Kind die ganze Zeit über nie richtig gut geht.

[– Unaufhörlicher, kurzer, hohler Husten, durch Kitzeln und viel Schleim im Hals ausgelöst; tagsüber ohne, abends mit Ablösung eines scharfen, fettig schmeckenden Schleims, der sich scheinbar leicht löst, aber nicht ausgespuckt werden kann, sondern geschluckt werden muss.[10] – Husten weckt das Kind häufig auf; oder am Abend kurzer, hohler Husten. [10] – Keuchhusten im katarrhalischen Stadium; Rasseln in der Brust.[10] – Krampfhafte Zusammenschnürung der Brust.[10] – Husten > durch einen Schluck kalten Wassers.[8]]

Chamomilla – Der Husten ist trocken, das Kind sehr unzufrieden und gereizt; muß getragen werden, damit es sich beruhigt; eine Wange rot.

[– Katarrhalisches Stadium des Keuchhustens, mit beständig reizendem, trockenem Husten.[10]]

Chelidonium – Wenn ein sehr lockerer und rasselnder Husten bestehen bleibt und sich nicht mehr bessert.

[– Der Husten hallt im Magen wider; kraftvoll herausfliegende (kleine) Schleimklumpen beim Husten.[10]]

Cina – Das Kind zupft viel an seiner Nase; oder es wird bei jedem Hustenanfall vollkomen steif; Heißhunger.

Coccus cacti – Jeder Hustenanfall endet in Erbrechen von *klarem*, fadenziehendem Schleim, [der in großen langen Fäden aus dem Mund hängt[18]].

[– Keuchhusten < beim ersten Erwachen; < um 6 oder 7 Uhr morgens oder beim ersten Aufrichten aus dem Bett; in Paroxysmen, die nicht nachlassen, bevor zäher Schleim hochgebracht wurde.[10]].

Conium – Wenn heftige Hustenanfälle aufreten, hauptsächlich nachts.

[– Kraftvolle, krampfartige, nächtliche Hustenanfälle, nachts ohne, tagsüber mit schwierigem, blutigem, eitrigem Auswurf; manchmal verhärtetes Sputum von fauligem Geschmack und Geruch; insbesondere nach Masern oder Scharlach.[18] – Keuchhusten: Auswurf nur tagsüber, mit Erstickungsanfällen; Kitzeln in der Brust, Kurzatmigkeit, blutiger Schleim; Schwierigkeiten, das Auszuwerfen, was der Husten gelöst hat; < nachts.[10] – Heftige Anfälle von Keuchhusten bei skrofulösen Kindern; Gesicht gerötet; Auswurf blutig.[10] – Keuchhusten, wenn subakute Bronchitis hinzutritt.[10]]

Corallium rubrum – Bei einigen Formen von heftigem Krampfhusten; kurzer, bellender Husten, wie ein „Minutengeschütz“ [anhaltend hackend-unterbrochenes Hustengeräusch]; den ganzen Tag über; steigert sich gegen Abend zu einem heftigen spasmodischen Krampfanfall.

[– Anfälle heftigen krampfhaften Hustens, damit beginnend, dass er nach Luft schnappt; dann fortgesetzes krähendes Einatmen, bis er purpurfarben und dunkel im Gesicht wird und ziemlich erschöpft ist; < im späten Teil der Nacht und morgens; Kehlkopf und Luftröhre sind stärker einbezogen als die Brust; heftiger Hustenfanfall, gefolgt von lockerem Husten mit Erbrechen von zähem, fadenziehendem Schleim.[10] – Keuchhusten oder jeder andere Husten, bei dem der Anfall mit einem schnellen Husten einsetzt und die Anfälle so dicht aufeinanderfolgen, dass sie fast ineinanderlaufen; der Patient hustet so lange, bis er so erschlafft ist, dass er wie ein Sack zusammenfällt.[10]]

Cuprum – Das Kind hustet, bis es in einen kataleptischen Zustand fällt; es sieht so aus, als würde das Kind wirklich sterben.

[– Steifheit des gesamten Körpers, der manchmal vorwärtsgebeugt ist.[10] – Die Konvulsionen beginnen meist an den Fingern und Zehen;[4] blasses, eingesunkenes Gesicht, blaue Lippen, Schaum vor dem Mund.[18] – Keuchhusten in langen, ununterbrochenen Anfällen, bis der Atem vergeht.[10] – Das Getränk gluckert beim Trinken hörbar im Schlund herab.[2]

– Keuchhusten: vor den Anfällen große Ängstlichkeit; das Essen von festen Speisen fördert die Anfälle; erbricht teilweise feste Speisen; drei Anfälle in schneller Folge, besonders nachts, nimmt den Atem; die Anfälle werden durch Schleim im Kehlkopf erregt, oder durch ein Krampfgefühl im Rachen; Keuchhusten in langen, ununterbrochenen Anfällen, bis der Atem völlig genommen ist; heftige Anfälle mit vollständigem Verlust des Atems; leichte Zuckungen, Rigidität; erholt sich für eine ganze Weile nicht; zwischen den Anfällen wahrnehmbares Schleimrasseln in der Brust; Keuchhusten der heftigsten und schlimmsten Art, > durch Schlucken von kaltem Wasser; Kinder werden steif, der Atem setzt aus, spasmodische Zuckungen setzen ein; nach einer Weile kehrt das Bewusstsein wieder, sie erbrechen und erholen sich, aber nur sehr langsam; vollständiger, kataleptischer Krampf bei jedem Hustenanfall; Stadium nervosum, jeder Anfall endet mit Konvulsionen; konvulsivisches Auswerfen von Schleim; gallertartiger Schleim; danach beständiges Rasseln in der Brust; Konvulsionen der Flexoren.[10]]

Drosera – Besonders bei Verschlimmerung der Beschwerden nach Mitternacht, bei hohem Fieber; Husten in heftigen Krampfanfällen, als würde das Kind ersticken; beizeiten Blutung aus Nase und Mund.

[– Husten < nach dem Hinlegen, und nach Mitternacht noch weiter erhöht; in der Ruhe beim Liegen im Bett; durch Hitze; durch Trinken.[8] – Husten, wobei zuerst Speisen erbrochen werden; später, gegen Ende des Anfalls, Schleimerbrechen.[18] – Keuchhusten mit Bluten aus Mund und Nase; Angst, Blauwerden des Gesichtes, pfeifendem Atmen und Erstickungsanfällen.[4] – Keuchhusten: Anfälle jede Stunde oder alle drei Stunden; mit bellendem oder dumpf klingendem Husten; erstickende Atmung, verursacht durch Kitzeln oder Trockenheit im Hals, oder durch das Gefühl einer Feder im Kehlkopf; Auswurf nur morgens, gelb und bitter, muß den Schleim herunterschlucken.[10] – Den Hustenanfällen geht 15 oder 20 Minuten lang Schleimrasseln in den Bronchien voran, dem der Patient allein den Husten zuschreibt.[10] – Keuchhusten mit Gefühl von Zusammenschnürung in Brust und Hypochondrium, so dass der Patient diese Bereiche mit den Händen unterstützt; < nach Mitternacht; Schwitzt beim Erwachen aus dem Schlaf.[10] – Der Husten kommt anfallweise in langen Intervallen; der Husten während der Intervalle ist nur kurz und nicht erschöpfend, so dass er ihn als Kleinigkeit im Vergleich mit den quälenden echten Anfällen betrachtet; die Anfälle sind zuerst nur schwach, kurz, steigern sich aber im Verlauf der Erkrankung und treten dann in schneller Folge auf, nötigen ihn, sich aufzusetzen; beginnt immer mit Kitzeln und wiederholtem Einatmen, bis schließlich Erbrechen von Schleim (kaum von Speisen) eintritt, was den Hustenanfall beendet; große Erschöpfung danach; häufig < in der Nacht und beim Liegen.[10] – Kuchhusten mit Blutung aus Mund und Nase; Ängstlichkeit; blaues Gesicht; keuchende Atmung; Erstickung; Brechwürgen; Erbrechen von Wasser, Schleim und Speisen; Stiche in der Brustmuskulatur; muß Brust und Hypochondrium unterstützen; Heiserkeit; übelriechender Atem; setzt sich ängstlich und zitternd im Bett auf.[10] – Die Anfälle sind durch einige typhoide Symptome charakterisiert, mit heftiger spasmodischer Retraktion des Abdomens, gefolgt von Erbrechen von Speisen, Schleim und Wasser.[10]]

Dulcamara – Es geht dem Kind schlechter, wenn das Wetter von warm zu kalt wechselt; oder nach Einwirkung kalter feuchter Luft.

[– Keuchhusten, die Anfälle werden durch reichliche Absonderung von Schleim in Larynx und Trachea erregt; leichter Auswurf von geschmacklosem Schleim bei jedem Hustenanfall; Auswurf oft blutgestreift.[10] – Husten < durch Hinlegen, Zimmerwärme oder tiefes Einatmen; > in der freien Luft.[10].]

Ferrum – Erbrechen des Genossenen nach jedem Husten.

[– Spasmodischer Husten nach Mahlzeiten, mit Erbrechen aller Speisen.[10] – Keuchhusten, durch Essen einer kleinen Menge sofort >.[10] – Spasmodischer Keuchhusten; abends trocken, morgens mit reichlichem eitrigem, blutgestreiftem Auswurf und saurem Speisenerbrechen; sofort > durch Essen einer kleinen Speisemenge.[10] – Das Kind erbricht die Speisen bei jedem Hustenanfall; große Blässe und Schwäche.[10]]

Hepar sulphuris – Wenn der Husten anscheinend mit Krupp kompliziert ist; [heiserer, kruppartiger Nachthusten[18]] schlimmer gegen Morgen; der Husten klingt kruppartig, und es sieht so aus, als würde der Patient ersticken.

[– Husten durch das Essen oder Trinken von etwas *Kaltem*; durch *kalte Luft* durch Sprechen; Weinen.[8]]

Hyoscyamus – Der Husten verschlimmert sich, sobald sich das Kind hinlegt; Besserung durch aufsetzen.

[– Trockener Krampfhusten, besonders auch in nächtlichen Anfällen und vorzüglich im Liegen; auch mit Gesichtsröte und Schleimerbrechen;[4] nimmt den Atem; danach Erschöpfung.[10]]

Ipecacuanha – Erstickendes Würgen während des Hustens, bis das Kind blau im Gesicht wird.

[– Ein Husten, der den Atem bis zum Ersticken hemmt.[1] – Konvulsivischer Erstickungshusten, mit stetem Husten, besonders nachts, mit Stirnschweiß, schmerzhaften Stößen in Magen und Kopf, Würgen und Erbrechen.[4] – Glottiskrämpfe während des Hustens halten so lange an, dass das Kind für eine Weile ohne Atmung ist; trockener Husten; Erbrechen nach dem Anfall, ohne viel Schleim auszuwerfen; Dyspnoe; feines Schleimrasseln auf der Rückseite des unteren Thorax.[10] – Glottiskrämpfe vor den Hustenanfällen; Blutung aus Nase und Mund während der Anfälle; Erbrechen von Schleim oder Speisen; Konvulsionen und steifer, zurückgebogener Körper; Erbrechen von Speisen, ohne zu husten; Schleimrasseln in den Bronchien; flüchtiges Exanthem.[10] – Heftiger, erschütternder, hohler Husten in schneller Folge, erlaubt nicht, zu Atem zu kommen; wirft morgens etwas hellrotes Blut aus, mit Schleim vermischt, der faulig, süßlich schmeckt.[10] – Keuchhusten mit Nasenbluten, Bluten aus dem Mund; Erbrechen; Atemversetzung; wird blass oder blau und wird steif.[10]]

Kalium bichromicum – Erstickender Husten und Auswurf von zähem *fadenziehendem* Schleim, der an Rachen, Zähnen, Zunge und Lippen klebt.

[Keuchhusten: Schleim dermaßen zäh und fadenziehend, dass er sich in langen Fäden vom Mund bis zum Fußboden zieht.[10] – Nach Keuchhusten, der sechs Monate vorüber ist: immer noch Husten, lose und rasselnd und kitzelnd in Anfällen des Nachts; Keuchen während des Tages, aber ohne Husten; gelegentliches schleimiges Erbrechen.[10]]

Kalium carbonicum – Sackartige Schwellung über den Augen.

[– Krampfhusten mit Würgen und Erbrechen, besonders morgens.[2] – Nächtlicher Husten, < von 2–4 Uhr.[8] – Keuchhusten < um 3 Uhr früh; Würgen und Erbrechen; Entzündung der Lungen; sackartige Schwellung zwischen Oberliedern und Augenbrauen.[10]]

Lachesis – Das Kind *erwacht* jedesmal durch den Hustenanfall; scheint sehr kraftlos und schwach zu sein.

Mephitis putorius – Ein Spezifikum bei einigen Formen spasmodischen Hustens; [der so heftig ist; dass es scheint, als würde jeder Anfall das Leben beenden[8]].

[– Husten, der fast gänzlich von krampfartigem Charakter ist; bei dem die katarrhalischen Elemente nur unvollständig entwickelt sind; mit Neigung zu Heiserkeit; oftmals kruppartig, ohne trocken zu sein.[18] – Kehlkopfkrämpfe, die in einen langgezogenen Keuchhustenanfall münden; mit wenig oder ohne Auswurf.[18] – Keuchhusten < nachts und nach dem Hinlegen; mit Konvulsionen; mit vollständigem Erstickungsgefühl; kann nicht *Ausatmen*; einige Stunden nach dem Essen Erbrechen aller Speisen; gedunsenes Gesicht.[8] (*Samb.* kann nicht einatmen.[18]) – Anfälle Tag und Nacht; das Kind muß hochgenommen werden, wird blau im Gesicht und kann nicht ausatmen; Konvulsionen; fötide Diarrhoe.[10] – Acht oder mehr Hustenanfälle jede Nacht; Schleimrasseln während des Hustens, mit Erbrechen nach dem Essen.[10] – Keuchhusten nach leichtem Katarrh; tagsüber nur geringer Husten, aber nachts treten alle zehn Minuten Hustenanfälle auf, mit häufigem Erbrechen und Fieber.[10] – Spasmodischer Husten bei phthisischen Mädchen (wenn *Dros.* fehlschlug).[10]]

Mercurius – In der Nacht schwitzt das Kind reichlich; Blutung aus Nase und Mund bei jedem Hustenanfall. – Jeweils zwei Keuchhustenanfälle in schneller Folge, entweder nur tagsüber oder nur nachts, denen eine lange Pause folgt.

[– Erbrechen mit Nasenbluten, das Blut gerinnt sofort; profuser Schweiß, die ganze Nacht über; Blutung aus Mund und Nase bei jedem Hustenanfall; nur nachts oder nur tagsüber.[10]]

Nux vomica – Harter, trockener Husten und Verstopfung; Verschlimmerung der Beschwerden nach 4 Uhr früh. – Das Kind wird blau im Gesicht und blutet aus Mund und Nase.

[– Beim Hustenanfall heftige Schmerzen im Bereich des Nabels, als würde dort alles erschüttert und zerrissen; Brech- und Würganfälle mit blauem Gesicht und Bauchschmerzen; < morgens, um 3 Uhr früh, und nach dem Essen; berstende Kopfschmerzen, das Kind hält sich den Kopf.[10]]

Phosphorus – Viel Heiserkeit; fast völliger Stimmverlust, als Auswirkung des Hustens.

Pulsatilla – Sehr lockerer Husten mit Erbrechen von Schleim; Diarrhoe; Verschlimmerung der Beschwerden [am Abend und[18]] in der Nacht.

[– Keuchhusten: blondes Haar, sanfte Gemütsart; nach *Drosera*; trockener Husten mit Erbrechen von Schleim und Speisen; > durch Aufsetzen; < in der Nacht.[10] – Husten < im warmen Raum; Verlangen nach frischer Luft.[10]]

Sepia – Der Husten verschlimmert sich immer am Morgen; wenn er locker ist und in Brechwürgen mündet.

[– Keuchhusten; Husten Tag und Nacht, aber insbesondere nachts mit Brechwürgen und völliger Atemlosigkeit; der Husten kommt in schneller Folge, bis der Atem erschöpft ist, dann Würgen und Schleim-erbrechen.[10] – Anfälle spasmodischen Hustens, ähnelt Keuchhusten; durch Kitzeln in der Brust und vom Kehlkopf bis zum Magen erregt; tagsüber ohne, morgens mit Auswurf, gelb, grün oder grünlicher Eiter, oder milchweiß, zäher Schleim, von salzigem Geschmack.[10] – Das Kind weint jedesmal, wenn es in der Nacht hustet; kann kaum Atemholen, in so schneller Folge tritt der Husten auf; Brechwürgen, wenn das Kind nicht gleich hochgenommen wird; sehr gereizt und kann nicht wie gewöhnlich am Tage zum Schlafen gelegt werden; Wundheit in den Knie- und Ellenbeugen, am Hals und hinter den Ohren, breitet sich schnell aus und sondert ein übelriechendes Serum ab; Schmerzt beim Waschen.[10] – Husten, beständig, immer dann, wenn das Kind hingelegt wird; besonders heftig in der Nacht; mit Krämpfen von Zwerchfell und Kehlkopf, wie bei Keuchhusten.[10] – Acht Monate altes Kind, blond, fett; schnelle Entwicklung der Zähne; Husten, Tag und Nacht, doch in der Nacht grundsätzlich mit Brechwürgen und vollständiger Atemversetzung; Husten in schneller Folge, bis sich der Atem erschöpft; dann folgen Würgen und Erbrechen von Schleim.[10] – Plötzlicher, heftiger, spasmodischer Husten in der Nacht; kann nicht ausreichend zu Atem kommen; Konstriktion der Brust, Brechwürgen, lautes Weinen; frühes zweites Stadium von Keuchhusten.[10]]

Silicea – Bei Kindern mit Würmern, die nicht auf *Cina* reagiert haben.
[– Drüsenschwellungen, große Empfindlichkeit gegen Kälte.[10]]

Squilla – Das Kind niest während des Hustens; Wässern der Augen und Schnupfen; das Kind reibt sich während des Hustens beständig Augen, Nase und Gesicht mit seinen Fäustchen.

[– Trockener spasmodischer Husten, durch tiefes Einatmen ausgelöst, verursacht Schmerzen im Abdomen wie durch einen heftigen Stoß und die Empfindung, als würden die Eingeweide aus dem Bauch platzen; Brechwürgen, Stiche in den Seiten, Druck auf der Blase und unwillkürlicher Harnabgang; weißer, schleimiger, oft süßlich schmeckender Auswurf am Morgen; abends kein Auswurf; Schleimrasseln vor dem Anfall.[10] – Der Husten ist tagsüber nicht so beschwerlich, obwohl einigermaßen spasmodisch und mit Keuchen verbunden; doch jede Nacht um 23 Uhr, oder zwischen 23 Uhr und 3 Uhr, plötzliche Erstickungsanfälle; sehr heftig, nötigen sie, in ihrem Bett auf die Füße zu springen, sich auf die Zehenspitzen zu stellen und Arme und Körper aufwärts zu strecken [um von den Eltern hochgenommen zu werden? – Anm. d. Ü.], so groß ist die Qual; kann viele Sekunden lang nicht zu Atem kommen, wodurch große, äußerste Angst und Furcht besteht; schließlich kehrt der Atem wieder, was sich durch ein keuchendes Einatmen bemerkbar macht, dem folgt schon bald ein neuer, aber schwächerer Anfall; die übrige Nacht ist verhältnismäßig ruhig; doch bewirkt Trinken von kaltem Wasser immer heftigen Husten.[10]]

Sulphur - Häufige Rückfälle, ohne ersichtlichen Grund; oder bei Rückfällen von skrofulösen [psorischen] Kindern durch Kälteeinwirkung. - *Sulphur* ist ein Spezifikum bei einer gewissen Art von unterdrücktem Husten, trocken, unterdrückt und würgend.

[- Krampfartiger Keuchhusten; zwei Anfälle in schneller Folge, oder überhaupt schnelles Aufeinanderfolgen; unterdrückter, würgender Husten, der gar nicht richtig herauskommt; Kitzeln im Kehlkopf wie von einer Feder; Gesicht wird während der Anfälle blass; häufige Rückfälle ohne ersichtliche Gründe; drittes Stadium.[10]]

Veratrum album - Das Kind sinkt nach jedem Hustenanfall erschöpft zusammen; kalter Schweiß auf der Stirn.

Stimmritzenkrampf (Millarsches Asthma, Laryngismus stridulus)

Unter den Namen *Asthma Millari, Laryngismus stridulus**, „Kopp'sches Thymusasthma", „child-crowing", spasmodischer Krupp, Pseudokrupp

* Mit diesem Namen bezeichnet man korrekterweise einen, auf der Grundlage einer *Spasmophilie* entstehenden, tonischen Krampf der Stimmritze mit pfeifender Atmung oder plötzlicher Apnoe. Blässe oder Zyanose, Angst, Schweiß, in schweren Fällen Kollaps und Tod sind die Folgen desselben. Der Spasmophilie liegt eine Verminderung des Kalziumgehalts im Blut bei erhöhtem Phosphatgehalt zugrunde, wie sie bei Vitamin-D-Mangel vorkommt; sie äußert sich in einer Tetanie mit Karpopedalspasmen und eklampsieartigen, zunächst tonischen, dann klonischen Konvulsionen (vom Laienvolk früher „Fraisen" genannt). dass Säuglinge an den „Fraisen" sterben konnten, war so bekannt, dass es sogar in trivialen Romanen dieser Epoche vorkommt. Spasmophilie trat gehäuft im Frühjahr und Herbst auf. (Pschyrembel, Klinisches Wörterbuch, 123.- 153. Aufl., Berlin: de Gruyter, 1959.) - *Guernsey* hat im Folgenden bereits den Zusammenhang zwischen künstlicher Aufzucht (Malnutrition), lichtarmer Umwelt des Säuglings (Vitamin-D-Mangel), Zahnung (Kalkverbrauch) und dem Auftreten des *Laryngismus stridulus* beschrieben. Andererseits war es damals noch nicht möglich, die Spasmophilie sicher von den Folgen tuberkulöser Kompression des Nervus vagus bzw. recurrens - siehe unten - sowie vom psychosomatisch oder durch Luftverschmutzung ausgelösten Kehlkopfkrampf der Kinder - Pseudokrupp im *heutigen* Sinne - zu unterscheiden. D.Ü.

und Stimmritzenkrampf haben verschiedene Autoren eine den Säuglingen und sehr kleinen Kindern eigentümliche, doch nicht sehr verbreitete Affektion beschrieben, die, aufgrund der ins Auge springenden Ähnlichkeit beider Krankheiten, leicht mit dem Krupp verwechselt werden kann.

Die Störung besteht prinzipiell in einem Glottiskrampf, welcher die Atmung behindert und eine *sonor klingende Inspiration mit Dyspnoe* hervorruft. „Stimmritzenkrampf tritt in Anfällen verschiedener Intensität auf, je nachdem, ob die Stimmritze nur teilweise oder ganz verschlossen wird. Leichtere Attacken werden durch einen kurzen Anfall von Atemnot, schwieriger und häufig lauter Inspiration (wie nach Apnoen) und durch begleitende Ruhelosigkeit und ängstlichen Gesichtsausdruck charakterisiert. Solche Anfälle bleiben zunächst oft unbemerkt, denn die Gesundheit des Kindes scheint in den Zwischenräumen nicht angegriffen zu sein. Manchmal geht ihnen ein banales Schleimrasseln im Larynx voraus. Bei schwereren Anfällen kommt die Apnoe einer Erstickung nahe, die Atmung wird für Sekunden oder gar für ein bis zwei Minuten unterbrochen. Die Augen sind dann weit geöffnet, der Blick starr. Das Gesicht wird zyanotisch oder sieht leichenhaft aus. Die Nasenflügel und Nackenmuskeln bewegen sich heftig, die Arme sind steif ausgestreckt, und der Tod durch Asphyxie erscheint unvermeidlich, doch zuletzt dringt die Luft stoßweise und mit lautem Atemgeräusch in die Lungen durch, und der Anfall endet mit heftigem Weinen und Schluchzen."* Diese Anfälle können in einer lauten sonoren Einatmung endigen oder in einem langen, tiefen Atemzug mit krähendem Atemgeräusch. Diese eigentümliche Art des Anfallsendes zeigt sich als charakteristisch und pathognomonisch für diese Affektion. Es unterscheidet sie vom Krupp, bei welchem – zumindest nicht bei der echten membranösen Form – eine solche deutlich unterscheidbare Remission der Atemnot nicht zu erkennen ist.

Dr. *Ley* resümiert die Symptome dieser Krankheit in seinem ausgezeichneten Aufsatz** noch ausführlicher: „Die essentiellen Symptome des Laryngismus stridulus bestehen in plötzlichen Attacken von Atemlosigkeit durch partielle oder totale Obstruktion des Eindringens der Luft in die Luftröhre, variierend entsprechend dem Grad des Glottisverschlusses und für gewöhnlich beendet – oder jedenfalls begleitet – von sonorer Inspiration. Wo der Verschluss dieser Schranke nicht vollkom-

* *Romberg*, Diseases of the Nervous System, Band I, Seite 331. (Fußn. d. Autors.)

** *Hugh Ley*, M.D.: An Essay on Laryngismus Stridulus. London 1836. (Fußn. d. Autors.)

men ist, kämpft das Kind um seinen Atem, die Atmung ist hastig, die Gesichtsfarbe im allgemeinen bläulich oder livide, der Blick starr. Jede Einatmung wird von einem krähenden Geräusch begleitet. Wo der Verschluss vollkommener ist – ein Zustand, welcher nach meinen Beobachtungen zu Beginn des Paroxysmus viel häufiger ist – , wird die Atmungsfunktion für eine Weile völlig aufgehoben, denn es besteht ein echtes Hindernis für den Zugang der Luft. Das Kind macht heftigste, von manchen Autoren konvulsiv genannte Anstrengungen, Luft einzuatmen. Nach einem verschieden langen Zeitraum von wenigen Sekunden bis zu einer Minute, oder in manchen Fällen selbst nach fast zwei Minuten, wird schließlich Luft durch die Stimmritze hindurchgelassen, die nun teilweise geöffnet ist, und dieser rasche Luftstrom durch eine sehr schmale Ritze hindurch bringt das eigentümliche Atemgeräusch hervor. Zu diesen Symptomen kommt nicht selten ein Anfall von Husten oder Weinen, welcher die Szene beendet. Öffnet sich aber die Glottis nicht einmal nach so langer Zeit teilweise, so stirbt das Kind nach zwei oder höchstens drei Minuten an Asphyxie. Bleich und erschöpft fällt es leblos in den Arm der Pflegerin, und dann sagt man im allgemeinen, das Kind sei während eines Krampfanfalls* gestorben."

Während der heftigen Anstrengungen, wieder Luft zu bekommen, auf die ich bereits angespielt habe, werden alle Muskeln, welche durch die für die Atmungsfunktion zuständigen Nerven versorgt werden, in größte Aktivität versetzt. Durch die Wirkung des Nervus trochlearis werden die Augen häufig unwillkürlich aufwärts gedreht. Die Verzerrung der Gesichtsmuskulatur drückt Todesqual aus, oder es kommt zuweilen auch zu Konvulsionen derselben. Durch die vom Nervus accessorius versorgten Muskeln wird der Kopf nach hinten geworfen. Der große Sägemuskel ist in heftiger Tätigkeit. Zwerchfell und Bauchmuskeln kontrahieren sich gewaltsam, und selbst die Extremitäten sind steif. Bei alledem ist andererseits das Gesicht bleich und hat jenen graublauen Farbton, welchen man leichenhaft genannt hat, und die äußerlichen Venen, verfärbt durch stark mit Kohlensäure angereichertes Blut, bilden lange bläuliche Streifen auf Stirne und Schläfen, welche noch lange nach Ende der Anfälle sichtbar bleiben."

Die Ursache dieser schrecklichen Krankheit ist für lange Zeit nur unvollkommen verstanden worden. Dr. *Ley*, dessen Beschreibung des „child-cro-

* Siehe die Ausführungen zu den „Fraisen" in der Fußnote weiter oben. D.Ü.

wing" wir bereits zitiert haben, veröffentlichte seine höchst gelehrte und kluge Monographie im Jahre 1836. In dieser schreibt er die Störung einer Druckschädigung des Vagus und Recurrens durch vergrößerte parabronchiale Lymphknoten zu. Er begründete diese Meinung durch tatsächliche Autopsieergebnisse und illustrierte sie durch fünf Lithographiebilder seiner pathologischen Präparate, welche die durch solche vergrößerten Drüsen flachgedrückten und komprimierten Nerven zeigen. Dr. *F. Barrier* in Frankreich schrieb im Jahre 1844, dass die Störung durch direkten Druck auf die Luftwege entstehe.* *Laennec* schrieb im Jahre 1808, dass eine Entzündung der parabronchialen Lymphknoten sehr wenig bekannt sei und sehr selten zu sein scheine. Er sprach von tuberkulösen Affektionen dieser Drüsen, speziell bei skrofulösen Kindern. *Louis* sagte im Jahre 1843 von den parabronchialen Lymphknoten, dass „diese Drüsenkörper sehr häufig einer tuberkulösen Veränderung unterworfen sind, nicht nur bei Kindern, bei welchen alle genauen Beobachter sich einig sind, dass die tuberkulöse Veränderung dieser Organe noch häufiger vorkommt als die der Lungen". Er sagt außerdem, dass eine Kompression von Trachea und Bronchien,** welche Atmung und Schlucken erschwert, eine Behinderung der Zirkulation verursacht und sogar tödliche Blutungen hervorbringt, weit davon entfernt sei, eine seltene Folge von deren Vergrößerung zu sein.†

Nach genauen Studien der verschiedenen Beschreibungen der hier abzuhandelnden Krankheit, welche in der Tat eine große Anzahl von Namen hat, doch für gewöhnlich *Laryngismus stridulus* genannt wird, wird klar, dass einerseits die Symptome so verschieden sind, dass man an ihnen beinahe zwei oder drei verschiedene Krankheiten unterscheiden kann.†† Andererseits zeigt sich, dass auch die Ursachen sich in ihrem Sitz

* *Guernsey* zitiert hier einen französischen Text, dessen Übersetzung lautet: „Wir teilen zwar die Meinung von *M.Blache*, welcher die von den deutschen und englischen Autoren unter dem Namen „Thymus-Asthma" beschriebene Dyspnoe einem Stimmritzenkrampf zuschreibt, doch haben wir zu einem späteren Zeitpunkt betont, dass es uns widerstrebt, die Ursache dieses Asthmas in der Kompression zu sehen, welche der hypertrophierte Thymus auf die Atemwege ausübt." – *Traité Pratique des Maladies de Enfance, F. Barrier*, D.M., Paris 1845. (Fußnote des Autors.) – *Guernsey* muß den (sprachlich schwierigen) Text mißverstanden haben. In ihm wird ja, im Gegensatz zu *Guernsey's* Bemerkung, *Zweifel* an der Theorie geäußert, dass das Asthma Millari durch direkten Druck (des Thymus) auf die Atemwege entstehe. D.Ü.

** Researches in Phthisis, Syd. ed., S. 91 f. (Fußn. d. Autors.)

† Die hier erwähnte Beteiligung der Bronchien bei der Spasmophilie wurde später als *Bronchotetanie* bezeichnet. D.Ü.

†† Was auch geschah. Erst nach *Guernsey* wurde der Begriff des Laryngismus stridulus auf die oben beschriebenen Symptome der Spasmophilie eingeengt, und die anderen hier angedeuteten Störungen wurden unter ihren Grundleiden subsumiert. D.Ü.

und Pathomechanismus unterscheiden. Hier sehen wir wieder einerseits eine *Lähmung des Vagus und seiner Zweige,* resultierend aus einer Schwellung und Induration von Organen, welche dann Druck auf sie ausüben: „seine Leitfähigkeit (des Vagus, d.Ü.) wird häufig durch skrofulöse Affektionen der zervikalen und thorakalen Lymphdrüsen und speziell der parabronchialen Lymphknoten behindert"; andererseits einen *Stimmritzenkrampf,* welcher zu sehr ähnlichen Ergebnissen führt, wenn auch unter etwas anderen Umständen. Das heißt: Letzterer tritt mehr im *frühen Säuglingsalter* auf; die Attacken des Stimmritzenkrampfes erscheinen häufiger nachts beim Erwachen aus dem Schlaf oder nach irgendeiner plötzlichen Bewegung oder Anstrengung; sie können oft auf eine erbliche Prädisposition zurückgeführt werden. Diese Erkrankungsform ist in den Städten häufiger als auf dem Lande. Sie tritt häufiger bei künstlich ernährten Kindern auf oder bei zu früh entwöhnten Kindern, die man noch weiter hätte stillen sollen; und in vielen Fällen scheint sie in gewisser Weise aus dem Einfluss der ersten Zahnung zu resultieren. In einer Fußnote zu einer seiner Vorlesungen spricht Dr. *West* folgendermaßen von dieser Störung: „Es gibt eine Art spasmodischer Erkrankung des Larynx, welche unter dem Namen „Thymusasthma" bei den Autoren auf dem Kontinent erhebliche Aufmerksamkeit erregt hat. Der Glottiskrampf, das hervorstechendste Symptom dieser Erkrankung, soll auf den Druck des hypertrophierten Thymus auf den Larynx und die infolgedessen entstehende Reizung seiner Nerven zurückgehen."

Es kann keinen Zweifel geben, dass die verschiedenen Formen der Dyspnoe, welche in mehr oder weniger verschiedener Form unter den oben genannten Namen beschrieben werden, auf Druckwirkungen der krankhaft vergrößeten und verhärteten zervikalen Lymphknoten, des Thymus oder der parabronchialen Lymphknoten entweder auf die Nerven oder auf die Bronchien oder direkt auf den Kehlkopf zurückzuführen sind.* Doch muß der Arzt selbst in jedem einzelnen Falle durch Studium der vorliegenden Symptome entscheiden, ob die vergrößerten Drüsen durch Druck auf Bronchien oder Kehlkopf in direkter Weise einen Stimmritzenkrampf hervorrufen, indem sie deren peripher liegende Nervenfasern reizen; oder ob sie durch Druck auf den Nervus vagus

* Ein mechanistischer Erklärungsversuch, welcher für das makropathologische Denken des 19. Jahrhunderts typisch ist. Doch sollten wir uns nicht hochmütig über die damaligen Ärzte erheben. Wer weiß, was man in 150 Jahren über die heutigen Krankheitstheorien sagen wird? „Die Wahrheit von heute ist der Irrtum von morgen." D.Ü.

oder einen seiner Zweige eine Lähmung hervorrufen. Es wurden hier genügend Angaben gemacht, um ihn zu einem sorgfältigen Betrachten seines Falles zu bringen und dazu, zu begreifen, dass er es nicht mit einer vorübergehenden oder akzidentellen Störung zu tun hat, sondern mit der Störung einer höchst wichtigen Funktion. Mit einer Störung, welche aus einer tiefsitzenden, sogar erblichen Dyskrasie resultiert, welche sich vielleicht in diesen undurchschaubaren glandulären Strukturen* entwickelt hat und sich allein durch ihre sekundären Wirkungen der ärztlichen Beobachtung enthüllt.

Die Hypertrophie des Thymus** ist zweifellos am häufigsten bei jungen Säuglingen. Dieser krankhafte Zustand kann bereits in der Zeit vor der Geburt seinen Ursprung nehmen.Eine entsprechende Vergrößerung der Schilddrüse tritt später im Leben auf und bildet die als Kropf oder Bronchozele bekannte Störung.

Bei chronischen Fällen, solchen, welche man auf eine Vergrößerung der zervikalen oder parabronchialen Lymphknoten zurückführen kann, studiere man· *Calcarea carbonica, Jodum, Mercurius jodatus* (*ruber* oder *flavus* – genaue Quecksilber-Jod-Verbindung wird von *Guernsey* nicht angegeben, d.Ü.), sowie *Spongia.*

Arsenicum album – Viel Durst und Ruhelosigkeit.

[– Dem Anfall gehen einige Tage lang katarrhalische Symptome voran; das Kind geht noch ruhig schlafen; der Krampf selbst entwickelt sich allmählich.[18] – Atmung kurz und zischend; wenn der Krampf mit plötzlichem Erstickungsgefühl einsetzt.[18] – Das Kind atmet zwischen den Anfällen ganz frei; erscheint aber *schwach und ruhelos*; < zwischen Mitternacht und Tagesanbruch.[18]]

Belladonna – Rotes Gesicht und injizierte Skleren; eher heißer Kopf.

[– *Plötzliches*, krampfhaftes Zusammenschnüren des Larynx.[18] – Larynx schmerzhaft trocken, dennoch weist das Kind jegliches Getränk von sich; die geringste Menge Flüssigkeit, die getrunken wird, verursacht

* „Undurchschaubar" für die begrenzten technischen Mittel der damaligen Mikropathologie. Alle heute so selbstverständlichen Methoden des Ultradünnschnitts von Geweben, der Vergrößerung und Färbung waren damals noch unbekannt oder befanden sich erst im Forschungsstadium. D.Ü.

**Der Thymus ist beim Säugling immer „vergrößert" bzw. befindet sich beim Erwachsenen in einem physiologischen Rückbildungsstadium. Die zufällige Auffindung dieses *normalen* „vergrößerten Thymus" bei am Stimmritzenkrampf verstorbenen jungen Säuglingen führte zu dem hier erwähnten Trugschluss. D.Ü.

einen Krampf.[18] – Unruhiger Schlaf mit öfterem Erwachen und Aufschrecken; auch schon während des Einschlafens.[4]]

[**Gelsemium** – Laryngismus stridulus oder Stimmritzenkrämpfe bei Kindern.[10] – Lange, keuchende Inspiration, plötzliche und gesteigerte Exspiration; abends; drohende Erstickung.[10]]

[**Ignatia** – Inspiration langsam [und schwierig], Exspiration schnell [und leicht].[10] – Zusammenschnürung der Kehle mit schlucksendem Aufstoßen.[4] – Bei Kindern durch ein falsches Wort oder Zurechtweisung erzeugt.[18]]

Ipecacuanha – Wenn viel Übelkeit besteht; oder das Kind würgt viel, wie durch Schleim verursacht.

Laurocerasus – Wenn die Anfälle durch einen pathologischen Zustand des Herzens erregt werden.

Moschus – In Fällen, wie oben beschrieben, doch nicht so heftig.

[– Nervöse und hysterische Beschwerden, plötzliche Empfindung von Zusammenschnürung im Larynx; < der Beschwerden beim Kaltwerden des Körpers; große Empfindlichkeit gegen freie Luft.[4,10]]

Phosphorus – Dieses Arzneimittel kann gefragt sein, wenn es sich um schmale, schlanke Kinder handelt.

[– Inspirationsstridor am Abend, beim Einschlafen; nächtliche Erstickungsanfälle, als seien die Lungen gelähmt.[10]]

Sambucus nigra – Das Kind erwacht plötzlich, fast erstickt, setzt sich auf, wird blau und ringt nach Luft, die irgendwann schließlich auch eingeatmet werden kann; der Anfall geht vorüber; es legt sich wieder hin, um früher oder später durch einen erneuten Anfall geweckt zu werden.

[– kann nicht ausatmen[16] (*Meph.*).]

Stramonium – Wenn das Kind benommen erscheint und nicht weiß, wo es sich befindet; sobald es sprechen kann, ruft es unentwegt nach Papa und Mama, obwohl diese anwesend sind und bereits die ganze Zeit über versuchen, das Kind zu beruhigen.

[– Das Kind erwacht aus dem Schlaf wie erschreckt, klammert sich an die Umstehenden.[18] – Angstvoller, erschreckter, verzweifelter Blick; scheint um Hilfe zu flehen.[10,18]]

Scharlachfieber

Das *Scharlachfieber* bildet den schrecklichsten und tödlichsten der Schrecken des Säuglings- und Kindesalters. Seine höchste Letalität soll im dritten Lebensjahr bestehen. Unter der Behandlung der alten Schule sind ganze Familien von Kindern hinweggerafft worden. Die homöopathische Behandlung dieser höchst gefürchteten Erkrankung macht diese weit weniger bedrohlich; tatsächlich scheint die Gefahr eines letalen Ausgangs bei allen, außer den bösartigsten Formen des Scharlachfiebers, so gut wie völlig beseitigt zu sein. Doch erfordern die Fälle der letzteren (bösartigen) Varietät und selbst andere von geringerer Schwere größte Geduld und Sachkunde von seiten des Arztes wie der Pflegerin. Dies ist teils auf die ungleichmäßige und sogar trügerische Natur der Krankheit selbst, in ihren schwereren Fällen, und auf die schwerwiegenden Komplikationen zurückzuführen, welche während ihres Fortschreitens auftreten können; teils aber auch auf die Folgeerscheinungen, welche eine scheinbar günstige Rekonvaleszenz, selbst bei milder verlaufenen Fällen, in eine neue und noch gefährlichere Erkrankungsform verwandeln können.

Scharlach wurde für gewöhnlich in drei Varietäten unterteilt: *Scarlatina simplex, Scarlatina miliaris, Scarlatina maligna.* Doch ist dieser graduelle Unterschied der Schwere des Verlaufs, ob bezogen auf den Einzelfall oder auf eine ganze Epidemie, von geringem praktischem Wert. Eine einfachere und sich auf die Art der Störung beziehende Einteilung besteht in der Unterscheidung zwischen *Sydenham'schem Scharlach* und *miliarem Scharlach* oder *Purpurfriesel.*

Der *Sydenham'sche Scharlach,* das wahre *Belladonna*-Scharlachfieber *Hahnemanns,* ist heute vergleichsweise selten. Doch ist es wichtig, es, wenn es auftritt, von dem gewöhnlichen Scharlachausschlag zu unterscheiden, und sei es aus keinem anderen Grund als dem, dass der prophylaktische Gebrauch der *Belladonna,* welcher von *Hahnemann* so eindringlich empfohlen wurde und sich bei ersterer Variante als so wunderbar effizient erwiesen hat, bei der letzteren Form ohne Wert ist. Das wahre *Sydenham'sche Scharlachfieber* – die *Scarlatina laevigata* oder das *glatte Scharlachfieber* einiger Autoren – verläuft nach vergleichsweise festen Regeln. Es ist viel weniger geneigt, nach innen zu schlagen und gefährliche Metastasen* zu verursa-

* „Metastasen" steht hier für Organkomplikationen, z.B. Scharlachnephritis oder Chorea minor. D.Ü.

chen, als der miliare Scharlach (scarlet rash). Diese letztere, gewöhnlichere Form des Scharlachfiebers ist zugleich schleichender im Verlauf, trügerischer und viel, viel gefährlicher als erstere Form. Bei ihren schwereren Ausprägungen ist es stets unmöglich vorherzusagen, wieviel mehr von dem malignen Element der Störung noch hinter dem Vorhang sitzt und auf einen günstigen Moment – selbst noch während der Rekonvaleszenz – wartet, um sich zu entwickeln. In den milderen Fällen wissen wir nicht, was die nächste Stunde bringen wird. Der Ausschlag, zuerst scheinbar gut herausgekommen, kann plötzlich und ohne offensichtlichen Grund zurückgehen, und alarmierende Symptome können einen Zustand ablösen, welcher zuvor ermutigend und zufriedenstellend gewesen war.

Scharlachfieber ist der volkstümliche Name einer Krankheit, welche sich aus einem epidemischen und infektiösen Gift* entwickelt. Kinder, welche die Krankheit noch nicht gehabt haben, werden sie mit Sicherheit bekommen, wenn sie ein Haus besuchen, wo diese herrscht oder gar nur kurz vorher geherrscht hat. Und Kinder in Häusern, welche meilenweit von anderen Häusern entfernt sind, werden von der Krankheit niedergestreckt, denn die Infektion wird vom Wind über lange Strecken quer über das Land weitergetragen.** Diese Krankheit besteht dann in der Entwicklung eines eigentümlichen giftigen Miasmas, speziell auf der Haut, wo das Erscheinen des Ausschlags eine heilbringende Krise des Fiebers (den kritischen Abfall desselben, d.Ü.) mit sich bringt. Gemeinsam mit dieser Entwicklung auf der Haut kann es auch zu einer Entwicklung der Krankheit auf den Schleimhäuten kommen, welche in mehr oder weniger tiefgreifender und ausgedehnter Weise involviert werden, entsprechend der Bösartigkeit des krankmachenden Einflusses, welcher die Krankheit verursacht hat. Und schließlich, wenn diese genügende Entwicklung auf der Haut, den Rachen- und Nasenschleimhäuten usw. nicht funktioniert oder der Ausschlag die Haut verläßt, kann die Erkrankung die Hirnhäute angreifen, wo sie Konvulsionen hervorruft, welche notwendigerweise tödlich ausgehen, wenn sie nicht mit größter Promptheit beseitigt werden können. Als Folge der Verwüstungen, wel-

* Die Natur solcher Krankheitserreger als Kleinlebewesen wurde zu *Guernseys* Zeiten vermutet, war aber noch nicht anerkannt oder bewiesen. Daher finden wir hier den alten Ausdruck „Gift“ für das ansteckende und krankmachende Agens bei Epidemien. D.Ü.

**Es ist nicht der Wind, welcher die Scharlach-Streptokokken weiterträgt, sondern zumeist sind es Haustiere oder gesunde Bakterienträger unter den Menschen. Viele an chronischer Tonsillitis Erkrankte sind Wirte des Erregers, der bei ihnen selbst keine akuten Erscheinungen mehr erzeugt, wohl aber bei nicht immunen Kontaktpersonen. Ähnlich verhält es sich beim Erysipel. D.Ü.

che diese Störung im Organismus anrichtet – Verwüstungen, welche um so grauenhafter ausfallen, je stärker die präexistierende psorische Dyskrasie ist, welche das Scharlachgift vorfindet und mit welcher es sich vereinigt –, wird das gesamte latente psorische Miasma im Organismus zur Manifestation gebracht, und es resultiert eine Wassersucht nach Scharlach oder eine Art „skrofulöser“ Erkrankung.

Symptome: Erbrechen stellt für gewöhnlich das erste Symptom dar, welches den Beginn beider Varianten des Scharlachfiebers ankündigt. Wir sind der Meinung, dass eine maligne Form der Erkrankung und speziell des miliaren Scharlachfiebers gefürchtet werden muß, wenn das Erbrechen sehr schwer und lange anhaltend ist. In anderer Hinsicht ist der Hals um so weniger geneigt, schwer betroffen zu werden, je generalisierter der Ausschlag sich auf der Hautoberfläche entwickelt. Denn in allen, außer den schlimmsten Fällen, scheint die Erkrankung bestrebt zu sein, sich auf der äußeren Oberfläche auszubreiten. Die Schleimhaut, die Nasenlöcher und der Rachen sind um so mehr geneigt, zum Sitz der Erkrankung zu werden, je ungenügender sie sich auf der Haut entwickelt. Und doch betrifft der Scharlachausschlag in den malignen Formen der Krankheit die gesamte Körperoberfläche, wobei er in den schlimmsten Fällen eine livide Tönung annimmt, während Rachen und Nasenlöcher bis hin zu Geschwürbildungen, fauligen Exsudationen, Gangrän und Nekrosen der geschwollenen und komprimierten Anteile der Mandeln geschädigt werden. Dies ist die alte *Cynanche maligna*, das *Scharlachfieber mit Noma.**

Das *Fieber* wird durch einen gleichmäßigen, fast ununterbrochenen Verlauf charakterisiert, es steigt langsam an, bis der Ausschlag gut herausgekommen ist, hält mit wenig oder keiner Erleichterung während der Dauer des Eruptionsstadiums an und sinkt in günstig verlaufenden Fällen graduell, während der Ausschlag selbst nach und nach verschwindet. Auch der Puls bleibt kontinuierlich auf einer entsprechenden Höhe und zeigt kaum etwas von dem Absinken während des Tages und der nächtlichen Verschlimmerung, was bei echten synochalen Fiebern gewöhnlich ist. Viele der weiteren Symptome, wie die nervöse Ruhelosigkeit, können durch das Hervortreten des Ausschlags gebessert werden. Doch das Fieber selbst bleibt bei seinem gleichmäßigen Intensitätsverlauf, bis das Er-

* *Noma* (vom gr. Wort für weiden, abfressen) oder *Wasserkrebs* nennt man die schwerste gangränös-ulzerierende Stomatitis, welche aufgrund einer Immunschwäche durch vorhergehende Infektionskrankheiten – etwa Scharlach oder Typhus – oder durch schlechte Ernährung auftritt. Erreger sind Borrelien und Fusobakterien. (Pschyrembel, Klinisches Wörterbuch, 123.– 153. Aufl., Berlin: de Gruyter, 1959.) D.Ü.

scheinen und kontinuierliche Vorhandensein der Effloreszenz Platz für dessen Rückgang schafft. Und selbst zu dieser Zeit kann bei schlecht behandelten Fällen das Fieber, statt vernünftig zurückzugehen, einen neuen Anfang nehmen, und zwar in seiner typhoiden Form.

Der *Ausschlag* besteht beim echten *Sydenham'schen Scharlachfieber,* der *Scarlatina laevigata* oder *glatten Form,* in einer bloßen Rötung der Haut, welche im Gesicht und am Hals anfängt und sich nach und nach über die gesamte Oberfläche von Rumpf und Gliedmaßen ausbreitet. Diese volle Entwicklung des Ausschlags wird erst am dritten Tage erreicht. Eine ähnliche Röte kann man im Mund und Rachen und sogar in den Nasenlöchern sehen. Bei der gewöhnlicheren Variante der Krankheit, *Scarlatina rubeola,* der *miliaren Form* des Scharlach, gibt der Ausschlag der Haut eine wahrnehmbare Rauheit, ein Gefühl, als sei die Hautoberfläche mit winzigen Körnchen bedeckt. Dies wird durch eine Vergrößerung der Papillen hervorgerufen und ist an den Gliedmaßen und der Vorderseite des Körpers ausgeprägter als am Rücken.

Am vierten Tag ist der Ausschlag auf seinem Höhepunkt. Selbst nachdem er sich ziemlich generalisiert über die Körperoberfläche ausgedehnt hat, wird er noch viel stärker herauskommen, immer mehr die Farbe eines gekochten Hummers und dessen rauhe Oberfläche beim Auflegen der Hand zeigend. Am fünften, sechsten und siebten Tag geht der Ausschlag zurück, er bleibt erst für etwa einen Tag so, wie er ist, oder er fängt langsam an, abzublassen. In günstigen Fällen entspricht der Rückgang der ursprünglichen Art des Erscheinens der Eruption, indem sie in uniformer Weise nach und nach verschwindet, und zwar zuerst von den Gliedmaßen. Als nächstes folgt eine Abschuppung der Oberhaut, ein Vorgang, der oft viele Tage benötigt, bevor er vollendet ist. Verglichen mit der alten Form des glatten Scharlachfiebers ist der miliare Scharlach eine höcht unsichere und trügerische Störung. Alles kann gut laufen, und plötzlich kommt es doch zu einer ungünstigen Wende, zu unvorhergesehenen und gefährlichen Symptomen. Ein plötzliches Abblassen der Eruption an verschiedenen Teilen des Körpers, ihr teilweiser oder vorzeitiger Rückgang oder ihre zunehmend livide Farbe (Symptome, welche in scheinbar günstig verlaufenden Fällen auftreten können, aber mehr geneigt sind, bei den malignen Formen der Krankheit zu erscheinen), werden notwendigerweise größte Angst und Sorge beim Arzt erwecken, und um der drohenden Gefahr zu begegnen, sollte er sofort und mit größter Sorgfalt die homöopathische Arznei wählen.

Die *Zunge* liefert beim Scharlachfieber jeder Variante einige sehr charakteristische Indikationen, denn ihre Schleimhaut entwickelt – wie in weiterer Folge auch die des Rachens – ein Aussehen, welches demjenigen der äußeren Haut entspricht. Wir geben hier Dr. *Watsons* kurzgefasste Beschreibung dessen wieder, was man in verschiedenen Intensitätsgraden bei dieser Erkrankung immer sehen kann. „Das Aussehen der Zunge beim Scharlachfieber ist ebenso eigentümlich wie charakteristisch. Bei der *Scarlatina simplex* und *anginosa* ist sie zu Beginn oftmals mit einem dicken weißen, rahmigen Belag bedeckt, aus welchem man die roten und angeschwollenen Papillen hervorragen sieht. Die Zungenränder sind ebenfalls von leuchtendroter Farbe. Die roten Punkte vermehren sich nach und nach und der weiße Belag verschwindet. Später wird die ganze Oberfläche der Zunge übernatürlich rot, sauber und sieht wie rohes Fleisch aus. Nachdem sie so sauber, rot und rauh wie eine Erdbeere geworden ist, wird sie, wenn die Krankheit sich ungünstig entwickelt, trocken, hart und braun werden; wie Sie wissen, ist eine solche Zungenveränderung bei bestimmten Stadien und Arten des kontinuierlichen Fiebers* häufig.“ Bei den leichteren wie den schwereren Fällen der Erkrankung sollten Zunge und Rachen bei jeder Visite inspiziert werden.

Der *Rachenbefund* bietet eine noch schlagendere Ähnlichkeit mit den Ausschlägen auf der äußeren Körperoberfläche. Ist der Patient fähig zu sprechen, so wird er über Halsschmerzen klagen, und bei der Untersuchung wird man eine mehr oder minder ausgeprägte Schwellung mit Röte von Mandeln, Zäpfchen und Gaumen vorfinden. Diese ist entweder glatt und hellrot, entsprechend einem ähnlichen Ausschlag auf der Haut, oder rauh und granuliert, von dunklerer oder gedämpfter Farbe, entsprechend dem begleitenden miliaren Scharlachauschlag der äußeren Haut. Nach den ersten ein oder zwei Tagen kann man eine weißliche Exsudation oder graue aphthöse Veränderungen auf den Tonsillen und dem Zäpfchen sehen, falschen Membranen ähnlich, welche, wenn man sie entfernt, eine ulzerierte oder nekrotische Oberfläche hinterlassen. Tonsillen, Uvula und Gaumen sind sehr entzündet und geschwollen, doch affiziert die aphthöse oder pseudomembranöse Veränderung, wel-

* Der Begriff steht hier synonym für das *typhoide Fieber*; zu diesem rechnete man nicht bloß den echten oder abdominalen Typhus (durch Salmonella typhi) und das Fleckfieber (durch Rickettsia-Arten), sondern jedes Fieber, welches ähnlich dem echten Typhus als Kontinua mit Austrocknung (Zungenbefund), langsam zunehmender Trübung des Sensoriums (typhos (gr.) – Nebel) und ruhigen Delirien (Flockenlesen usw.) verläuft. D.Ü.

che sie bedeckt, nicht den Kehlkopf, obwohl sie sich bis in die Nasenlöcher und sogar zuweilen in den Ösophagus ausdehnen kann. In diesem wichtigen Punkt unterscheidet sie sich von der Exsudation bei der Kehlkopf- und Rachendiphtherie, welche auch eine festere, mehr organisierte Form hat.

Die *Haut* wird entsprechend der Höhe des Fiebers trocken und heiß. Der Puls ist schnell und hart, er liegt im Bereich zwischen hundert und hundertfünfzig Schlägen in der Minute, je nach der Schwere des Falles und dem Alter des kranken Kindes. Der Durst ist nicht ausgeprägt, der Appetit geht selbstverständlich verloren, und es besteht für gewöhnlich Verstopfung; kommt es zu einer Stuhlentleerung, so ist der Stuhl von viel dunklerer Farbe als normal.

Die eben gegebene Beschreibung der Pathologie und der wichtigsten und charakteristischsten Symptome des Scharlachfiebers bezieht sich vor allem auf Fälle von gewöhnlicher Schwere. Bei solchen Fällen, welche einem regelhaften Verlauf folgen und günstig enden, benötigt der Ausschlag drei oder vier Tage, um seinen Höhepunkt zu erreichen, bleibt etwa ein bis zwei Tage unverändert und blasst im Verlauf weiterer drei bis vier Tage nach und nach ab, so dass am achten bis neunten Tag das Stadium der Abschuppung erreicht wird. Dieses Stadium kann einen gleich langen oder gar längeren Zeitraum in Anspruch nehmen wie der vorherige Verlauf, je nach Schwere des Falles. So lange, bis dieser Vorgang völlig beendet und die alte Oberhaut, welche durch die intensive Entzündung der Haut zerstört worden war, durch neue Haut ersetzt worden ist, ist es absolut notwendig, den Patienten höchst sorgfältig zu überwachen. Man muß ihn vor jeglicher Erkältung schützen, nach welcher sich selbst bei vergleichsweise leichten Fällen rasch eine neue, noch gefährlichere Krankheit in Form einer der verschiedenen Scharlachspätfolgen einstellen könnte.

Bei der *Scarlatina anginosa* scheint die prinzipielle Gewalt der Krankheit sich auf den Rachen zu richten. Daher sind alle Halssymptome bei dieser Variante viel stärker ausgeprägt und schmerzhafter als bei der einfacheren und gewöhnlicheren Form des Scharlachfiebers. Das allgemeine Fieber und vor allem die Eruption auf der Haut sind weit geringer ausgeprägt. „Fast von Anfang der Erkrankung an wird eine Wundheit des Rachens erlebt, begleitet von Schluckschwierigkeiten und oft von erheblicher Steifheit des Nackens sowie Schmerzen und Erschwernis beim Bewegen des Unterkiefers aufgrund der Schwellung der Submaxillardrüsen.

Bei der Untersuchung des Rachens erweist dieser sich als intensiv gerötet, und die Mandeln sind rot und geschwollen. Die Schwellung der Tonsillen nimmt rasch zu, bis diese den Eingang des Pharynx fast völlig blockieren. Dadurch erschweren sie jeden Versuch zu schlucken, so sehr, dass Flüssigkeiten häufig durch die Nase zurückkommen. Hinten im Rachen sammelt sich ein zäher Schleim, der häufig eine große Belästigung für den Patienten darzustellen scheint. Auf den Tonsillen bilden sich Flecken oder Klümpchen von Exsudat, welche wie Ulzera mit nekrotischer Oberfläche aussehen. Bei einigen der schwersten Fälle tritt auch ein sehr quälender Schnupfen auf, und die Schleimhäute der Nasenlöcher sezernieren eine große Menge zäher gelber Materie, welche die Oberlippe hinunterrinnt, die Haut, über welche sie fließt, wund macht und durch die Behinderung, welche sie für ein freies Atmen bildet, noch größere Leiden hervorruft." – *West.*

Zusätzlich zu diesen Symptomen werden auch die *Ohren* befallen, und zwar durch eine Ausweitung der schweren Entzündung entlang dem Verlauf der Eustachischen Röhre. Es kommt zu großer Schwerhörigkeit, gefolgt von reichlichem, wundmachendem Ausfluss aus dem Gehörgang. Selbst eine Karies* des Processus mastoideus kann auftreten.

Wird in dieser Weise der *Hals* zum Hauptsitz der Krankheit, so erscheint das Exanthem nicht so regelmäßig oder voraussagbar auf der Hautoberfläche. Es tritt oft erst am dritten oder vierten Tage auf und kommt im allgemeinen in verstreuten Flecken auf Brust und Armen hervor. In manchen Fällen ist es ausschließllich auf die Handrücken und Handgelenke beschränkt. Zuweilen verschwindet es bereits am Tag nach seinem Erscheinen völlig und taucht in unvorhersehbarer Weise dann und wann, da und dort wieder auf. Am fünften oder sechsten Tag etwa beginnt es abzublasssen, indem es in seinem Rückgang die gleiche Reihenfolge einhält, in welcher es erschien. Es geht zuerst an den Stellen zurück, wo es zuerst auftauchte. Dem Verschwinden des Ausschlags folgt Abschuppung der Oberhaut, außer wenn dieser nur ganz gering ausgeprägt war. Zugleich mit dem Abblassen des Exanthems beginnen Fieber und Halsentzündung zurückzugehen. Das Halsweh und ein gewisses Fieber können allerdings für eine Woche bis zehn Tage nach dem völligen Verschwinden des Exanthems anhalten. Alle diese Symptome kön-

* *Karies* nannte man früher jeden arrodierenden Prozeß an Zähnen oder Knochen, also auch die Mastoiditis, die Osteitis nach infizierten Knochenverletzungen oder bei Tbc und tertiärer Lues usw. D.Ü.

nen durch den Gebrauch des geeigneten homöopathischen Arzneimittels in ihrer Schwere und Dauer sehr günstig verändert werden. Unser Ziel ist es hier einfach, die natürliche Ordnung des ungestörten Krankheitsverlaufs zu „porträtieren".* Trotzdem muß man sich erinnern, dass die Symptome des Scharlachs sich auch von Natur aus bei verschiedenen Personen sehr in ihrer Schwere und Kombination unterscheiden.

Scarlatina maligna zeigt, allgemein gesagt, einfach alle Symptome in sehr viel schwererer Form als die milderen Varianten der Erkrankung. Es handelt sich prinzipiell mehr um einen graduellen Unterschied als eine andere Art von Erkrankung. Trotzdem dürfte es von Nutzen sein, einen Überblick über diese Fälle zu geben. Der Ausschlag ist extrem irregulär, sowohl in bezug auf die Zeit seines Auftretens als auch in seiner Ausdehnung. Oft kommt er in einem späteren Stadium der Krankheit erst heraus, verschwindet nach ein paar Stunden oder plötzlich und erneuert sich im Verlauf der Störung immer und immer wieder. Seine Farbe kann blasser ausfallen als bei leichteren Fällen, oder er kann eine unregelmäßig, fleckförmig auftretende, livide Färbung annehmen. Im Verlauf der allerschlimmsten Varianten der Krankheit können auch Petechien auftreten. Schon kurz nach seinem Beginn nimmt das Fieber eine typhoide Form an. Die Hitze der Haut ist nicht so intensiv, und es besteht eine schwerwiegende Störung der Sinnesfunktionen gemeinsam mit einem kleinen, beschleunigten und häufig unregelmäßigen Puls. Zugleich besteht eine dumpfe, dunkle Rötung der Augenbindehäute und der Wangen. Der Patient ist ruhelos, gereizt, und zeitweise deliriert er. Dieses Delirium kann zuweilen gewalttätig ausfallen, aber meistens ist es von der ruhigen, murmelnden Art. Die Zunge wird rasch trocken und braun, oder sie ist trocken, rot und glasiert. Oft ist sie so empfindlich und rissig, dass sie schon von leichter Berührung zu bluten anfängt. Die Zähne und Lippen sind von Sordes** bedeckt, und es besteht ein extrem fötider Mundgeruch. Der Rachen sieht dunkelrot aus; es besteht nicht viel Schwellung dort, aber es bilden sich dunkle Krusten auf Gaumense-

* Originaltext: „our object here ist simply to portray the natural order and the progress of the disease, when not interfered with". Die Bedeutung dieser Passage war nicht genau zu verstehen. *Guernsey* meint entweder, dass die Gesamtheit der Symptome der „feststständigen Krankheit Scharlach", wie sie sich während der jeweils herrschenden Epidemie darstellt, erfasst und danach verschrieben werden soll; oder er will sagen, dass das Therapieziel darin zu bestehen hat, aus einem komplizierten Scharlach durch die passende Arznei einen regelhaft und unkompliziert ablaufenden zu machen. D.Ü.

** *Sordes* (sordidus (lat.) – schmutzig) nennt man Krusten aus vertrocknetem Speichel im Mund bei Schwerkranken. D.Ü.

gel, Zäpfchen und Tonsillen, bei welchen es sich nicht um Nekrosen handelt – wie man früher allgemein glaubte – , sondern nur um Exsudat oder Pseudomembranen. In einigen Fällen existiert allerdings eine gangränöse Entzündung dieser Teile, welche durch die darauf folgende Nekrotisierung zerstört werden. Zugleich ist eine scharfe, wundmachende Absonderung aus der Nase vorhanden, und es besteht eine zähe Schleimsekretion aus dem Rachen, welche die Atmung behindert und ein Rasselgeräusch beim Atmen hervorbringt. In schweren Fällen dehnt sich die Entzündung auf den Nasopharynx aus, welcher – obgleich nicht sehr geschwollen – so reizbar ist, dass bei jedem Versuch, Flüssigkeit zu schlucken, diese wieder zu den Nasenlöchern herauskommt. Die innere Fläche der Lippen und die Wangenschleimhaut sind häufig mit Aphthen bedeckt.* Die zervikalen und Kieferwinkellymphknoten entzünden sich, und zuweilen bilden sich in ihnen und in dem umgebenden Gewebe Abszesse aus. In vielen Fällen führt diese maligne Scharlachform am dritten oder vierten Tag zum Tode. Diese kleinen Leidenden scheinen dem allgemein bösartigen Einfluss der Krankheit zum Opfer zu fallen.

Scharlach *ohne Exanthem* , bei welchem die gesamte Gewalt der Krankheit sich auf Mund und Rachen auswirkt, ist keine ungewöhnliche Erscheinung. Es sind einige Fälle bekannt geworden, in welchen die Kranken, welche zuerst die Halsentzündung ohne Ausschlag aufwiesen, später den letzteren ohne Beteiligung des Halses entwickelten. Diese bösartige Krankheit scheint in der Lage zu sein, die eine oder die andere Erscheinung isoliert hervorzubringen oder beide zugleich, entsprechend dem Gesamtzustand des Patienten. Doch wird der echte Heilkünstler auch bei dieser Variante, wie bei anderen Formen dieser Störung, versuchen, das individuelle Heilmittel den Besonderheiten des Zustandes jedes Kranken anzupassen. Wählen Sie die Arznei entsprechend dem Zustand des einzelnen Kranken nach den unten angeführten Indikationen, und vergleichen Sie damit auch die Arzneien, welche später in den Abschnitten über die verschiedenen Scharlachkomplikationen besprochen werden.

Aconitum – Bei großer Qual und Ruhelosigkeit; trockene Hitze, Durst und Schlaflosigkeit; der Ausschlag ist nicht glatt. – *Aconitum* be-

* Ob *Guernsey* hier wirklich Aphthen meint oder eine auf die Scharlachinfektion aufgepfropfte Candidiasis der Schleimhäute, bleibt unklar. Siehe Kapitel „Soor". D.Ü.

seitigt die Erregung, nerval sowie auch den Kreislauf betreffend, und zur gleichen Zeit wird die Entwicklung des Exanthems gefördert.

[– Muß aufgrund von Atemnot häufig aufrecht im Bett sitzen.[10]]

[**Ailanthus glandulosa** – Ausschläge erscheinen langsam; schleichende, adynamische Krankheitsverläufe mit extremer Erschöpfung.[7] – *Ailanthus* leistet in Fällen von malignem oder unterdrücktem Scharlach vorzügliche Dienste; brennend heißer Kopf mit bohrenden Schmerzen; Porotiden vergrößert und empfindlich; Völle des Kopfes und Hitze; brennende Schmerzen, in den Schläfen und im Hinterkopf stechend; Übelkeit und Schwindel.[7] – Der Ausschlag erschien ungenügend, zwei Tage lang, mit Halsschmerzen und mildem Fieber.[10] – Haut trocken, aber nicht heiß.[10] – Unregelmäßiger, fleckiger, fahler Ausschlag, verschwindet auf Druck und kehrt sehr langsam wieder; kleine Bläschen sind dazwischen gestreut; < auf Stirn, Nacken und Brust.[10] – Bösartiger Scharlach; Petechien.[10] – Purpurrotes, flüchtiges Exanthem mit Stupor.[10] – Ein blasser, frieselähnlicher Ausschlag.[10] – Reichlicher Ausschlag von bläulicher Tönung (typhoider Scharlach).[10]]

Ammonium carbonicum – Wenn der Auschlag über die normale Zeit hinaus bestehen bleibt; *Neigung zu gangränoser Ulzeration.*

[– Röte des gesamten Oberkörpers, wie mit Scharlach überzogen; morgens fleckiges Gesicht, als würde Scharlach ausbrechen, nach abendlicher großer Unruhe mit Umherwerfen, Schreien und glühendheißem, aufgedunsenem Kopf; soll ein Spezifikum gegen Scharlach sein.[4] – (Maligner) Scharlach, dunkelrot; Halsweh; Parotiden und Halsdrüsen stark geschwollen, röchelnde Atmung, unwillkürliche Stuhlabgänge, Erbrechen.[8] – Haut rot, mit hirsekornartigem Hautausschlag oder aber schwach entwickeltem Exanthem.[8] – Bösartiger Scharlach mit Somnolenz; Auffahren aus dem Schlaf; Halsschmerzen, dunkelroter oder vereiterter Hals; klebriger Speichelfluss; Porotitis; äußerer Hals geschwollen; röchelnde Atmung; unwillkürliche Stühle; ungemein heftiges Erbrechen; drohende Gehirnlähmung.[10]]

[**Apis** – Haut sehr heiß; sehr roter, flüchtiger Frieselausschlag; oder Haut stellenweise heiß und kalt; später Frieselausschlag, typhoide Symptome; Hals erysipelatös, Mandeln vergrößert, schmerzhaftes Stechen beim Schlucken; oder Geschwüre im Hals, bei verspätetem oder vertriebenem Ausschlag; schmerzhaft stechendes Jucken der Haut, verursacht Weinen und Klagen, bei motorischer Unruhe.[10] – Spärliche Harnabsonderung oder vollständige Harnverhaltung; Augen etwas empfindlich gegen helles Licht, aber nicht so stark wie bei *Belladonna*.[10] – Flüchtiges Exanthem (Frieselausschlag), verschwindet plötzlich und hinterläßt verstreute rote Flecke oder Punkte.[10] – Folgen von Scharlach und unterdrückten Scharlachausschlägen, schlaflos, ruhelos; großer Durst oder fehlender Durst; Hydrops; Hydrocephalus; Gehirnentzündung.[10] – Der *Apis*-Patient ist in der Regel durstlos und verträgt keinerlei Wärme.[10]]

Arnica – Bei typhoiden Zuständen mit Nasenbluten; oder Hämoptysis, < durch Husten; oder wenn Eckchymosen unterschiedlicher Färbung auf verschiedenen Teilen des Körpers erscheinen, oder sogar kleine Furunkel [die wie wund schmerzen[10]].

Arsenicum album – Der Ausschlag ist zu schnell wieder verschwunden und es tritt eine Hinfälligkeit und rasch zunehmende Erschöpfung ein; oder Fäulnis im Hals mit den Begleiterscheinungen wie bei *Aconitum*.

[– Scharlach; Ausschlag verspätet oder plötzlich abblassend, wird fahl oder ist mit Petechien vermischt, bösartige Angina; Hydrops; oder der Ausschlag kommt gut heraus, allerdings mit unverhältnismäßig ausgeprägter Schwäche; mildes Delilrium, Erbrechen usw.[10] – Hydrops nach Scharlach; wächserne Haut; Brightsche Krankheit.[10]]

Arum triphyllum – Die Lippen, Mundwinkel und möglicherweise auch die Nasenlöcher sind wie roh und blutig; und es besteht eine offensichtliche Neigung, dass sich dieses Symptom in die Breite sowie in die Tiefe ausdehnt. – Es kann außerdem eine brennende und wundfressende Absonderung aus den Nasenlöchern bestehen. – Der Hals wird extrem wund und faulig und das Fieber ist eher beständig; in solchen Fällen von malignem Scharlach ist *Arum-t.* das alleinige Mittel der Wahl.

[– Das Kind zupft an der Nase und den Lippen, bis es blutet.[7] – Scharlachausschlag mit erheblichem Juckreiz und Unruhe; Haut schält sich später ab; Abschuppung ein zweites oder drittes Mal, in großen Schuppen.[10] – Auschlag mehr in Flecken als gleichmäßig.[10] – Hals und Zunge sehr schmerzhaft; brennende Schmerzen; faulige Geschwüre im Hals, mit stinkender Absonderung; Petechien; sehr heftiges Fieber; in einem Fall Wundheit an der Innenseite der Oberschenkel hinab.[10] – Wird der Harn nach Gabe des Mittels reichlicher und wässriger, so war *Arum-t.* das richtige Mittel.[7]]

Aurum – Fötide Schleimabsonderung aus der Nase; oder auch übelriechende Otorrhoe, besonders bei Karies der Gehörknöchelchen.

Baryta carbonica – Wenn die Halsentzündug eine Blässe aufweist, statt leuchtend rot zu sein, wie dies bei *Belladonna* der Fall ist; Submaxillardrüsen und Parotiden geschwollen und empfindlich; fauliger Atem; skrofulöse und zwergenhafte Kinder.

Belladonna – Bei echtem, Sydenham'schem Scharlach, bei dem der Ausschlag gleichförmig glatt und Scharlachrot ist. – Rote, injizierte Augäpfel; die Haut ist dermaßen heiß, dass eine brennende Empfindung nach Befühlen mit der Hand zurückbleibt.

[– Gleichförmige, glatte, glänzende Scharlachröte der Haut mit Trockenheit, Hitze, Jucken, Brennen und Gedunsenheit der Stellen, vorzüglich an Gesicht, Hals, Brust, Bauch und Händen.[3] – Erhabene, zusammenlaufende Scharlachflecke an den Gliedern.[3] – Zuweilen mit kleinem, schnellem Puls, Engbrüstigkeit, heftigem Husten, Irrereden, verstärktem Gedächtnis, Reiben der Nase und erweiterten Pupillen; große Lichtscheu.[4]]

Bryonia – Der Ausschlag kommt nicht gänzlich heraus, erscheint blass; häufige Anfälle von Dyspnoe; Übelkeit beim Aufsetzen im Bett; Obstipation; spröde Lippen.

[– Wenn das Exanthem verspätet auftritt oder plötzlich zurücktritt – in Folge davon erschwerte Atmung, Pleuritis, Meningitis, Hydrops.[10] – Großer Durst; < durch Bewegung.[10]]

Calcarea carbonica – Bei Kindern von leukophlegmatischem Temperament; die Nase ist wund und verstopft; geschwollene Nackendrüsen; leichtes Fieber, das sich besonders abends verschlimmert; das Kind ist blass und matt – es scheint sich nach Rückgang des Exanthemes nicht in der üblichen Zeit zu erholen.

[– Scharlach mit wundfressender Nasenabsonderung und Schwellung der Ohrdrüsen, erst links, dann rechts; Halsschmerzen; Gesichtshaut blass, gedunsen, keine Anzeichen von Ausschlag in diesem Bereich; drohende Lähmung der Lungen.[10] – Ausgedehnte Köperteile, die keine Scharlachröte aufweisen.[10]]

Camphora – Extremitäten kalt und blau; Rasseln im Hals; heißer Atem, heißer Schweiß auf der Stirn; will nicht zugedeckt werden.

[– Kaltes, blaues, hippokratisches Gesicht.[10]]

Carbo vegetabilis – Dieses Arzneimittel sollte in Betracht gezogen werden, wenn die Wundheit des Halses nach verschwinden des Exanthems noch weiter bestehen bleibt. – Faulige Halsentzündung; *Ablösung einiger Stellen im geschwollenen Rachen.*

[– Scharlach: Letztes Stadium; Rasseln im Hals, Verlust der Lebenskraft; übelriechender Atem und kalte Glieder; braucht Luft und verlangt, dass man ihm diese zufächelt; klebriger, kalter Schweiß, Sepsis und Schuppung.[10]]

Chamomilla – Das Kind ist äußerst unzufrieden und gereizt; es muß die ganze Zeit hin und her getragen werden, damit sich sein Zustand bessert.

Cina – Das Kind bohrt mit den Fingern in der Nase, ist sehr mürrisch und durch nichts zufriedenzustellen; der Harn wird beim Stehen milchig; kolikartige Schmerzen usw.

[– Das Kind muß ständig geschaukelt, getragen oder auf dem Knie gehätschelt werden; Tag und Nacht; will nicht schlafen, wenn nicht geschaukelt oder in ständiger Bewegung gehalten.[10]]

Coffea – In gewissen Fällen extrem ausgeprägter Schlaflosigkeit kann es helfen, den Ausschlag herauszubringen; das Vorherrschen der nervösen Erregung im Vergleich zur sanguinischen zeigt es in solchen Fällen eher an als *Aconitum.*

Conium – In Fällen, bei denen die Parotiden und Submaxillardrüsen geschwollen und so *hart wie Stein* sind; Lippen und Zähne sind mit schwarzen Krusten bedeckt; die Haut ist heiß und der Patient ist delirös oder bewußtlos.

Cuprum aceticum – Wenn es zu Reflexsymptomen oder zu einer Metastasierung zum Gehirn kommt; es treten Konvulsionen auf; Würgen, Erbrechen; Gesichtsblässe und Zuckungen im Gesicht.

[– Mattigkeit mit Zittern oder Appetitlosigkeit; große Schwäche und Hinfälligkeit, auch mit Konvulsionen; Unvermögen zu Stehen.[4] – Rückenlage mit zurückgelegtem Kopf; große Unruhe und öfteres Aufschreien; Trismus mit Schlundkrampf und Sprachlosigkeit; heftige Zuckungen, mit Bewegungen wie zum Kauen oder Schlucken; schmerzhaftes Erbrechen und Schweratmigkeit.[4] – Scharlach, Masern, Pocken, Erysipel usw. verschwinden plötzlich und es treten Symptome drohender Gehirnlähmung auf.[10] – Akute Exantheme, wenn sie unterdrückt wurden oder plötzlich im Blütestadium verschwinden; Puls schnell, klein, schwach, unregelmäßig; Hauttemperatur stark reduziert; Haut kalt und mit Schweiß bedeckt; Nervensystem involviert, was sich durch Konvulsionen, Bewegungen verschiedener Körperteile, Verdrehung der Augen, des Kopfes, Verzerrung von Mund und Gesicht zeigt; spasmodische

Affektionen der Brust; manchmal Eklampsie; große Ruhelosigkeit, häufiger Lagewechsel; Sopor oder Delirium.[10]]

Dulcamara – Dieses Arzneimittel ist in Betracht zu ziehen, wenn die Unterdrückung des Exanthems auf Kälte oder feuchtkalte Luft zurückzuführen ist; es sei denn, es liegen Symptome vor, die ein anderes Arzneimittel indizieren.

Ipecacuanha – Beständige Übelkeit und gelegentliches Erbrechen.

[– Fieber, < gegen Abend; Schaflosigkeit; vollständiger Appetitverlust; Übelkeit; verzagt und zum Weinen geneigt; mürrisches Wesen (Scharlachfieber).[10] – Erregung des Gefäßsystems mit verzögerter Entwicklung des Hautausschlags; ängstliches Zusammenziehen auf der Brust; ruheloses Umherwerfen.[10] – Verzögerte Entwickung des Exanthems bei Scharlach mit Erbrechen, Diarrhoe, Brustbeklemmung und Ängstlichkeit.[10]]

Lachesis – Maligner Scharlach mit Schwellung des äußeren Halses und der Nackendrüsen; außerdem höchste Empfindlichkeit dieser geschwollenen Teile.

[– Schwarze Lippen und rote Zunge mit erhabenen Papillen; große Schwierigkeiten beim Schlucken; schmerzhafte Berührungsempfindlichkeit des äußeren Halses; noch kein Ausschlag.[10] – Rotes und geschwollenes Gesicht; Halssymptome nehmen einen bösartigen Charakter an; Zeichen von Blutvergiftung und Erschöpfung.[10] – Symptome, z.B. im Hals, erstrecken sich von links nach rechts; erträgt keinerlei Enge am Hals; schläft in die < hinein usw.]

[**Lycopodium** – Das Kind wird schläfrig und erwacht erschreckt aus dem Schlaf; klammert sich an sein Gitterbett und scheint niemanden zu erkennen, schläft schon bald wieder ein, um mit den gleichen Symptomen zu erwachen; wenn der Ausschlag plötzlich verblasst, Drüsen anschwellen und das Gesicht anschwillt und blasser als üblich wird (Scharlach).[10] – Während des Abschuppungsstadiums plötzlicher Temperaturanstieg mit kleinem, schwachem Puls; heiße, trockene Haut; großer Durst; das Kind ist eigenwillig, halsstarrig und schlecht gelaunt; Blässe und Ödem des Gesichts, nur auf der linken Seite und an den Füßen; spärlicher Urin mit Strangurie; Brennen in der Urethra und Schmerz im Bereich der Nieren; Urin erst dunkelrot oder blutig, enthält viel Eiweiß; Aszites.[10] – Scharlach und Masern mit Betäubung und Sopor.[10] – Kolik während des Abschuppungsstadiums.[10] – Sekundärausschlag von dunklen Flecken an Händen, Oberschenkeln, Rücken oder Gesicht.[10]]

[**Mercurius** – Anginöse Erscheinungsform; schmutzig gelber Belag auf der Zunge, an der Spitze sauber; fauliger Atem; Jucken und Ruhelosigkeit < durch Schwitzen; Schwellung der Parotiden, Submaxillar- und Lymphdrüsen; Speichelfluss, Räuspern und Spucken (Scharlach).[10] – Brennende Hitze; Gesicht sehr rot und geschwollen; Durst; Ruhelosigkeit; Erschrecken und Auffahren während des Schlafs; Delirium; sensorielle Depression und Sopor; große Beklemmung der Brust; kurze, schnelle Atmung; vor Auftreten des Exanthems besteht Ängstlichkeit; der Ausschlag besteht aus leicht erhöhten, papelartigen roten Fleckchen [Stippchen], so groß wie Leinsamen, auf rötlichem Untergrund, nehmen später eine blassrote Farbe an; Haut beizeiten brennend heiß, dann feucht; Zunge trocken; an der Spitze braun, mit erhabenen, roten Papillen; Schneiden im Abdomen; Diarrhoe (Scharlach).[10]]

Nitricum acidum – Dieses Arzeimitel ähnelt *Nux vomica*, nur das hier mehr Trockenheit des Mundes vorhanden ist.

[– Scarlatina miliaria mit sehr heißer Haut; intermittierende Atmung; Tonsillen geschwollen und entzündet, große Schluckbeschwerden; die Angina erstreckt sich zu den [hinteren] Nasenöffnungen; dünne, eitrige Absonderung; Zunge trocken und rissig; kachektische Kinder.[10] – Blutig wässrige Absonderung aus der Nase; vernachlässigte Fälle.[10]]

Nux vomica – Mund und Rachen voller kleiner fötider Geschwüre; Mundhöhle sehr wund, blutiger Speichel und schwieriges Schlucken.

Opium – Wenn die Gehirnfunktion herabgesetzt scheint; extreme Schläfrigkeit, stertoröse Atmung, Erbrechen usw.

[– Scharlach: brennende Hitze; soporöser Stupor; gequältes Umherwerfen; Erbrechen; Diarrhoe; Konvulsionen; Obstipation.[10]]

Phosphorus – Ist dann indiziert, wenn das Exanthem plötzlich ohne jeden ersichtlichen Grund verschwindet.

[– Plötzlich zurücktretendes Exanthem bei Scharlach: Brust affiziert; typhoide Symptome; ruhelos, aber dennoch apathisch; drohende Paralyse von Gehirn oder Lungen; Rasseln in der Brust und Schweiß im Gesicht; Sopor mit trockener Zunge; Verlust von Sprache und Gehör; schwieriges Schlucken; unwillkürlicher Harnabgang; offener Mund; Brennen in verschiedenen Teilen zwingt zum Lagewechsel; Porotiden geschwollen und entzündet; Submaxillardrüsen in Mitleidenschaft gezogen; Coryza; geschwollener Hals; erschwertes Atmen; alarmierende Schwäche und gesteigerte Pulsfrequenz; Hände während der Nacht kalt und bläulich; Überempfindlichkeit aller Sinne und dennoch eine teilnahmslose Gleichgültigkeit und „kümmert mich nicht" Einstellung.[10]]

Rhus toxicodendron – Wenn der Ausschlag heftig juckt und viel Ruhelosigkeit in der Nacht besteht; oder bei blutig-seröser oder dicker gelber Absonderung aus der Nase, mit Schwellung der Halsdrüsen.

[– Hohes Fieber, Schläfrigkeit und Ruhelosigkeit; besonders adynamische Formen; Zunge rot, manchmal glatt; Rachen dunkelrot und von eigentümlichem ödematösem Aussehen; Nackendrüsen vergrößert und eventuell Schwellung der linken Parotis; drohende Eiterung dieser Teile ist möglich; Zellgewebe des Halses entzündet; die Hautoberfäche hat ein dunkelrotes oder bläuliches erysipelatöses Aussehen; mildes Delirium; veränderliche Absonderungen, wundfressend; Drüsen in allen Bereichen des Körpers können anschwellen, besonders die Achseldrüsen; Abmagerung; Erschöpfung; der Ausschlag juckt heftig und in der Nacht besteht viel Ruhelosigkeit; blutig-seröse oder dicke gelbe Absonderung aus der Nase; Schwellung der Halsdrüsen; ein hellroter entzündlicher Rand umgibt jeden Teil des Exanthems; außerdem viel Jucken, das in der Nacht < ist; Fälle, die mit erysipelatöser Entzündung kompliziert sind.[10]]

Silicea – Eiterung der Drüsen.

[**Stramonium** – Scharlachröte über den gesamten Körper; eigentümliches Aussehen, wie gekochter Hummer.[10] – Scharlach ähnlich wie *Bell.*, aber weniger glänzend; Exanthem neigt dazu, zurückzutreten oder zu verblassen; Delirium; Halluzinationen; Konvulsionen; große Trockenheit des Halses, nötigt zu häufigem Trinken; Schwellung oder Lähmung der Zunge, die aus dem Mund hängt.[10] – Wilde Manie; ist voller Schrecken; glaubt, man will ihn töten, doch schlägt er diejenigen, die ihm helfen wollen.[10] – Verlangen nach Licht und Gesellschaft.[4]]

Sulphur – Bei psorischen Konstitutionen, die zu Hautauschlägen neigen. – Das Exanthem ist deutlich heiß und juckt.

[– Der Patient liegt still da, als würde er schlafen; heiße und juckende Haut; Hitze scheint in Wellen aufzutreten,wirft das Bettzeug von sich; die Hauterscheinungen vereinigen sich zu großen Flecken, so rot wie gekochter Hummer, darum herum ist die Haut ungewöhnlich weiß; zerebrale Affektionen mit Sopor, plötzlichem Auffahren, Verdrehung der Augen; gedunsenes und glänzend rotes Gesicht; trockene Nase; trockene, rissige, rote Zunge, mit bräunlichem Schleim bedeckt; Durst und Schwierigkeiten beim Schlucken; lethargisch; Diarrhoe < morgens.[10]]

Wassersucht nach Scharlach (Nephritis, Nephrotisches Syndrom)

Die häufigste Spätfolge des Scharlachfiebers* ist die Wassersucht, welche man dann *postskarlatinale Wassersucht* nennt. Diese Affektion folgt bemerkenswerterweise ebenso oft auf leichte wie auf schwere Formen des Scharlachs, doch wurde niemals beobachtet, dass sie in Fällen von *Scarlatina maligna* auftritt. Bei milderen Scharlachfällen bildet diese Komplikation eine gefährlichere Störung als das Scharlachfieber selbst.

Die Ödeme erscheinen zunächst im Gesicht, an den Augenlidern, Händen und unteren Extremitäten, werden aber nach und nach zu einem kompletten *Hydrops anasarca.* Wenn die Wassersucht nicht in ihrem Fortschreiten aufgehalten wird, bezieht sie auch die serösen Körperhöhlen mit ein, in welch letzteren sie reichliche Ergüsse hervorrufen kann, ein Zustand, welcher je nach Art der so affizierten Körperhöhle mehr oder weniger unmittelbare Lebensgefahr mit sich bringt.

Die *postskarlatinale Wassersucht* tritt im allgemeinen zehn bis zwölf Tage nach dem Verschwinden des Exanthems auf, zuweilen auch früher oder später. Das Erscheinen dieser Störung kann in manchen Fällen durch eine gewisse Blässe des Gesichts, zunehmende Müdigkeit, Appetitverlust, belegte Zunge, Verstopfung, trüben Urin von geringer Menge und deutliche Störungen der Magenfunktion angekündigt werden. Doch zieht das ödematöse Aussehen des Gesichtes die Aufmerksamkeit in der Mehrzahl der Fälle schon auf sich, bevor über irgendeins der anderen Symptome geklagt wird. Die im Gesicht und an den Händen beginnende Schwellung kann auf diese Körperteile beschränkt bleiben, breitet sich aber in den meisten Fällen aus, bis der ganze Körper wassersüchtig ist. Ein „puffiges“ (aufgedunsenes) oder geschwollenes Aussehen in der Lendenregion über den Nierenlagern sollte als Zeichen einer höchst schwerwiegenden Form der Erkrankung angesehen werden. Solange das Ödem auf das Unterhautzellgewebe beschränkt bleibt, besteht wenig unmittelbare Gefahr. Hat aber eine Ergussbildung in der Abdominalhöhle (*Aszites*), in der Pleurahöhle (*Hydrothorax, Pleuraerguss*) oder in die Ventrikel des Gehirns (*Hydrocephalus internus*) stattgefunden, ist die Lebens-

* Lt. „Klinikleitfaden“ kommt es in 0,5 bis 3 Prozent der Fälle von Streptokokkenangina – mit oder ohne Scharlachexanthem – zu dieser *Poststreptokokken-Glomerulonephritis.*D.Ü.

gefahr sehr groß; am geringsten noch beim Aszites, am größten beim Hydrozephalus. Im letzten Stadium der Wassersucht, in welchem der Kopf mit einbezogen wird, finden wir Somnolenz, Koma oder Krämpfe vor. Diese zum Tode führenden Erscheinungen können einfach Folgen des Drucks der Ergussflüssigkeit in den Ventrikeln auf die Gehirnsubstanz darstellen; sie können aber auch durch *urämische Intoxikation*, das Ergebnis einer aufgehobenen Nierenfunktion, oder durch eine Kombination beider genannten Ursachen hervorgerufen werden.

Das Aussehen und der Zustand des *Urins* sind bei dieser Krankheit sehr ausgeprägte und wichtige Krankheitszeichen. Bei leichteren Fällen wird man gewöhnlich eine Albuminurie vorfinden, eine Veränderung, welche man durch Kochen des Urins* oder Zugabe von ein wenig Salpetersäure zur Urinprobe* entdecken kann. "Ist die Erkrankung schwerer, so ist der in sehr geringer Menge ausgeschiedene Urin von brauner oder rauchartiger Farbe, tiefrot oder kaffeebraun, und bildet ein rötlichbraunes Sediment, welches bei Erhitzen nicht völlig verschwindet**. Albumin in extrem großen Mengen ist in dem Harn enthalten. Diese dunkle Farbe des Urins muss auf die Anwesenheit von Blutfarbstoff zurückgeführt werden. In manchen Fällen ist überreichlich Blut im Urin, so dass es sich eine Zeitlang um einen reinen Hämaturiefall handelt. Gewöhnlich (doch nicht immer) zeigt die Anwesenheit einer großen Menge von Blut im Urin eine höchst ernste Störung der Nierenfunktionen an und läßt eine langsame und unvollkommene Wiederherstelllung der Gesundheit erwarten. Andererseits sind Hämaturie und ein extremer Grad von Anasarka keinesfalls normalerweise miteinander assoziiert. Ebensowenig zeigt das völlige Verschwinden des Blutes aus dem Urin immer eine gleichzeitige Besserung des Allgemeinzustandes des Kranken an. " – *West.* Reichlicher *mennigroter* Urin kann unter der eingreifenden und erstverschlimmernden Wirkung großer Gaben homöopathischer Arzneien† Symptom einer Heilungskrise während der Rekonvaleszenz sein.

* Diese Testmethoden weisen nur relativ deutliche Eiweißbeimengungen (Makroalbuminurie) nach. Häufiger als diese ist nach Scharlach eine geringgradige Albuminurie, welche nur durch moderne Testmethoden nachweisbar ist und nicht mit den Erscheinungen des nephrotischen Syndroms einhergeht.D.Ü.

** Sedimente, welche beim Kochen verschwinden, bestehen aus löslichen Salzen (in heißem Wasser lösen sich mehr Salze als in kaltem); solche, die sich nicht auflösen, bestehen aus korpuskulären Blutbestandteilen.D.Ü.

† Detailliert beschriebene Fälle dieser Erkrankung kann man im Am.Hom.Review 1860, Bd.II, S.337 und 433, nachlesen. (Fußnote des Autors.)

Die *Ursachen* der Wassersucht nach Scharlach sucht man normalerweise in einer unzeitigen Exposition des Patienten zur Außenluft oder einem ähnlichen Einfluss eines Wetterwechsels auf die zarte Haut desselben. Die Abschuppung der Haut stört in sehr erheblicher Weise die exkretorische Hautfunktion oder unterdrückt diese sogar für einige Zeit völlig, was zu einer doppelten Belastung der Niere führt, einer Bürde, größer, als die Nieren verkraften könnten. Daher die serösen Akkumulationen im Zellgewebe und später in den großen Körperhöhlen. * Damit hat zweifellos die Konstitution des Kranken, sei sie psorisch oder in anderer Weise spezifisch belastet, viel zu tun. Da diese Komplikation nur nach den leichteren und nicht nach den malignen Fällen des Scharlachfiebers auftritt, wird von manchen Autoren angenommen, dass sie eine letzte, notwendigerweise auftretende Wirkung des Scharlachgiftes darstellt, welches (bei solchen Fällen) nicht in genügender Weise durch das Hautexanthem und die Beteiligung der Schleimhäute eliminiert werden konnte. Doch wie sich das auch immer verhalten mag – es kann keinen Zweifel geben, dass in den meisten Fällen eine höchst sorgfältige Behandlung der ursprünglichen Erkrankung mit dem angemessenen homöopathischen Arzneimittel, *speziell wenn es sich um ein Antipsorikum handelt*, die Neigung zur komplizierenden Wassersucht fast völlig beseitigen wird. Doch sollte in diesem Zusammenhang nicht vergessen werden, dass manche Scharlachepidemien in auffälliger Weise durch eine Neigung zu nachfolgender Wassersucht charakterisiert werden. Dies kann man als Argument für die oben erwähnte Ansicht nehmen, dass die Scharlach-Wassersucht lediglich ein in manchen Fällen auftretendes Spätstadium des ursprünglichen Scharlachfiebers ist.

Behandlung: Diese Erkrankung reagiert auf das passende homöopathische Arzneimittel in dankbarster und bewunderungswürdigster Weise, außer im terminalen Stadium, wenn sich nicht nur schlimmste Ergüsse in den Körperhöhlen eingestellt haben, sondern auch schon eine Desorganisation der Nieren selbst vorliegt. Durch Nachlesen der im Homoeopathic Review berichteten, oben erwähnten Fälle wird diese Behauptung ausreichend bestätigt. Die Arznei sollte sorgfältig im Einklang mit allen vorhandenen Symptomen gewählt werden. Findet sich das wahre Simile

* Die Bedeutung des Serumalbumins für die Retention von Wasser in den Gefäßen, und damit der Zusammenhang zwischen Makroalbuminurie und der Ausbildung des Nephrotischen Syndroms, war damals noch unbekannt. Man glaubte einfach, die Nieren könnten bei Wassersucht nicht alles aufgenommene Wasser ausscheiden, sie seien überlastet. D.Ü.

nicht unter den nachfolgend besprochenen Arzneien, so vergleiche man auch die im folgenden Kapitel **Hydrozephalus** erwähnten Mittel. Man kann auch ohne Zögern jegliche andere, durch die *charakteristischen* Symptome des Falles erforderlich gemachte Arznei verabreichen; denn diese sind ausschließlich der Idiosynkrasie des Patienten zuzurechnen und können sich von allen, jemals zuvor in anderen Fällen derselben Erkrankung beobachteten Zeichen und Zufällen unterscheiden.

Apis – Sehr spärliche Harnabsonderung. – Wächserne Blässe der Füße

[– Wassersucht ohne Durst.[10] – Ödematöse Haut während der Abschuppung bei Scharlach.[10]]

Arsenicum album – Allgemeine Hautwassersucht und wächserne Blässe. – Durst auf Wasser; trinkt weniger, aber häufig. – Große Ruhelosigkeit, besonders nach Mitternacht.

[**Apocynum cannabinum** – Allgemeine Wassersucht nach Scharlach; großer Durst (*Apis*: ohne Durst), aber Wasser verursacht Schmerzen, wird erbrochen.[10] – Haut trocken und rauh (Aszites).[10]]

Baryta carbonica – Schwellung des Zellgewebes am Hals; Schwellung von Submaxillardrüsen und Parotiden.

[– Drüsenerkrankungen nach Scharlach.[10]]

Belladonna – Große Gesichtsblässe, viel Stöhnen und Zähneknirschen. – Benommenheit, liegt halb schlafend, halb wachend.

Helleborus – Urin spärlich, mit kaffeesatzartigem Sediment.

Kalium carbonicum – Die Wassersucht beginnt mit sackartigen Schwellungen der Augenlider.

[– Schwellung des Gesichtes, besonders über den Augen.[10]]

Lycopodium – Harn mit rötlichem Sediment.

[– Aszites nach Scharlach; oberer Teil des Körpers abgemagert, der untere Teil enorm geschwollen.[10]]

Phosphorus – Harn mit grau-sandigem Sediment.

[– Allgemeine Hautwassersucht; Skrotum und Penis enorm geschwollen, zwingt ihn, aufrecht zu sitzen; Albuminurie.[10]]

Pulsatilla – Ohrenschmerzen in einem oder in beiden Ohren und Schwerhörigkeit.

[– Frösteligkeit, Durstlosigkeit und Brustbeklemmung treten oft im Zusammenhang mit anderen Symptomen auf.[10]]

Rhus toxicodendron – Die Augenlieder haben ein blasenartiges Aussehen und das Kind ist sehr ruhelos in der Nacht, besonders im letzten Teil.

Squilla – In einigen Fällen.
[– Lungen- und Bronchialerkrankungen; Nervenerkrankungen; Verminderung der Harnabsonderung und Wassersucht.[14] – Lockerer Morgenhusten, trockener Abendhusten.[14]]

Veratrum album – Erbrechen, [durchfällige] Stuhlentleerungen und große Erschöpfung.
[– Körper und Gesicht blass; kalter Schweiß.[10]]

Rheumatisches Fieber und septische Arthritis nach Scharlach

Unter den wichtigsten, doch vielleicht nicht den häufigsten Folgeerscheinungen des Scharlachs sollte man auch die *intensive Schmerzhaftigkeit und Schwellung der Handrücken, Handgelenke und sogar der Füße* aufführen, welche zuweilen erscheint, während der Ausschlag verschwindet. Handrücken und Handgelenke scheinen irgendein spezielles Verhältnis zum Scharlach zu haben, denn in manchen Fällen bleibt das Exanthem, in anderen sogar die darauf folgende Wassersucht ausschließlich auf diese Region beschränkt. Diese Folgeerscheinung ist eine sehr gefährliche, wenn man sie nicht durch das geeignete Arzneimittel in ihrem Fortschreiten aufhält. Ein aktueller Autor beschreibt sie wie folgt: „Diese (Folgeerscheinung) erkennt man an der Entzündung, der intensiven glänzenden Schwellung und den heftigen Schmerzen in den Hand- und Sprunggelenken, welche zuweilen auftritt, während der Ausschlag abblasst und die Abschuppung anfängt. Allopathische Autoren nennen dies *Scharlach-Rheumatismus,* und man kann sagen, dass die Störung auch in ihrer Disposition zum Übergreifen auf das Herz, welche bei Kindern soviel stärker ausgeprägt ist als beim Erwachsenen, der einfachen arthritischen Entzündung ähnelt. Doch unterscheidet sie sich von allen gewöhnlichen Arthritiden durch eine fast genauso ausgeprägte Neigung zu eitrigen Ergüssen in den befallenen Gelenken (*septische Arthritis*, Gelenkinfektion, d. Ü.). Diese Erkrankungsform tritt zuweilen epidemisch auf, ist aber glücklicherweise recht selten. Manchmal wird sie von starker Schwellung des äußeren Halses, Vergrößerung der Kieferwinkellymphknoten und anderen Anzeichen akuter Skrofulose* begleitet. "**

„Wir treffen hier und da eine sekundäre Entzündung der Gelenke an, welche sich bis zur Eiterbildung entwickeln kann. Ich sah eine so befallene Hand bei einem Kinde, welches am sechsten Krankheitstag starb. Die für gewöhnlich befallenen Körperteile sind Handgelenke und Handrücken. Dieses Symptom ist stets, sogar wenn es nur in angedeuteter Form auftritt, ein sehr ungünstiges Zeichen. " –*West.* „Einige Male habe ich beobachtet, dass während des Abblassens des Scharlachexanthems Schmerz und Schwellung der großen Gelenke hinzutrat, eine Störung, welche sehr genau die Phänomene beim subakuten Rheumatismus imitierte. " – *Watson.*

Die Heilmittel gegen diese schmerzhafte Krankheit kann man – besonders wenn sie solitär, als Hauptkomplikation, auftritt – in *Belladonna, Bryonia* und *Lachesis* finden. Wo noch andere Komplikationen vorhanden sind, können auch andere Arzneien angezeigt sein.

Bei neuralgischen Schmerzen in den Extremitäten oder anderen Körperregionen studiere man *Lachesis, Colchicum, Mercurius solubilis, Arsenicum, Digitalis* und *Cannabis sativa.*

Zervikale Lymphadenitis

In vielen Fällen bildet *Skrofulose*† in Form vergrößerter und sogar abszedierender Lymphknoten am Hals und Kieferwinkel eine bedeutende Scharlachkomplikation. Diese Erkrankung kann während des Ablaufs der Scharlachkrankheit beginnen, speziell bei der *Scarlatina anginosa,* oder sich im späteren Verlauf in langsamerer Weise entwickeln.

* Siehe nächster Abschnitt.

** Am. Hom. Review, II. , S. 438. (Fußn. d. Autors.)

† Offenbar nannte man um 1870 alle mit Lymphadenitis des Halses einhergehenden Erkrankungen „Skrofulose", auch wenn es sich, wie in den im obigen Abschnitt erwähnten Fällen, um eine von den Tonsillen ausgehende Sepsis handelte. D.Ü.

Die folgende, von Dr. *Condie* gegebene Beschreibung der Affektion, wie sie während des Scharlachfiebers selbst auftritt, läßt sich mit geringen Variationen auch auf die spätere Entwicklung derselben in anderen Fällen anwenden. „Eine der gewöhnlichsten und auffälligsten Begleiterscheinungen der *Scarlatina anginosa* besteht in einer entzündlichen Schwellung der Kieferwinkellymphknoten, welche sich im allgemeinen am Tag nach Auftreten der Schwellung im Rachen einstellt. Dort (am Kieferwinkel) findet eine bei Berührung empfindliche und manchmal rote und gespannte Schwellung statt. Die Entzündung ist vorerst auf die Lymphknoten beschränkt, doch dehnt sie sich in vielen Fällen rasch auf das umgebende Zellgewebe aus. Sie erzeugt dabei häufig eine enorme Schwellung, welche rund um die Vorderseite des Halses von Ohr zu Ohr reicht* und verhindert, dass der Patient seinen Mund weit öffnen kann; er bekommt diesen nur eben so weit auf, dass die Zungenspitze herausgestreckt werden kann. Für gewöhnlich wird die Schwellung durch einen ödematösen Zustand des Unterhautzellgewebes an der Vorderseite des Halses hervorgerufen und verschwindet rasch, wenn die Entzündung der Lymphdrüsen zurückgeht. Zuweilen kommt es aber zu einer Eiterung, welche entweder in den Lymphknoten beginnt oder im Zellgewebe selbst, und es entsteht ein Abszess." Manchmal kann man während der langsamen Rekonvaleszenz nach einer schweren Scharlacherkrankung bei skrofulösen Kindern zwei, ja sogar drei oder vier Abszesse zur gleichen Zeit sich entwickeln sehen.

Die in solchen Fällen erforderlichen Arzneien kann man im weiter unten folgenden Kapitel über **Skrofulose** beschrieben finden, auf welches hier hingewiesen sei. Im besonderen seien hier *Silicea, Hepar sulphuris, Baryta carbonica, Calcarea carbonica* und *Mercurius iodatus* (*ruber* oder *flavus*; dies wurde nicht im einzelnen angegeben, d. Ü.) erwähnt, welche in diesem Zusammenhang genauer Studien wert sind.

* Diese Erscheinung nennt man „Cäsarenhals", sie tritt auch bei Diphtherie auf.. D.Ü.

Masern (Morbilli)

Masern stellen nach Häufigkeit und Wichtigkeit die zweite Art der kindlichen exanthematischen Fieber dar. Wie Scharlach entsteht auch diese Krankheit aus einem spezifischen epidemischen und infektiösen Miasma und tritt im Normalfall nur einmal im Leben auf. Die Natur des Miasmas selbst ist, wie im Falle der anderen endemischen, epidemischen und infektiösen Krankheiten, nicht im geringsten zufriedenstellend aufgeklärt. Man hat beobachtet, dass eine gewisse Art von Schimmel oder Pilzbewuchs auf feuchtem Stroh oder anderen faulenden pflanzlichen Stoffen bei frisch rekrutierten Soldaten, welche in Baracken untergebracht worden waren, zum Ausbruch von Masern geführt habe. In ähnlicher Weise hat man verfaulte tierische Materie, nämlich faulen Fisch, als Auslöser schwerster Epidemien dieser Störung erkannt.* Bei diesen beiden Epidemien, welche viele Todesopfer forderten, scheint die Entwicklung einer malignen Form von Masern durch die Unreinheit der Luft und ein kaltfeuchtes Klima gefördert worden zu sein. Anders als das Scharlachfieber ist diese Krankheit geneigt, schwerer zu verlaufen, wenn sie später im Leben auftritt, als wenn sie im frühen Kindesalter durchgemacht wird. Der epidemische Charakter der Masern scheint ebenfalls deutlich stärker zu sein als der von Scharlach, ihre Kontagiosität aber ist möglicherweise etwas geringer. Der epidemische Einfluss der Masern ist in den Distrikten, wo sie ausbrechen, viel universeller, als wenn es sich um Scharlach handelt, und die Krankheit selbst ist zugleich viel ausnahmsloser verbreitet und viel weniger gefährlich als Scharlach.

Diagnose: Vom Scharlachfieber, mit welchem die Masern am häufigsten verwechselt werden, kann man diese bei sporadischen Fällen vor dem Auftreten des Exanthems nicht immer mit Sicherheit unterscheiden. Selbst das Erbrechen, sonst ein wichtiges Unterscheidungsmerk-

* Bei diesen, wie *Guernsey* hier nicht wörtlich, aber doch „zwischen den Zeilen" sagt, aus der Not geborenen Erklärungsversuchen wurden stets Koinzidenzen mit Korrelationen und bloße Streßfaktoren mit echten Ursachen verwechselt. Eine große Anzahl der, teils auch in diesem Buch dokumentierten, im 19. Jahrhundert allgemein üblichen pathogenetischen Ideen ist so entstanden, z. B. die Idee, Nachtluft sei gefährlich für kleine Kinder, oder die bis in die letzten Jahrzehnte noch kolportierten Vorurteile von der Masturbation als an sich pathogenetischem Faktor. Wir Homöopathen sollten – bei aller notwendigen Berücksichtigung der Erfahrungen aus dem letzten Jahrhundert – es vermeiden, veraltete Kausalvorstellungen in unkritischer Weise zu übernehmen. Auch hierfür gilt *Aude sapere!* D.Ü.

mal, kann in Einzelfällen dem Auftreten der Masern vorangehen. Das Vorhandensein katarrhalischer Symptome oder einer scheinbaren Influenza wird gewöhnlich genügen, auch den unerfahrenen Praktiker vor einer Fehldiagnose zu bewahren. Auch die Prävalenz der einen oder der anderen Epidemie wird ihm in den meisten Fällen eine große Hilfe bei seiner Bestimmung der Natur des vorliegenden Falles sein. Doch ist es in jedem Falle viel besser, wann immer es Raum für Zweifel gibt, eine vorsichtig formulierte Diagnose zu stellen. Dadurch vermeidet man die Vermutungen von Unwissenheit oder Unerfahrenheit, welche entstehen würden, wenn man einen Fehler gemacht hat.

Symptome: Nach einer Inkubationszeit von dreizehn oder vierzehn Tagen erscheint der Masernausschlag. Das *prodromale Fieber* tritt etwa am zehnten Tage nach der Ansteckung auf. Dieses Fieber ist häufig stark, es wird von Mattigkeit, Schaudern, Durst und trockenem Husten begleitet. „Die Augen werden injiziert und wässrig, die Augenlider schwer, gedunsen und rot. Die Nasen-, Rachen-, Kehlkopf-, Tracheal- und Bronchialschleimhäute sind in Mitleidenschaft gezogen. Daher finden wir als allgemein vorhandene Symptome vieles Niesen, Tränenfluss, reichliche Nasensekretion, Halsweh, eine offensichtliche Rötung des Rachens und höchst regelmäßig einen trockenen, heiseren, eigentümlichen Husten, so dass die Prodromalsymptome von Masern ganz den Zeichen eines Schnupfens und Bronchialkatarrhs entsprechen. In manchen Fällen tritt auch ein Durchfall auf, welcher anzeigt, dass auch die Schleimhäute der Gedärme gleichzeitig affiziert sind. Nicht selten kommt es zu Erbrechen, doch hört – wie bei der Pockenkrankheit – das Erbrechen auf, wenn das Exanthem hervortritt. " – *Watson.*

Gewöhnlich erscheint das Exanthem am vierten Krankheitstag, manchmal aber auch viel später. Es kommt zuerst im Gesicht heraus und dehnt sich danach im Laufe einiger Tage auf den Rumpf und die Gliedmaßen aus. Das Masernexanthem besteht in einem Ausschlag, welcher zuerst aus winzigen Papillen besteht, die ganz leicht erhaben sind und, wenn sie an Zahl zunehmen, in Flecken zusammenfließen, welche mehr oder weniger serpiginös sind oder die Form eines Hufeisens aufweisen. Die dazwischen liegenden Anteile der Haut behalten ihre natürliche Farbe bei. „Am dritten oder vierten Krankheitstag beginnt sich die Haut mit einem Ausschlag von kleinen, deutlich abgegrenzten roten Flecken zu bedecken, welche als erstes an Hals und Gesicht auftauchen. Die Ausschlagsblüten sind von unregelmäßig kreisförmiger oder halbkreisförmiger Gestalt und bleiben meistenteils voneinander scharf getrennt. Die in ihnen enthaltenen multiplen Flecken oder Punkte erheben sich ein wenig über die übrige Hautoberfläche und fühlen sich unter dem tastenden Finger rauh und uneben an."* Etwa achtundvierzig Stunden nach dessen Erscheinen, zu dem Zeitpunkt, wo er am Rumpf am stärksten ist, fängt der Ausschlag an, im Gesicht abzublassen, und am neunten oder zehnten Tage ist er völlig verschwunden; er hält also insgesamt etwa sechs Tage lang an. Die Abschuppung nach Masern ist weniger konstant und bemerkbar vorhanden als beim Scharlach und findet in Form winziger kleieartiger Schüppchen statt, während nach letzterer Krankheit zuweilen auch größere Oberhautfetzen abgestoßen werden. Bei schweren Masernfällen allerdings ist die Abschuppung extensiver, ähnlich wie beim Scharlach, und in manchen Fällen werden selbst die *Fingernägel* in ähnlicher Weise abgestoßen und durch neue ersetzt.

Der *Husten* wird häufig nach Erscheinen des Ausschlags höchst quälend, heftig und immer stärker, und das Fieber selbst nimmt noch zu. Doch ist diese Verschlechterung bloß vorübergehend und spricht bereitwillig und nach kurzer Zeit auf das angezeigte homöopathische Mittel an. In günstig verlaufenden Fällen kann die Erholung schon zwölf oder vierzehn Tage nach Beginn der Erkrankung recht weit fortgeschritten sein. Die homöopathische Behandlung wird die natürliche Zeitdauer dieser oder anderer exanthematischer Infektionskrankheiten nicht besonders stark verkürzen, mäßigt aber die Schwere ihrer Symptome sehr, verhindert in bedeutendem Maße die Entstehung lästiger oder sogar lebensgefährlicher Komplikationen und verhindert in nahezu allen Fällen das Erscheinen der sonst üblichen Spätfolgen ganz. Kommt es doch zu solchen Spätkomplikationen, so werden sie für den Homöopathen zur Chance, nach deren Heilung eine noch radikalere und anhaltende Besserung des Allgemeinzustandes zu erzielen als ohne deren Auftreten.

Komplikationen: Zuweilen kommt es während des Rückgangs der Hauterscheinungen zu Durchfall, wenn dieser nicht schon in einem früheren Stadium vorhanden war. Man hat ihn als Erscheinung ohne ungünstigen Einfluss auf die Erholung betrachtet. Die Schleimhaut der Bronchien bildet einen Sitz der Entwicklung von Masern, analog zu den Schleimhäuten von Rachen und Nasopharynx beim Scharlach. Daher begleitet ein zuerst

* *Robert Willis:* „Illustrations of Cutaneous Disease", Folio, London, 1841. (Fußn. d. Autors.)

trockener, gegen Ende der Erkrankung loser Husten mehr oder weniger jede Masernerkrankung, und seine – oben erwähnte – Verstärkung bildet eine höchst qualvolle Komplikation. Unter den alten Formen der Behandlung tendierte diese Reizung der Bronchialschleimhaut zum Übergang in eine echte Bronchitis*. Unter homöopathischer Behandlung kann diese Tendenz jedoch fast immer völlig abgewendet werden.

Die gefährlichste und schwerwiegendste Masernkomplikation und auch die wichtigste Spätfolge, auf welche man gefasst sein muss, ist die *Pneumonie*. Eine Unterdrückung des Exanthems durch Erkältung bringt immer, in jedem Stadium der Grunderkrankung, die Gefahr dieser Folgeerscheinung mit sich. Bei Kindern von schwächlicher Konstitution und skrofulösem Habitus kann man eine starke Neigung zu dieser Pneumonie beobachten, die nicht weniger ausgeprägt ist als die bei der gleichen Klasse von Patienten durch das Scharlachfieber entwickelte Neigung zur äußerlich sichtbaren Skrofelkrankheit. Es sei hier angemerkt, dass bei von Masern befallenen Jugendlichen, welche schon ziemlich ausgewachsen sind, die größtmögliche therapeutische Sorgfalt aufgewendet werden sollte, denn bei unvollkommener Behandlung und einem ungünstigen Verlauf der Rekonvaleszenz könnte diese Krankheit das Fundament für eine klar erwiesene „schwache Gesundheit"** oder gar für eine wirkliche Lungenschwindsucht legen. Vielleicht ist diese Anmerkung in bezug auf Mädchen und junge Frauen in höherem Maße anwendbar als auf das männliche Geschlecht, wenn auch Jünglinge in keiner Weise von dieser Gefahr ausgenommen sind. Wir sind der Meinung, dass mehr Fälle dieser schwerwiegenden „schwachen Gesundheit" auf eine schlecht geführte und behandelte Masernerkrankung zurückzuführen sind, als auf alle anderen exanthematischen Infektionskrankheiten zusammen.

Bei der Diarrhoe während oder nach Masern denke man an *Bryonia, Pulsatilla, Mercurius* und *Sulphur*.

* Die Bedeutung dieses Wortes hat sich von damals zu heute gewandelt. Mit dem Begriff **Bronchitis** bezeichnete *Guernsey* nur die spastischen Bronchitisformen, **Katarrh** benannte er die mit reichlicher Schleimabsonderung verbundene Bronchitis. Eine beginnende Bronchitis im heutigen Sinne wurde lediglich als Reizzustand eingestuft. D.Ü.

** „Schwache Gesundheit" ist zu *Guernseys* Zeit eine Umschreibung für die langsam und subklinisch verlaufenden Formen der Tuberkulose, welche nur unspezifische Symptome hervorbringen. Im Gegensatz dazu steht die „Lungenschwindsucht", welche die rascher verlaufenden Formen der Lungentuberkulose, einschließlich der vom Volk als „galoppierende Schwindsucht" bezeichneten, rasch tödlichen Variante umfaßt. D.Ü.

Bei Masernbronchitis studiere man *Bryonia, Ipecacuanha, Phosphorus, Pulsatilla* usw.

Bei der kongestiven und malignen Variante der Masern, welche zwar sehr selten ist, aber doch einmal auftreten kann, und bei den sogenannten *schwarzen Masern* (hämorrhagische Masern, d. Ü.), vergleiche man *Arsenicum album, Pulsatilla, Rhus toxicodendron* usw.

In Fällen, wo der Juckreiz extrem quälend ist, studiere man *Rhus toxicodendron, Sulphur* und *Dolichos pruriens.*

In allen Fällen soll die Zimmertemperatur angenehm gehalten werden, ohne frische Luft auszuschließen; der Patient werde so ungestört in Ruhe gelassen wie möglich, und man wähle die Arznei mit Sorgfalt im Einklang mit allen Zeichen und Symptomen. Dann können Sie selbst nach den schwersten Formen der Masern vertrauensvoll eine rasche und völlige Gesundung erwarten.

Aconitum – Trockene, heiße Haut; Kopfhitze mit Ruhelosigkeit.
[– Masern; bellender Husten; schmerzhafte Heiserkeit; rote Augen; kann kein Licht vertragen; Zunge rot; Zucken des linken Beines oder des Armes oder Zähneknirschen; unruhiges Stöhnen und Klagen; liegt in komatösem Zustand; Schmerzen in den Gelenken; profuser Schweiß.[10]]

Arsenicum album – Große Erschöpfung; Durst auf Wasser, trinkt oft, aber immer nur wenig; große Hitze der Haut (*schwarze Masern*).
[– Masern: anhaltend brennende Haut; Ausschlag zu früh wegtretend oder plötzlich aufhörend; Gesicht blass; Unruhe.[10] – Wenn die Symptome nach Erscheinen des Exanthems eine typhoide Form annehmen; viel Jucken und Brennen der Haut.[17] – < nach Mitternacht; übelriechende Diarrhoe; große Erschöpfung; verlangt oft nach Wasser, trinkt aber immer nur wenig.[17]]

Belladonna – Schwierigkeiten beim Schlucken; heftige Hustenanfälle, die das Gesicht erröten lassen; viel Stöhnen und Schläfrigkeit.[10]
[– Trockener, bellender, erschütternder Husten gegen Mitternacht (23 Uhr); hohes Fieber; zerebrale Erregung; klopfender Kopfschmerz; Konvulsionen.[17]]

Bryonia – Der Ausschlag entwickelt sich nicht vollständig, sieht blass aus; viel Dyspnoe.
[– Langsame Entwicklung des Ausschlags bei exanthematischem Fie-

ber; oder plötzliches Zurücktreten des Exanthems mit Atembeschwerden oder entzündlichen Erkrankungen der Brust.[10]– Keuchhusten nach Masern.[10] – Trockene, spröde Lippen; Durst auf große Mengen in langen Intervallen; harter trockener Husten mit reißenden Schmerzen in der Brust.[17] – Wenn der Ausschlag plötzlich verschwindet, das Kind schläfrig wird, bei blassem, zuckendem Gesicht und Kaubewegungen der Kiefer.[17] – Möchte ganz still liegen, da jede Bewegung <; Reizbarkeit.[17]]

Camphora – Kalte bläuliche Haut, blasses Gesicht; das Kind möchte nicht zugedeckt werden; der Ausschlag erscheint nicht; in einem solchen Fall wird *Camphora* 200 den Ausschlag hervorbringen und die Beschwerden beseitigen.

[– Trotz kalter Haut will der Patient nicht zugedeckt werden; sehr große Erregbarkeit; Furcht, allein gelassen zu werden; Harnbeschwerden; tetanische Starre.[10]]

Coffea – Höchst ausgeprägte Überempfindlichkeit der Haut und der Sinnesorgane gegen jeglichen Eindruck; Weinen; Reizbarkeit; große Schlaflosigkeit und viel Erregbarkeit.

[– Masernartige Flecke auf der Haut mit trockener Hitze nachts; Übererregbarkeit und Weinen.[10] – Häufiger, kurzer und trockener Husten; Heiser beim Weinen; Haut und alle Sinne überempfindlich; krampfartige Bewegungen, Zittern, Zähneknirschen; ein Zustand von gesteigerter Wachheit; Hitze und Schweiß im Gesicht. [10]]

[**Cuprum** – Wenn der Ausschlag zurücktritt und Konvulsionen einsetzen; das Kind fährt aus dem Schlaf hoch und hat schreckliche Konvulsionen und ein bläuliches Gesicht; Schaum vor dem Mund.[10,17] – Masern, die mit Bronchitis kompliziert sind; kalter klebriger Schweiß in der Nacht.[17] – Krämpfe in Fingern und Zehen, schlägt die Daumen ein.[10]]

Dulcamara – Zurückweichen des Ausschlags aufgrund feuchter, kalter Luft.

Euphrasia – Viel *Tränenfluss* und Schnupfen.

[– Masern mit *Augensymptomen* und mehr oder weniger ausgeprägtem Katarrh von Nase und Bronchien.[10]– Brennend beißendes Tränen der Augen; Röte der Augen, ungewöhnliche Helligkeit der Augen, trotz des so ausgeprägten katarrhalischen Zustandes.[17] – Heftig klopfender Kopfschmerz; Photophobie, bereits das geringste Licht ist unerträglich; hohes Fieber; beständiger trockener Husten; deutliche Zeichen von Ausschlag an Stirn und Schläfen, doch ohne Neigung, sich weiterzuentwickeln

(Masern).[10] – Erstes Stadium der Masern; ausgeprägt katarrhalische Symptome; Augen entzündet, mit Photophobie; und reichlicher Absonderung; heftiger Schnupfen mit drückendem Schmerz in der Stirn; Husten während des Tages.[10]]

[**Gelsemium** – Masern mit Torpor, Schläfrigkeit und Furcht vor Bewegung.[10] – Katarrhalische Symptome stechen hervor; wässrige, wundfressende Absonderungen machen die Oberlippe wund[17]; spasmodisches Niesen; trockener, quälender Husten; Fieber mit *Schläfrigkeit*, *Benommenheit*; klammert sich ans Gitterbett.[10] – Nach *Aconitum*; viel Schnupfen; schläfrig bei Fieberhitze; kein Durst; wenn der Ausschlag livide wird, mit zerebralen Symptomen.[10] – Nach innen schlagende Masern mit lividen Flecken; Benommenheit oder Kongestion von Abdomen oder Brust; Fieberhitze mit Schläfrigkeit.[10] – Fieber mit Frösteln; heiser klingender, bellender, kruppartiger Husten mit Wundheit der Brust.[17] – Viel Jucken und Röte der Haut; Ausschlag neigt dazu, livide zu werden.[17] – Heftige Hinterhauptskopfschmerzen, Durstlosigkeit; *schwere Augenlider*; rotes, dunkles Gesicht; benommenes Aussehen, wie betrunken.[17]]

Ipecacuanha – Viel *Übelkeit*; kurze, beschleunigte Atmung. – *Unablässiger und äußerst heftiger Husten bei jedem Atemzug*; dieses Symptom, das bei zarten, schwächlichen Kindern mitunter alarmierende Formen annehmen kann, bessert sich durch dieses Mittel wie durch Zauber.

[– Zu schwache Reaktion des Organismus, der Ausschlag entwickelt sich nur zögerlich oder erscheint überhaupt nicht; ängstliche Beklemmung oder Zusammenschnürung der Brust; mürrisch, gereizt, besonders nachts, verhindert den Schlaf und bewirkt schließlich große Ängstlichkeit; heftiger Kitzelhusten mit lividem Gesicht und Dyspnoe.[10]]

[**Kalium bichromicum** – Nach Entwicklung des Exanthems ein heiserer, kruppartiger, quälender Husten; Nase wund, kleine Geschwüre in den Nasenlöchern; dicke, zähe, fadenziehende Absonderung, die sich nur schwer ablöst.[10] – Heftige Konjunktivitis; Stiche in den Ohren; wässrige Diarrhoe mit Tenesmus; Halsentzündung; gewollene Speicheldrüsen; katarrhalische Taubheit.[17] – Wenn die Masern mit Bronchitis verkompliziert sind und *Bryonia* nicht wirkt oder ausreicht, wird sich dieses Arzneimittel als von besonderem Nutzen erweisen.[17] – Auch bei Folgen von Masern, wenn Bläschen- oder Geschwürbildung der Hornhaut droht.[17]]

[**Lachesis** – Livider Ausschlag; sieht fast schwarz aus; Zunge dunkelbraun belegt; Sordes auf den Zähnen; unfähig, die Zunge herauszustrecken.[10] – Schwarze Masern.[10] – Alle Symptome < sich nach dem Erwachen; schläft in die < hinein.[10,17] – Heftiger Schnupfen; Lippen und Innenseiten der Wangen wund und geschwollen; Delirium mit leisem Murmeln.[17] – Diphtherische Symptome im Zusammenhang mit Masern; geringes Fieber; Toxikämie; wenn der Ausschlag unterdrückt wurde oder nach innen schlägt.[17]]

Mercurius – Starke Schwellung der Halsdrüsen und Schwierigkeiten beim Schlucken; schleimige, mitunter blutstreifige Stühle.

[– Speichelfluss und übelriechender Atem; reichlicher Schweiß, der aber keine > bringt, er kann sogar <.[10,17] – Trockener, lockerer Husten mit gelbem, schleimig-eitrigem Auswurf; < in der Nacht und durch Bettwärme.[10,17] – Diarrhoe mit Schmerz in den Eingeweiden und Tenesmus; feuchter, bellender Husten ohne Auswurf; der Husten ist beinahe konvulsivisch und kann nicht eingedämmt werden, erscheint in häufigen Anfällen, besonders von 9 Uhr vormittags bis 17 Uhr oder 18 Uhr.[10] – Verzögerte Entwicklung des Ausschlags; Fieber, Bronchitis.[10] – Während der Abschuppung: die gesamte Mundschleimhaut ist mit flachen, linsengroßen Geschwüren mit speckigem Grund bedeckt, was heftige Schmerzen beim Essen verursacht; Ränder der vorderen Zunge und Zahnfleisch ebenfalls mit Geschwüren bedeckt.[10]]

Phosphorus – Symptome, die eine Entzündung der Bronchien anzeigen; heftiger, sehr erschöpfender Husten. (Vergleiche *Ipecacuanha.*)

[– Masern; Langsame und spärliche Entwicklung des Ausschlags; sieht am dritten Tag blass aus, als wolle er vergehen; heftiger und sehr erschöpfender Husten; trockener Husten mit Begehren zu erbrechen oder tatsächlichem Erbrechen; typhoide Symptome mit Bewßtseinsverlust; wässrige Diarrhoe; Zunge mit dickem, schmutzigem Schleim bedeckt; schwarze Lippen; Hinfälligkeit, typhoide Bronchitis; lautes Rasseln in der Brust, beim Atmen und Husten, und besonders während des Schlafs; Pneumonie.[10]]

Pulsatilla – Ist häufiger bei Masern indiziert als jedes andere Arzneimittel; aufgrund der katarrhalischen Symptome sowie des langsamen und verzögerten Erscheinens des Exanthems.

[– Masern: katarrhalische Symptome ragen hervor, Schnupfen und reichlicher Tränenfluss; der Husten ist normalerweise in der Nacht trocken und am Tage locker; das Kind setzt sich zum Husten im Bett auf; Ohrenschmerzen; nicht zu Beginn indiziert, wenn das Fieber hoch ist; sogar bei typhoiden Symptomen; der Katarrh sticht hervor; verzögerter Ausschlag; Ophthalmie; kurzer, trockener Husten mit Schmerzen in der Brust; oder rasselnder, loser Husten, der gerne als Folgeerscheinung auftritt.[10] – Die Augen verkleben und die Absonderung ist eitrig; dicke, gelbe Absonderung aus der Nase; der Ausschlag erscheint nur langsam und ist von dunkler Erscheinung, wenn er vollständig entwickelt ist.[17] – Große Trockenheit de Lippen, leckt ständig daran, um sie anzufeuchten, aber kein Durst.[17]]

Sulphur – Der Ausschlag erscheint nicht und die katarrhalischen Symptome werden beständig schlimmer und schlimmer.

[– *Sulphur* mildert den Husten, wenn die Haut dunkel erscheint oder der Ausschlag nicht hervortritt oder purpurn aussieht.[17] – Masern, während des ersten Stadiums, wenn sich der Ausschlag nur zögerlich entwickelt; oder bei Beschwerden, die nachher, im Anschluss an die Krankheit auftreten, wie chronischer Husten, der sich auf Überbleibsel einer partiellen Pneumonie gründet; chronische Diarrhoe; Schwerhörigkeit; chronische Absonderung aus den Ohren.[10] – Nach Unterdrückung der Masern; Husten mit schleimig eitrigem Auswurf; Brausen in den Ohren und Taubheit; harte Schwellung von Muskelbereichen auf der rechten Körperseite; schmerzhaft berührungsempfindlich.[10] – Bei nur langsamer Genesung nach Masern, wenn das Kind schwach und erschöpft ist, leistet *Sulphur* vorzügliche Dienste.[17]]

Miliaria (Schweißfriesel)

Dieser Ausschlag besteht aus Ansammlungen von winzigen roten und weißen Blütchen, nur so groß wie die kleinsten Hirsekörner, welche sich durch ihre Erhabenheit über die Hautoberfläche rauh anfühlen. Hals, Brust und Rücken sind der Hauptsitz dieser Hautveränderung, welche in aufeinanderfolgenden Schüben hervortritt. Miliaria ist gewöhnlich die Folge exzessiver Überhitzung des Körpers, welche durch zu dicke Bekleidung oder als natürliches Resultat der Sommerhitze auftreten kann.

Dem Ausschlag geht oftmals ein leichtes Fieber voraus. Zuweilen kann das Fieber, wie auch der Ausschlag selbst, aber auch recht heftig sein. Von den Masern, welchen das Fieber und das Exanthem etwas ähneln, kann der Schweißfriesel durch das Fehlen katarrhalischer Symptome und durch die vorübergehende Natur der ganzen Erkrankung unterschieden werden. Selbst in schwereren Fällen sprechen die Symptome bereitwillig auf das passende homöopathische Arzneimittel an, speziell auf:

Aconitum - Bewirkt sofortige Besserung, wenn aufgrund von Ruhelosigkeit, Hitze und der eigentümlichen Erscheinung des Ausschlags indiziert.

Bryonia - Kann bei sehr warmem Wetter nötig sein; es geht dem Kind besser, wenn es sich völlig bewegungslos verhält.

Chamomilla - Das Kind ist äußerst gereizt und nur durch Umhertragen zu beruhigen.

Sulphur - In hartnäckigen Fällen; die Haut ist rauh und schorfig.

Pemphigus

Dieser Hautausschlag erscheint in Form großer *Bullae*, Blasen, in welchen eine wässerige Flüssigkeit die Epidermis von der Cutis abhebt. Man ist für gewöhnlich der Auffassung, dass Pemphigus einen ungesunden Zustand des Gesamtorganismus anzeige*. Manchmal zeigt er eine Tendenz, einen typhoiden Charakter anzunehmen, und in den schwersten Fällen scheint er viele Eigenschaften mit der gangränösen Form des Erysipels der Säuglinge gemeinsam zu haben.

Die Manifestation der Störung wird zuweilen in deutlicher Weise durch eine livide verfärbte, leicht erhabene Infiltration der Haut, wie bei Erysipel*,

* Die Dermatologie der blasenbildenden und epidermolytischen Hautkrankheiten ist höchst kompliziert. Heute unterscheidet man unter anderem die Autoimmunstörung *Pemphigus vulgaris* vom meist bei alten Menschen auftretenden *bullösen Pemphigoid*, der *Dermatitis herpetiformis Duhring*, welche ursächlich mit einer Gluten- und Jodallergie assoziiert ist und beim Kinde in Blasenform auftritt, dem *„staphylococcal scalded skin syndrome"*, welches durch Staphylokokken, sowie vom *Stevens-Johnson-Syndrom*, welches durch Toxine oder eine schwerste allergische Reaktion auf Chemikalien oder Arzneistoffe verschiedenster Art hervorgerufen wird. Alle bullösen Hautaffektionen können sich superinfizieren und so in ein septisches Bild übergehen (der von *Guernsey* erwähnte „typhoide Charakter"). Es handelt sich in der Mehrzahl der Fälle um gefährliche Erkrankungen, welche z. T. auf der Intensivstation behandelt werden müssen. - Die oben erwähnte, sich durch erysipelartige Erscheinungen ankündigende Art des „Pemphigus" dürfte bakteriell bedingt gewesen sein (auch Staphylokokken können Erysipele auslösen). D.Ü.

angekündigt. Häufiger aber tritt die Beschwerde aus scheinbar vollkommener Gesundheit heraus auf. Die Bullae oder Blasen sind oval und mit einem gelblichen Serum gefüllt, welches sich rasch trübt und eine dunkle bräunlichrote Färbung annimmt. Die Blase trocknet danach entweder aus und verwandelt sich in einen dunklen dünnen Schorf, von einem schmalen Rand umgeben, oder sie platzt und hinterläßt eine flache Exkoriation, welche sich in gleicher Weise bald mit einem dünnen Schorf bedeckt. Diese Hauterkrankung erscheint oft bald nach der Geburt. Zuweilen ist sie angeboren. Sie scheint sich nicht auf einen bestimmten Körperteil zu beschränken, sondern tritt hinter den Ohren, am Hals, Brustkorb, Rücken, den Innenseiten der Schenkel, den Leisten, an den Gliedmaßen, sogar auf Handflächen und Fußsohlen auf.

Arsenicum album – Kann bei den eher bösartigen Fällen vonnöten sein, besonders, wenn *Rhus-t.* indiziert schien, jedoch nicht wirkte; oder um die Kachexie zu heilen, die in Verbindung damit auftritt.

Rhus toxicodendron – Wenn jede Blase von einem roten, entzündeten Rand umgeben ist.

Thuja – Heilt die meisten der Fälle, besonders wenn schmerzhaft.

Pocken (Variola, Varioloid)

Variola nennt man die natürliche Pockenkrankheit, wie sie bei solchen Menschen auftritt, deren Organismus nicht durch Impfung beeinflusst wurde. *Varioloid* oder modifizierte Pocken heißt die entsprechende Krankheitsform bei Menschen, welche mehr oder weniger* durch

* Die Vakzination des 19. Jahrhunderts schützte demnach *nicht* sicher vor den Pocken und milderte deren Verlauf auch nicht in vorhersagbarer Weise, was auch offiziell zugegeben wird; man streicht in diesem Zusammenhang die angeblich viel höhere Wirksamkeit moderner Impfverfahren heraus. Dieser Darstellung widersprechen (audiatur et altera pars!) die Beobachtungen von *Gerhard Buchwald* während der Pockenausbrüche in Deutschland 1947, 1957 , 1958/59, 1961, 1962, 1965, 1967 und 1972. Damals kam es zu Erkrankungs- und Todesfällen bei (selbst mehrfach) Vakzinierten, und die schwersten Erkrankungen gab es bei solchen, welche in die Inkubationszeit hinein erneut geimpft worden waren. (Ungeimpfte gab es in Deutschland wegen der Impfzwangsgesetze kaum.) Der einzige Erkrankte bei dem letzten „Ausbruch“ im Jahre 1972 (ein Ausländer) lief andererseits in hochansteckendem Zustand zwölf Tage lang in Hannover herum, hatte Kontakt mit Tausenden von Menschen, und doch gab es keine weiteren Erkrankten. Hier wurde nicht in die Inkubationszeit hineingeimpft, sondern nur quarantänisiert und (pro forma) nach der 18tägigen Quarantäne geimpft. Mehr hierzu (und über alle weiteren üblichen Impfungen) in *Buchwalds* Werk *„Impfen, das Geschäft mit der Angst“*, erschienen im emu-Verlag. D.Ü.

Impfung geschützt sind. Variola verläuft regelhaft in drei Stadien: Inkubationszeit, Entwicklung und Reifung des Exanthems, Rekonvaleszenz. Das Varioloid unterscheidet sich in der Inkubationszeit nur geringfügig von der Variola. Eine schwere Attacke des Varioloids kann eine viel schwerere Krankheit sein als eine leichte Form der echten Pocken*. Der prinzipielle Unterschied findet sich in der Tatsache, dass das Exanthem bei den modifizierten Pocken gewöhnlich weit weniger ausgeprägt ist und sich früher zurückzubilden beginnt. In allen anderen Aspekten kann man Variola und Varioloid aus praktischen Gründen als identisch betrachten. Da eine Infektion durch den leichtesten Fall von Varioloid in der Lage ist, bei Ungeschützten die schwerste Form konfluierender Variola hervorzubringen, kann sich unter geeigneten Umständen aus beiden Krankheitsformen die jeweils andere entwickeln.

Bei *Variola discreta* können die Pusteln gezählt werden, sie sind voneinander abgegrenzt und vereinigen sich oder konfluieren nicht, selbst wenn sie voll ausgereift sind. Bei *Variola confluens* sitzen die Blütchen so eng beieinander, dass sie am dritten oder vierten Tag der Entzündung konfluieren. Im allgemeinen verläuft die letztere Variante weit schwerer. Darin besteht der einzige wirkliche Unterschied zwischen beiden.

Symptome:

1) Inkubationsstadium: Die gewöhnliche Zeit zwischen dem Empfang der Pockeninfektion und dem Beginn der Manifestationen beträgt zwölf bis vierzehn Tage. Kinderpflegerinnen nannten dies die Zeit, in welcher die Krankheit *ausgebrütet* wird. In manchen Fällen sind Kinder und auch ältere Personen während dieser Zeit deutlich angegriffen und verspüren eine sehr ausgeprägte Schwäche und Müdigkeit. Andere nehmen keine besonderen Befindlichkeitsstörungen wahr.

2) Entwicklung und Reifung des Ausschlags: Der erste Teil dieser Zeitspanne wird vom Initial- oder Eruptivfieber eingenommen. Da es von Wichtigkeit ist, wenn möglich, den Beginn dieser Krankheit bereits vor Auftreten des Pockenausschlags diagnostizieren zu können, versuchen wir hier dieses Fieber so genau zu porträtieren, dass es erkannt werden kann – selbst bei Kindern, welche zu jung sind, den intensiven, ungewöhnlichen und lange anhaltenden Rückenschmerz zu beschreiben, welcher bei Älteren sofort den Verdacht auf diese Krankheit erweckt. Bei Kindern gehen drei stark ausgeprägte Krankheitszeichen dem Eruptivfieber der Pocken voraus und begleiten es. Durch diese Zeichen kann, meinen wir, der dringende Verdacht auf die Krankheit schon vor der Eruption geäußert werden, wenn man sie schon nicht absolut sicher diagnostizieren mag. Und diese Zeichen sind *Erbrechen, Koma* und *Krämpfe*. Die Übelkeit, mit welcher zusammen das Eruptivfieber einsetzt, ist im allgemeinen sehr stark, und die Magenstörung bleibt 48 Stunden lang bestehen; während dieser Zeit kommt es häufig zu Erbrechen. Der Bewusstseinszustand besteht oft eher in einem Stupor als in einem Delirium; letzteres herrscht in leichteren Fällen vor. Bei schwerwiegenderen Fällen kommt es zuweilen zu Krämpfen, welche – alternierend mit Koma – sich für 24 bis 36 Stunden fortsetzen. Die Persistenz des Erbrechens unterscheidet den Fall offenkundig von einem Scharlachfall. Auch ist die Haut nicht so heiß und trocken wie beim Scharlach. Stupor oder Koma gemeinsam mit Erbrechen einerseits, Konvulsionen andererseits, ermöglichen dem Praktiker, den Fall von einer beginnenden Gehirnerkrankung zu unterscheiden, bei welcher es tatsächlich zu – sogar lange anhaltendem – Erbrechen kommen kann, jedoch weder das Koma noch die Krämpfe sich so rasch entwickeln.

Der zweite Teil des Stadiums der Entwicklung der Pocken wird vom Erscheinen der zunächst *papulösen Hautveränderung* eingenommen. Diese tritt niemals früher als 48 Stunden nach Beginn der akuten Erkrankung auf und kann auch etwas verzögert hervorkommen. Die Papeln sind zuerst leicht gerötete, winzige, ein wenig zugespitzte Erhebungen der Haut, welche bei hastiger Untersuchung übersehen werden können, jedoch beim Bestreichen der Haut dem Finger ein deutliches Gefühl der Irregularität vermitteln. „Sie nehmen an Größe zu, und innerhalb von 48 Stunden nehmen sie einen vesikulären Charakter an. Die Vesikel enthalten eine molkeartige Flüssigkeit und bieten nun statt einer konischen Form eine zentrale Eindellung dar. Innerhalb weiterer 48 Stunden vergrößern sich diese Bläschen weiter, ihr zentraler Nabel wird immer deutlicher, und ihr Inhalt wird weiß und undurchsichtig. Sie sind damit keine Bläschen mehr, sondern haben sich in Pusteln verwandelt. Wenn die Pusteln einzeln stehen, weist eine jede einen roten Hof um ihre Basis herum auf. Während die Größe der Pusteln weiter zunimmt, verlieren sie die zentrale Nabelung, nehmen eine kugelige Form an und werden sogar leicht konisch. Die nächste beobachtbare Veränderung an ihnen ist eine Änderung ihrer Farbe von Weiß zu einem schmutziggelben Farbton, welchen sie beibehalten, bis die Austrocknung des Ausschlags beginnt. Diese *Reifung* der Pusteln dauert üblicherweise vom Beginn des fünften bis zum Beginn des achten Tages des Eruptionsstadiums, beziehungsweise vom achten bis zum elften Krankheitstag. Danach beginnt der Prozeß der *Austrocknung* der Pusteln. Wenn die Krusten abfallen, was sie innerhalb von drei bis fünf oder sechs Tagen tun, so erscheint die Haut rötlichbraun verfärbt, und diese Färbung verschwindet oft erst nach mehreren Wochen. Nur in Fällen, wo die Pusteln tief genug reichten, um einen Teil der echten Dermis zu zerstören, wird eine andauernde Entstellung, die Bildung der Pockennarben, hervorgebracht. " – *West.*

Behandlung: Die Homöopathie nimmt dieser Krankheit viel von ihrer Gefährlichkeit. Halten Sie den Patienten in angenehmer Temperatur, mit reichlicher Zufuhr frischer Luft. Von den vielen Methoden, Pocken mit homöopathischen Arzneien zu behandeln, will ich meine eigene erwähnen, mit der ich nach sehr umfassenden klinischen Erfahrungen keinen Grund habe, unzufrieden zu sein. In den ersten Stadien der Krankheit gebe ich *Aconitum, Bryonia, Stramonium, Rhus toxicodendron* oder *Phosphorus,* wie die Symptome es in jedem einzelnen Falle indizieren, so lange, bis der Ausschlag herausgekommen und das Fieber gesunken ist. Dann gebe ich eine Einzeldosis *Thuja C 1000.* Unter dem Einfluss dieser Arznei werden die Pusteln bereits zu der Zeit, wo sie normalerweise gefüllt sein müßten, alle trocken sein und abfallen.

Varizellen (Windpocken)

Die *Varizellen* oder *Windpocken* sind eine milde verlaufende, fieberhafte, bläschenförmige exanthematische Infektionskrankheit. Diese Affektion scheint ein ähnliches Verhältnis zum Varioloid zu haben wie letzteres zu den Pocken selbst ,wenn auch in weit geringerem Ausmaß. Wie man das Varioloid als Bastard- oder falsche Form der Pocken ansieht, so kann man auch die Varizellen als falsche Form oder Bastard des Varioloids auffassen; doch mit einem Unterschied – welcher ihre Hybridnatur beweist –, nämlich dem, dass Varizellen sowohl unfähig sind, Variola oder Varioloid hervorzurufen, als auch, sich selbst zu verbreiten*.

* Was nicht zutrifft. Offenbar konnte man zu *Guernseys* Zeiten die Varizellen schlecht von leicht verlaufenden Pocken unterscheiden. Hier liegt ein weiterer Unsicherheitsfaktor im Bereich der Impffrage, denn wieviele „Pockenfälle", welche damals in die Statistiken eingingen, waren in Wirklichkeit schwer verlaufende Varizellen und umgekehrt? D. Ü.

Varizellen treten häufiger bei Pockengeimpften als bei Ungeimpften auf. Ihre Symptome sind von Fall zu Fall sehr verschieden. Bei einigen trocknen die Vesikel früh aus und hinterlassen keine Narben, während in anderen Fällen die Bläschen mehr oder weniger voll ausreifen (zu Pusteln werden), die Krusten für lange Zeit haftenbleiben und, wenn sie endlich abfallen, unzerstörbare Vertiefungen in der Haut hinterlassen. Diese Krankheit ist bezüglich ihrer Verwandtschaft mit natürlichen und modifizierten Pocken zum Anlass vieler Disputationen unter den Medizinern geworden. Ihre Behandlung mit homöopathischen Medikamenten dagegen ist sowohl einfach als auch höchst erfolgreich. Man studiere die folgenden Arzneien.

Belladonna, Sepia, Dulcamara und *Clematis* sollten mit Sorgfalt studiert werden. In Fällen, welche degenerieren und wo die Blasen in Geschwüre übergehen, sollte man sorgsam *Mercurius, Sulphur, Hepar sulphuris, Graphites, Calcarea carbonica* und *Sepia* in den Vergleich ziehen.

Pockenimpfung*

Im folgenden ist die Impfmethode beschrieben, welche wir am geeignetsten finden. Skraifizieren Sie die Haut mit großer Sorgfalt mit einer Lanzette, bis die Haut ein wenig blutiges Exsudat zeigt. Dann applizieren Sie einen Tropfen der Lösung des Virus und sorgen Sie dafür, dass es mit der rohen Oberfläche der Impfwunde in Kontakt kommt. Am dritten oder vierten Tag kann man vielleicht einen kleinen rosenfarbenen Fleck sehen, und beim sorgfältigen Tasten mit dem Finger kann man einen winzigen Kern fühlen. Jetzt ist der beste Zeitpunkt, *Sulphur C 200* zu geben und dessen Resultat abzuwarten. Sollte das Impfvirus zur Manifestation latenter Psora führen, wird *Silicea* für gewöhnlich alles in Ordnung bringen. Entsprechend den vorhandenen Symptomen kann auch *Psorinum* oder gar ein anderes Arzneimittel benötigt werden.

* Im vorigen Abschnitt gibt *Guernsey* die Existenz und den gelegentlichen schweren Verlauf von Pocken beim Geimpften zu. Er sagt selbst, daß diese sich nur in der geringeren Stärke des Exanthems und sonst in nichts von echter Variola unterscheiden. Doch wagt er es nicht, die Abtrennung der Pocken beim Geimpften, als *Varioloid*, von denen beim Ungeimpften völlig fallenzulassen, was eigentlich logisch gewesen wäre. Hätte er dies getan, so würde er auch die „prophylaktische Wirkung“ der Vakzination relativiert haben. Überhaupt ist fraglich, ob es – wie allgemein behauptet – die Massenimpfung war, welche zur Ausrottung der Pocken führte. Es kann genausogut die strenge Quarantäne nach jedem Pockenausbruch gewesen sein. D. Ü.

Die erste Vakzination sollte in der vierten Woche nach der Geburt erfolgen. Allgemein gesprochen ist es sicherer, im siebten Lebensjahr und noch zweimal im weiteren Leben erneut zu impfen.

Dies ist ein echtes Prophylaktikum*. Sobald es offenkundig wird, dass der Organismus auf die Wirkung des Virus reagiert, indem er einen kleinen roten Punkt hervorbringt, ist es am besten, *Sulphur C 200* zu verabreichen.

Bei üblen Folgen,** welche aus einer Impfung entstehen können (diese können bei manchen Konstitutionen selbst nach dem Gebrauch guter Viruslösungen auftreten), greifen wir gewöhnlich auf *Sulphur, Silicea* oder *Psorinum* zurück.

* Siehe Fußnote (**) auf S. 158

** Diese *Impfschäden* ziehen sich wie ein roter Faden durch die gesamte Geschichte des Impfwesens, auch bei anderen, erst im 20. Jahrhundert entstandenen Impfverfahren. *Guernsey* sah sie, wie seine *Sulphur*-Empfehlung zeigt, als Folgen der durch das Impfgift (*Virus* heißt für ihn noch „Gift") manifestierten Psora an; dies ist auch heute noch die zutreffendste Auffassung aus homöopathischer Sicht. Da aber, wie schon *Kent* sagte, *jeder Mensch zumindest latent psorisch ist*, so kann niemand voraussagen, welches Kind nach welcher Impfung einen Gehirnschaden, eine Neurodermitis oder ähnliche chronische Schäden entwickeln wird. Impfen ist immer ein Eingriff mit deutlich ausgeprägten (von offizieller Seite weit untertriebenen) Risiken, der nicht routinemäßig, sonden nur nach Untersuchung und genauer klinischer Anamnese erfolgen sollte. Ist der Nutzen einer Impfung nicht klar erwiesen (BCG) oder besteht keine Gefahr, sich mit der entsprechenden Krankheit anzustecken (Zeckenenzephalitis (FSME)kommt in Norddeutschland gar nicht und in Süddeutschland und Österreich nur gebietsweise endemisch vor), sollte man diese Impfung nicht anwenden.

Kontraindiziert sind Impfungen – *auch nach schulmedizinischem Konsens* – bei florider Neurodermitis oder bakteriellem Hautleiden; bei bestehendem Infekt; wenn der Impfling sich mit hoher Wahrscheinlichkeit innerhalb der Inkubationszeit eines Infekts befindet; oder wenn einer zuvor erfolgten Impfung mit dem jetzt zu verabreichenden Impfstoff eine allergische Reaktion oder ein Krampfanfall oder andere zentralnervöse Symptome (Cri encéphalique!) gefolgt sind.

Lebendimpfstoffe sollten immunsupprimierten Patienten (wozu auch solche gehören, welche z. B. wegen Colitis ulcerosa oder rheumatoider Arthritis unter systemischer Cortisontherapie oberhalb der Cushing-Schwelle stehen) nicht verabreicht werden. Die Schluckimpfung kann für immunsupprimierte Kontaktpersonen von frisch Geimpften zum Risiko werden, eine Poliomyelitis durch Impfviren zu bekommen. Fälle dieser Art sind in der Literatur dokumentiert.

Die Tetanusimpfung sollte nicht nach jeder Hautverletzung aufgefrischt werden, denn die Möglichkeit einer Tetanusinfektion besteht nur bei bestimmten verschmutzten Wunden (z. B. rostiger Nagel im Fuß) – Clostridium tetani wächst nur unter Sauerstoffabschluß – und zweitens besteht die Gefahr der Überimpfung, welcher gefährliche allergische Reaktionen oder in Einzelfällen auch Autoimmunreaktionen folgen können. Generell würde eine Auffrischung alle 10 bis 15 Jahre ausreichen. Man sollte daher unnötiges Nachimpfen durch Bestimmung des Tetanustiters vermeiden, da die Gefahr einer allergischen Reaktion mit *jeder* Impfung steigt. Auch bei einer Erstimpfung ist eine allergische Reaktion möglich, jedoch ist sie um so wahrscheinlicher, je öfter der Impfstoff dem Körper zugeführt wird. Jeder gegen Tetanus Geimpfte sollte seinen Impfpaß bei sich tragen, damit er bei Unfällen nicht unnötigerweise nachgeimpft wird.

Kritische Meinungsäußerungen zur Impffrage sowie Detailinformationen über Impfschäden und Kontraindikationen bietet die Zeitschrift *„Internationale Impfnachrichten"*. Ihre deutsche Ausgabe wird durch *P. Irl*, Neurieder Str. 8, 82191 Buchendorf, vertrieben. D. Ü.

Aconitum – Wenn in erster Linie das Fieber hervorsticht.

Antimonium crudum – Windpocken und andere Exantheme mit Diarrhoe.[10] – Ausschläge, wie Spitzpocken [Windpocken], mit Stichschmerz beim Daraufdrücken.[3] – Eignet sich besonders für Kinder und Kleinkinder mit feuchter, weiß belegter Zunge.[7] – Das Kind erträgt es nicht, angesehen oder angefasst zu werden.[3]

Antimonium tartaricum – Der Ausschlag erscheint nicht und Konvulsionen komplizieren den Fall.

Belladonna – Gesichtsröte, injizierte Skleren, Kopfschmerzen usw.

Coffea – Sehr viel Ruhelosigkeit, Erregung und Schlaflosigkeit.

Mercurius – Speichelfluss; etwas Durst; die Bläschen werden gelb und eitrig.

Rhus toxicodendron – Ausschlag sich ausbreitender Bläschen.

Sulphur – Die Pöckchen wollen nicht abheilen; Neigung zu Juckreiz und Ulzeration. – *Hartmann* empfiehlt dieses Arzneimittel in Hinblick auf die Lokalsymptome.

Erysipel

Das *Erysipel* kommt, so sagt man, beim Säugling in diesem Lande sehr selten vor; wenn es einmal auftritt, so meist nur wenige Tage nach der Geburt. In diesem Falle ist sein Ausgangspunkt wohl eine Nabelphlebitis. Manchmal ist das Erysipel auch kongenital und nimmt seinen Ursprung im Uterus der Mutter. In beiden Fällen muss man die Krankheit als höchst gefährlich ansehen. Die Alte Schule bezeichnet sie als fast ausnahmslos tödlich, sogar wenn sie erst im vierten Lebensmonat auftritt.

Symptome: Dem Erysipel können Fieber und andere Symptome einer Allgemeinerkrankung vorangehen, doch in den meisten Fällen erscheint das erste Zeichen der eigenartigen Störung in Form einer bestimmten verdächtigen Röte, welche auf der Scham oder im Nabelbereich anfängt und sich nach und nach über den Bauch und die Schenkel ausbreitet. Die von der Entzündung befallenen Teile sind geschwollen, hart und extrem berührungsempfindlich, was sich in den Abwehrbewegungen und dem Schreien des Kindes zeigt, welches Berührung kaum ertragen kann (*Lachesis*). Nach vierundzwanzig Stunden erscheinen ein paar verstreute Bläschen mit livider Basis auf der entzündeten Oberfläche, welche sich sehr schnell in gangränöse Ulzerationen umwandeln. „Wenn die Röte sich auf Hände und Füße ausdehnt, erreichen diese Körperteile eine viel stärkere Rötung und Schwellung als jegliche andere Körperregion. Die äußeren Genitalien gehen manchmal aufgrund der örtlichen Entzündung in feuchte Gangrän über; in vielen Fällen nehmen sie ein emphysematöses Aussehen an. Statt zuerst an der Scham zu erscheinen, kann sich das Erysipel auch, wie beobachtet wurde, von einer Impfpustel aus entwickeln. Weniger häufig geht es von einer durch Unfall entstandenen Rißwunde der Haut oder von den wunden Stellen aus, welche in den Hautfalten der Leisten und anderer Körperstellen der Säuglinge so allgemein üblich sind." Manchmal fängt die Krankheit in Form eines dunkelroten glänzenden Flecks an, welcher sich rasch vergrößert und eine purpurne Farbe annimmt; die Schwellung ist nur gering, doch die Haut wird hart und gespannt. (Siehe **Induration des Zellgewebes** auf S. 178.) Beginnt das Erysipel am Bauch, so folgen Blasenbildung, Zerstörung des Gewebes und Gangrän der Haut rasch aufeinander; die Genitalien werden nicht selten völlig zerstört. In solchen Fällen ist das Fieber von typhoidem Charakter, und die ganze Störung ist extrem maligne, fähig, das Kind in sehr kurzer Zeit hinwegzuraffen. Bei dieser Krankheit, selbst bei ihren leichteren Ausprägungen, ist leicht zu erkennen, dass die Vitalkräfte so stark herabgestimmt sind und das Blut sich in einem so vergifteten Zustand befindet, dass es nur wenig Selbstheilungskraft und damit kaum Hoffnung gibt. Und doch ist selbst bei böstartigen Störungen viel zu erreichen, wenn wir die den Zustand aufrechterhaltende Ursache beseitigen können. Wo es einen Grund zu der Annahme gibt, dass der schlechte Gesundheitszustand der Mutter oder ihr allgemein geschwächter Zustand Auslöser der Schwierigkeiten ist, sollte das Kind anstelle der Muttermilch Nahrung aus anderen Quellen erhalten.* Man studiere die folgenden Arzneien, und auch andere, welche vielleicht indiziert sind.

* In diesem Falle ist *Guernsey* mit dem Rat, eine Amme hinzuzuziehen, völlig im Recht. Weist nämlich die Mutter eine Streptokokkeninfektion auf, z. B. das im 19. Jahrhundert noch so häufige Kindbettfieber oder eine akute eitrige Mastitis, so steckt sie ihren Säugling bei jeder Mahlzeit, ja jeder Berührung erneut an. Das noch unreife Immunsystem des jungen Kindes muß solch massiven Angriffen erliegen. Wird diese Infektionsquelle beseitigt, so hat das Baby (bei Ernährung mit Milch einer gesunden Frau, welche bekanntlich Immunstoffe enthält) zumindest theoretisch die Chance, die bereits eingedrungenen Erreger zu besiegen und zu genesen. D. Ü.

Aconitum – Bei ausgeprägter fieberhafter Erregung – einem echten synochalen Fieber – wird allein dieses Mittel zufriedenstellende Besserung bewirken.

[– Erysipel; glatte Haut; heftiges Fieber.[10]]

Apis – Wenn das Kind plötzlich aufschreit, wie durch stechende Schmerzen; *schlaflose Nächte*; der Ausschlag neigt dazu, sich über den gesamten Körper auszubreiten, oder er wird gangränös.

[– Schwellung der Haut, blassrot, wie aufgedunsen, breitet sich allmählich weiter über den Körper aus.[10] – Schwellung, ödematös, erysipelatös, mit roten Streifen.[10] – Erysipel mit brennend schmerzendem Stechen.[10] – Erysipel: Röte mit wundem, zerschlagenem Gefühl, oft nur ein blasses Rosa; später purpurfarben, drohende Gangrän; ödematöse Schwellung, besonders unter den Augen, an der Stimmritze, dem Skrotum usw. ; schlaflose Nächte; plötzliches schrilles Aufschreien.[10] – Glatte Wundrose, ähnlich derjenigen von *Belladonna*.[10] – Kaltes Wasser lindert Schmerzen, Schwellung und Brennen.[10]]

Arnica – Wenn die Beschwerden aufgrund von Quetschung entstanden sind; oder durch unvorsichtigen, groben Umgang mit der Nabelschnur des Neugeborenen.

[– Phlegmonöse Wundrose.[10]]

Belladonna – Der Ausschlag ist sehr rot; breitet sich in Strahlen von einem Zentrum her aus; Zuckungen, Rucke und Stöhnen; sehr heiße Haut.

[– Erysipelatöse Entzündung; auch mit Schwellung oder sogar gangrän der Teile.[4] – Phlegmonöse Wundrose, hellrot und ausstrahlend.[10] – Bläschenförmige Wundrose, wenn heftiges Fieber besteht.[10]]

Bryonia – Die entzündeten Teile sind induriert, blass und berührungsempfindlich. – Trockene, spröde Lippen.

[**Euphorbium** – Erysipelas bullosum.[10]]

Graphites – Der Ausschlag hat ein bläschenartiges Aussehen; oder Absonderung einer klaren, klebrigen Flüssigkeit. – Die Beschwerde kann auch eine chronische Form annehmen; das Kind leidet an Verstopfung; große Stühle, die fast nicht zu entleeren sind.

[– Erysipel beginnt im Gesicht und breitet sich allmählich über den gesamten Körper aus; hohes Fieber.[10] – Erysipel beginnt an der Stirn und breitet sich von dort auf den Haarkopf und zum Hals aus; es bilden sich auch Bläschen, die austrocknen.[10] – Erysipelatöse Entzündung in Streifen.[10] – Erysipel im Gesicht, beginnt rechts und erstreckt sich nach links.[10]]

[**Lachesis** – Die Schwellung nimmt ein purpurfarbenes Aussehen an; von links nach rechts wandernd (*Rhus-t.*); keine große Schwellung, aber anhaltend; Eiterung in Flecken, fließt nicht aus, sondern trocknet zu käsigen Massen ein; bisweilen Blasen mit dunkelfarbigem Serum.[10]]

Mercurius – In Fällen syphilitischer Genese.

[– Erysipel erstreckt sich vom Rücken um das Abdomen herum; syphilitische Grundlage; einfach oder phlegmonös.[10] – Erysipel Neugeborener, auf syphilitischer oder skrofulöser Grundlage; einige Tage nach der Geburt tauchen rote Flecken auf der Haut auf, besonders im Bereich von Leistengegend, Skrotum und Schenkeln; die Flecke sind erst blass, nehmen dann allmählich eine leuchtendere rote Farbe an, es bildet sich eine Art Intertrigo, übelriechende Absonderung mit der Neigung, eitrig zu werden; schließlich erscheinen leuchtend rote Flecke auf dem unteren Abdomen und in der Nabelgegend, die allmählich einen erysipelatösen Charakter annehmen, was nun auch bezüglich der primären Hauterscheinungen zu beobachten ist; durchfällige, gegärte Stühle und beträchtliches Fieber.[10]]

Pulsatilla – Dieses Arzneimittel ist häufig dann erforderlich, wenn die Beschwerde im Bereich der Gesäßbacken auftritt und dazu neigt, sich von dort auszubreiten.

[– Erysipel: bläulich, breitet sich schnell aus; besonders im Bereich um die Gesäßbacken und Oberschenkel; glatte Haut; bei Neugeborenen und Kindern; erratisch; Induration des Zellgewebes.[10]]

[**Rhus toxicodendron** – Erysipelatöse Entzündung: Härte der Haut, sowie Verdickung; aufgrund von Naßwerden; mit Frösteln und Fieber; < in kalter Luft; Ruhelosigkeit; Gesicht dunkelrot, mit gelben Bläschen bedeckt; Brennen, Jucken und Stechen; < durch Kälte; bei nassem Wetter; durch Naßwerden; an feuchten Orten.[10] – Vesikuläres Erysipel; Kopfhaut, Gesicht und Genitalien sind besonders betroffen; die affizierten Teile sind dunkelrot; die Entzündung erstreckt sich von links nach rechts.[10] – Auch gürtelartige Erysipel.[4]]

Sulphur – Nützlich bei Fällen mit stark ausgeprägter herpetischer Konstitution.

Urtikaria, Nesselausschlag

Die Charakteristika dieses Ausschlags bestehen in der Erhabenheit der Hautveränderungen und dem brennend-stechenden Charakter der Schmerzen, im plötzlichen Erscheinen und häufig ebenso plötzlichen Verschwinden der Quaddeln sowie in der Abhängigkeit derselben von einer frischen Magenstörung oder heißem Wetter. Dr. *Condie* beschreibt die Urtikaria als „einen Ausschlag von roten entzündeten Flecken oder weißen Quaddeln, welche sich ungleichmäßig über verschiedene, oft weit voneinander entfernte Körperregionen verteilen. Manchmal sind Ausdehnung und Zahl der Quaddeln gering, während sie in anderen Fällen einen erheblichen Anteil der Haut befallen." Dieser Ausschlag ähnelt sowohl in seinem Aussehen als auch in den durch ihn hervorgerufenen Empfindungen in bemerkenswerter Weise den Veränderungen, welche Folge der Aufbringung von Brennesseln, *Urtica urens*, auf die Haut sind. In solchen Fällen wird diese Arznei sich als fähig erweisen, dem kleinen Patienten seine Qual sofort und erheblich zu erleichtern. Scheint die Hautveränderung in erster Linie durch Sommerhitze bedingt, so wird ein warmes* Bad sich als sehr nützlich zur Linderung des intensiven Brennens und Juckens erweisen.

In manchen Fällen verschwindet der Ausschlag von einem Körperteil und erscheint fast unmittelbar danach an einer anderen, weit davon entfernten Körperstelle aufs neue. Die meisten Nesselausschläge sind von banaler und vorübergehender Art; doch mit manchen sind Begleitsymptome von größerer Gefährlichkeit verbunden, wie etwa brennende Fieberhitze, Durchfall usw. Diese Symptome kann man bei den verschiedenen in Frage kommenden Arzneien aufgezählt finden.

Aconitum – Hohes Fieber, Ruhelosigkeit und Angst.

Apis – Rote, entzündete, erhabene Flecken mit brennend-stechenden Schmerzen; hat sich in vielen, selbst schwersten Fällen als unschätzbar und heilend erwiesen.

[– Urtikaria, wie Bienenstiche oder Stiche von anderen Insekten aussehend, mit unerträglichem Juckreiz nachts, in der Bettwärme.[10] – Nes-

* Diese Anwendung von Wärme (nicht Hitze!) gegen Hitzefolgen ist „physikalische Homöopathie", wie von *Hahnemann* in anderen Zusammenhängen mehrfach im *Organon* beschrieben. D. Ü.

selausschlag, rote Flecken, kleine weiße Stellen mit roten Höfen, heftig juckend.[10] – Urtikaria, vereinzelte Erhebungen, schmerzhaft und berührungsempfindlich, nehmen eine purpurne oder fahle Tönung an.[10] – Juckender und brennender Ausschlag auf Lippen, Nase und unter den Augenbrauen; Stellen wie Nesselausschlag auf Kinn und Wangen.[10] – Urtikaria mit Hitze der Haut und leichtem Fieber; Durstlosigkeit.[10] – Juckreiz und Auftreten von Hautflecken nach Kratzen, wie Urtikaria.[10] – Nesselausschlag und Folgezustände davon, besonders wenn es sich um Asthma handelt.[10]]

Arsenicum album – Der Ausschlag verschlimmert sich in der Nacht; viel Ruhelosigkeit und Umherwerfen; ist oft besonders dann passend, wenn die Beschwerden aufgrund von ungeeigneten Speisen entstanden sind.

[– Ausschlag aufgrund von ungeeigneten Speisen, gesalzenem Fisch, salzigem Fleisch.[10] – Urtikaria mit erheblichem Brennen und Ruhelosigkeit; auch nach ihrem Rückgang.[10] – Anfälle von Krupp treten anstelle des üblichen Nesselausschlags bzw. der Urtikaria auf.[10]]

[**Astacus fluviatilis** – Urtikaria mit Leberbeschwerden; Gelbsucht bei Kindern.[7] – Heftiger Anfall von einem Ausschlag, von Nesselsucht; am ganzen Körper.[10]]

[– Röte von Gesicht und Augen, der Ausschlag selbst ist meist ebenfalls sehr rot; Stöhnen und Auffahren aus dem Schlaf; heißer Kopf.[10]]

Bryonia – Der Ausschlag wurde teilweise unterdrückt, so dass er nun sehr blass aussieht; Brustbeklemmung mit erschwerter und beschleunigter Atmung in Folge davon.

[– Urtikaria mit starkem Prickeln, besonders bei Berührung.[10]]

Calcarea cabonica – Der Ausschlag ist weiß und ziemlich erhaben; er ist hart und scheint sehr zu jucken; erzeugt großes Unbehagen.

[– Nesselausschläge, meist an kühler Luft vergehend, aber auch langwierige; juckende Blasen, besonders auch über den Hüften.[4] – Erhabene rote Streifen am Schienbein mit starkem Jucken und Brennen nach Reiben.[8]]

[**Chloralum hydratum** – Heftig stechendes Jucken am ganzen Körper.[10] – Urtikariaartiger Ausschlag, der tagsüber verschwindet und nachts herauskommt, mit so starkem Jucken, dass das Kind nicht schlafen kann; nach Waschen mit Seife und Wasser wird er schmerzhaft.[10] – Urtikariaquaddeln kommen plötzlich durch ein Frösteln auf, ganze Gruppen davon erscheinen mehrmals am Tag; solange sie im Warmen bleibt, wird sie nicht davon belästigt.[10] – Rote Flecken an den Beinen und am Körper in deutlichen Quaddeln, ohne viel Fieber.[10] – Nesselausschlag < in der Nacht, nötigt zum Kratzen, bis es blutet; Fieber und Ruhelosigkeit.[10]]

[**Copaiva** – Nesselsucht in Form einzelner (nur an den Ohren und Handrücken konfluierender) bohnengroßer, blassrötlicher oder hochroter, heftig juckender, stark begrenzter, etwas erhabener, wanzenstichähnlicher Quaddeln über den ganzen Körper.[5]]

Dulcamara – Der Ausschlag erscheint immer dann, wenn das Kind feuchter kalter Luft ausgesetzt war.

[– Stechende Empfindung wie von Nadeln, über die gesamte Körperoberfläche (Urtikaria).[10]]

Hepar sulphuris – Katarrhe von Kopf, Brust usw. begleiten den Ausschlag.

[– Chronische Urtikaria; Ausschlag hauptsächlich an Händen und Fingern.[10] – Nesselausschlag > durch Wärme.[10]]

[**Ledum** – Urtikaria: weiß, doch bei Reiben rot werdend; intensives Jucken, Stechen, Brennen (nach einem Wespenstich); < durch Wärme.[10]]

Nux vomica – Urtikaria in Verbindung mit gastrischen Beschwerden, Obstipation usw.

Pulsatilla – Urtikaria mit Diarrhoe; < nachts.

Rhus toxicodendron – Wenn Reiben der betroffenen Teile den Ausschlag verschlimmert.

[– Urtikaria durch Naßwerden; mit Frösten und Fieber; < in kalter Luft.[10]]

Sulphur – Wenn das Kind Beschwerden aufgrund einer Unterdrückung des Ausschlages entwickelt.

Urtica urens – Wenn der Ausschlag blass aussieht, wie durch Brennnesseln verursacht, und ständig zum Reiben reizt.

[– Nesselausschlag; Jucken und Brennen der Haut, wie versengt; erhabene, rote Flecken; fein stechende Punkte; blass, ständig zum Reiben nötigend.[10] – Folgen von unterdrücktem Nesselausschlag.[10] – Äußerst quälende brennende Hitze mit Ameisenlaufen im Gesicht, auf Armen, Schultern und Brust; Taubheit und heftiges Jucken der Teile.[10] – Der Ausschlag und das Jucken verschwinden, sobald er sich hinlegt, und erscheinen sofort nach dem Aufstehen aufs neue.[10] – Nesselausschlag, der jedes Jahr zur gleichen Jahreszeit auftritt.[10]]

Impetigo contagiosa*

Dieser Hautausschlag wurde von verschiedenen Autoren jeweils verschieden benannt: *Willan* bezeichnete ihn als *Porrigo larvalis, Bateman* als *Impetigo larvalis, Rayer* als *Eczema impetiginodes,* andere nennen ihn *Tinea muciflua* oder *granulata.*

Beschreibung und Symptome: Dieser Ausschlag wird mit dem Adjektiv „*larvalis*" bezeichnet, weil er das Gesicht wie eine Maske bedeckt. Er tritt gewöhnlich während der Zahnung auf und scheint mit diesem Prozeß in deutlichem Zusammenhang zu stehen. Gewöhnlich beginnt er an Stirn und Wangen, indem eine Anzahl kleiner gelblicher Pusteln, konfluierend und gruppenweise, auf geröteter Oberfläche auftreten. Diese Pusteln erregen starken Juckreiz und brechen rasch auf. Sie scheiden eine zähe Flüssigkeit ab, welche später zu dünnen grünlichgelben Krusten eintrocknet. Häufig werden diese Krusten abgescheuert und bilden sich dann erneut. Rund um die Krusten bilden sich neue Pustelgruppen, und der Ausschlag breitet sich rasch auf der Kopfhaut und im Gesicht aus. Wenn die Kopfhaut befallen wird, vergrößern sich die Lymphknoten an den Halsseiten und im Nacken, und zuweilen abszedieren sie. Der Ausschlag kann auf oder hinter den Ohren auftreten und manchmal, fleckweise, auch auf Hals oder Brust. Die Flüssigkeit aus den Pusteln wird vom Kopfhaar aufgefangen und verfestigt sich in Form kleiner, unregelmäßig geformter, verformbarer Stückchen, welche dem zerkleinerten Dotter eines hartgekochten Eies ähneln können (*Evanson*). Die Pusteln haben eine zugespitzte Form, enthalten eine strohfarbene Flüssigkeit, stehen auf einer entzündeten Oberfläche, und ihnen folgt die Bildung einer dünnen braunen oder

* Ursprünglich hieß dieses Kapitel „Milchschorf". Doch *Guernsey* spricht hier nicht vom Milchschorf nach heutiger Definition, welcher ohne Zusammenhang mit Mikroben als Erstmanifestation einer Neurodermitis auftritt. *Guernseys* „Crusta lactea" ist die *Impetigo contagiosa*, wie die Beschreibung zeigt, welche alle Symptome dieser durch Staphylokokken (oder seltener Streptokokken) bedingten Hautkrankheit aufweist. D. Ü.

gelblichen Kruste. *Achores* nennt man zuweilen die kleinen oberflächlichen Ulzera, welche sie auf der Haut bilden. Es besteht ein starker Reizzustand mit Hitze und Jucken der Kopfhaut; der Ausschlag nässt profus, und wegen des starken Juckens wird er aufgekratzt und hinterläßt eine rohe, exkoriierte Oberfläche. Wo auch immer das Exsudat mit Haut in Berührung kommt – im Gesicht, wenn es vom Kopf herunterläuft, auf der Brust, wohin es tropft, und auf dem Handrücken, mit welchem das Kind die befallene Haut heftig reibt –, erweist es sich als so scharf, dass es neue Ausschlagsherde produziert.* Dies geschieht sogar auf den Armen der Amme, auf welchen der Kopf des Kindes nachts ruht. Das Jucken und die brennende Schärfe des Ausschlags und seines Exsudats sind nachts viel schlimmer.

Alle äußerlichen Anwendungen, außer Waschungen mit lauwarmem Wasser, sollte man strengstens meiden.** Die Unterdrückung des Ausschlags ist sorgsam zu verhindern, denn ihr würde mit großer Sicherheit eine lebensgefährliche Erkrankung an Hydrozephalus folgen.†

Man studiere die folgenden Arzneien und alle anderen, welche die vorhandenen Zeichen und Symptome mit noch größerer Genauigkeit decken könnten. Man findet wahlanzeigende Symptome der Impetigo auch bei jenen Arzneien gegen chronische Hautkrankheiten, welche hier nicht im einzelnen beschrieben wurden.

Aconitum – Bei hohem Fieber, Ruhelosigkeit, angstvoller Qual; die Teile sind stark entzündet; *Aconitum* kann in einem solchen Fall auch die restlichen [nicht hoch akuten] Beschwerden beseitigen, wenn wir es nur geduldig wirken lassen, solange die Besserung anhält.

Arsenicum album – Der Ausschlag ist sehr trocken und schuppig; scheint sogar, jedenfalls manchmal, das Haar selbst an den befallenen Stellen zu zerstören.

[– Brennende, beißende Pickel oder Pusteln auf der Kopfhaut, empfindlich gegen Berührung und Kälte; < nachts; > durch warmes Einwickeln des Kopfes.[10]]

* Es handelt sich nicht um eine Ätzwirkung ,wie *Guernsey* noch meinte, sondern um eine Ansteckung der benetzten Hautbezirke mit dem bakteriellen Erreger. D. Ü.

** Auch heute noch gilt: nässende Ausschläge dürfen niemals mit Puder, Fett oder Salbe behandelt werden. D. Ü.

† Wenn der Erreger die Hirnhäute befällt. D. Ü.

Baryta carbonica – Besonders, wenn die Nacken-, Submaxillar- und Spicheldrüsen anschwellen.

Bryonia – Fälle, die mit anderen Beschwerden kompliziert sind, die sich stets durch Bewegung verschlimmern. – Die Kopfhaut ist sehr berührungsempfindlich; das Kind kann nicht einmal den Kontakt mit einer weichen Bürste ertragen.

Calcarea carbonica – Bei Kindern leukophlegmatischen Temperamentes; dicke Krusten und gelber Eiter darunter. – Die Stühle haben ein kreideartiges Aussehen. – Der Ausschlag sieht mitunter aus wie Ringelflechte [Trichophytie].

[– Gelbe Schorfe auf der Kopfhaut, die fast die gesamte Schädeldecke bedecken; kann sich auch auf das Gesicht ausdehnen; nässende, schuppige Ausschläge hinter den Ohren, auf Wangen und Stirn, brennende Schmerzen, besonders nach dem Waschen.[10,18]]

Chamomilla – Wenn das Kind zu warm gehalten wurde; es ist äußerst gereizt und unzufrieden; muss mehr als sonst getragen werden, damit es sich beruhigt.

Cicuta virosa – Dicke, honiggelbe Schorfe im Bereich von Kinn, Oberlippe [und dem unteren Teil der Wangen [4]]; sondern Feuchtigkeit ab; auch Schorfe in der Nase.

[– Brennen, Nässen und Wundheit der Haut bei gleichzeitiger Schwellung der Unterkieferdrüsen; unersättlicher Appetit.[4]]

Clematis – Ein dunkler, roter miliarer Ausschlag mit heftigem Jucken; beständiges Nässen, wobei die Absonderung im weiteren Verlauf der Erkrankung zu Schorfen eintrocknet.

[– Gesicht und Kopf bestehen aus einer Ansammlung dunkler, roter Schorfe, die fest ankleben und eine gelbliche Jauche absondern, die alles auffrißt, wenn man sie entfernt.[10] – Bei zunehmendem Mond sind die Flechten rot und nässend, bei abnehmendem aber blass und trocken.[10]]

Dulcamara – Bei dicken, braunen, herpetischen Krusten indiziert, im Gesicht, auf Stirn, Schläfen und Kinn, mit rötlichen Rändern, bluten beim Kratzen.

Graphites – Der Ausschlag sondert eine klare, klebrige Flüssigkeit ab, wodurch die Krusten schließlich abfallen; es bilden sich erneut Krusten, die ebenfalls abfallen usw. , wobei sich der Ausschlag ausbreitet. – Hauptsächlich auf dem Kinn und hinter den Ohren, wobei aber keine Stelle im Gesicht wirklich ausgespart ist.

Hepar sulphuris – Der Ausschlag breitet sich aus, indem sich neue Pusteln gerade am Rande der bereits befallenen Fläche bilden, die schließlich in den Hauptteil eingegliedert werden usw.

Lycopodium – Wenn der Ausschlag übel riecht und leicht blutet.
[– Ausschlag beginnt am Hinterkopf; dicke Krusten, die leicht bluten und eine fötide Flüssigkeit absondern; < nachts, nach Kratzen und durch Wärme.[10] – Ausschläge, die von rechts nach links verlaufen.[8]]

Mercurius – Viel Speichelfluss und skorbutisches Zahnfleisch.

Psorinum – Dieses Arzneimittel sollt bei offenkundig hartnäckigen Fällen studiert werden.
[– Feuchte, eiternde, *fötide*, aber auch trockene Ausschläge der Kopfhaut; der Kopf erscheint sehr *schmutzig* und stinkt widerlich.[10]]

Rhus toxicodendron – Jeder Teil des Ausschlags ist von einer hellen, roten Entzündungszone umgeben; viel Jucken, besonders nachts.
[– Eiternde Ausschläge, nässend, widerlich riechende Krusten bildend; das Haar wird zerfressen; erstreckt sich zu den Schultern.[10]
– Kopfhaut sehr empfindlich, < auf der nicht aufliegenden Seite beim Warmwerden im Bett, durch Berührung und Kämmen der Haare.[10]]

Sarsaparilla – Der gesamte Grund des Ausschlags ist stark entzündet; das Kind weint viel und ist sehr unruhig; in freier Luft fallen die Krusten ab und die umgebende Haut wird rissig.
[– Bei Milchschorf nur dann angezeigt, wenn es mit kleinen Pickeln im Gesicht beginnt, die sehr jucken und das Kind zum Kratzen nötigen. [10]
– Kriechende Flechte mit weit ausgedehnter Ausbreitung des entzündlichen Geschehens, das Kind kann es kaum ertragen und ist sehr unruhig. [10]]

Sepia – Sehr feuchter Ausschlag; die Schorfe sondern fast beständig eine eiterartige Masse ab; das Kind wirft den Kopf oft (unwillkürlich) vor und zurück.

Staphisagria – Wenn die Schorfe gelb und feucht sind, *übel riechen* und heftig jucken.

Sulphur – Wenn sich der Ausschlag mehr oder weniger über den gesamten Körper ausbreitet, mit viel Jucken, obwohl die Hauptbeschwerde weiterhin auf der Kopfhaut besteht.

Viola tricolor – Heftig juckender Ausschlag, der sich jede Nacht verschlimmert; der Harn riecht wie Katzenharn. – Dicke Krusten, die eine große Menge dicker gelber Flüssigkeit absondern, die das Haar verklebt.

Pityriasis versicolor (Tinea capitis)

Dies ist eine oberflächliche, schorfige, kleieartige Hautveränderung, welche zuweilen auf der Stirne, zumeist aber auf der Haut des behaarten Kopfes von Säuglingen auftritt. Die winzigen Schuppen, welche Abschilferungen der Epidermis darstellen, fallen ab, hinterlassen zeitweilig eine weiße Oberfläche und werden rasch von einer ähnlichen schorfigen Neubildung ersetzt. Dieser Prozeß wiederholt sich immer wieder. Schwerere Formen dieser kleieartigen Hautschuppung sind als *Porrigo, Herpes furfuraceus* oder *Tinea* bekannt. Diese *Pityriasis versicolor* wird von *Watson* als „Ansammlung der *pflanzlichen Parasiten*" bezeichnet, „von denen das menschliche Integument bevorzugt befallen wird. Wenn man diese kleieartigen Schuppen im Mikroskop betrachtet, so zeigen sie die Sporen und Fäden einer winzigen kryptogamen Pflanze, eines Pilzes, des *Microsporum furfurans*." *

Das Wissen um eine solch parasitische Natur dieser oder jeglicher anderen Hautkrankheit ist zwar für die homöopathische Verschreibungsweise von geringerem Nutzen als für die allopathische. Trotzdem wird es interessant sein, jegliche Schuppenbildung dieser Art mit dem Mikroskop zu untersuchen, um das etwaige Vorhandensein von Pilzen nachzuweisen – und diese dann völlig verschwinden zu sehen, nicht unter der allzuhäufig wirkungslosen Behandlung mit äußeren Anwendungen oder beim Gebrauch irgendwelcher anderer, prinzipiell nur auf die Haut gerichteter Arzneien, sondern unter dem Einfluss des gutgewählten Antipsorikums, welches die Störung von der Haut entfernt, indem es zuerst die innere Dyskrasie heilt, durch welche die Hauterkrankung hervorgebracht und unterhalten wurde. Man studiere die folgenden Arzneien, wie auch die im vorigen Abschnitt über **Impetigo** erwähnten. Man achte beim Reinigen des Kindes darauf, dass nicht versucht wird, die Schuppen wegzuwaschen oder abzureiben. Heile das Kind, und die Schuppen verschwinden von selber!

Arsenicum album – Der Ausschlag ist trocken und schuppig; Schorfe und Schuppen, die ständig abfallen; oft wird auch das Haar selbst angegriffen und zerstört.

* Alter Name für die Hefe *Pityrosporon ovale* bzw. *Malassezia furfur.* Bei der beschriebenen Hautaffektion handelt es sich aufgrund der typischen Symptome sicher um die auch heute noch *Pityriasis versicolor* benannte Infektion mit diesem Pilz und nicht um andere Mykosen. D.Ü.

[–Schuppen erstrecken sich manchmal hinunter bis zu Stirn, Ohren oder Nacken.[2]]

Bryonia – Wenn die Kopfhaut äußerst empfindlich ist; rauhe, unebene Kopfhaut.

Calcarea carbonica – Die Schuppen bedecken fast die gesamte Schädeldecke, die weich ist und verdickt erscheint; dieses Arzneimittel allein heilt die meisten solcher Fälle.

Dulcamara – Es zeigt sich eine ausgeprägte Verschlechterung bei jedem kalten Wetterwechsel.

Graphites – Es zeigt sich eine transparente, klebrige Flüssigkeit auf der Kopfhaut.

[– Feuchter, sich ausbreitender, schorfiger Ausschlag am Scheitel, bei Berührung schmerzhaft, wie durch subkutane Ulzeration, gibt einen widerwärtigen Geruch ab; erstreckt sich die Seiten des Kopfes zu den Wangen hinab; nach Kratzen wunder und feuchter werdend; trocknet später zu weißem Schorf aus.[12]]

Lycopodium – Der Kopf riecht sehr übel.

Mercurius – Bei Vorliegen der Allgemeinsymptome dieses Mittels.

[– Speichelfluss; übler Mundgeruch; Veränderungen des Zahnfleisches; nächtliche < der Beschwerden usw.]

Psorinum – Dieses Arzneimittel wird mitunter benötigt, wenn *Sulphur* oder *Calcarea* nicht heilend wirken.

[– Die Haut sieht fettig und schmutzig aus; mit gelben Pusteln hier und dort.[10] – Übler Körpergeruch; selbst nach einem Bad weiterbestehend.[10]]

Sepia – Die Schuppen treten in Kreisen auf, wie Ringelflechte.

Silicea – Dieses Arzneimittel ist in Fällen indiziert, die denen ähneln, die durch *Calcarea* geheilt werden, doch ist hier das leukophlegmatische Temperament weniger deutlich sichtbar.

[– Parotiden und Halsdrüsen geschwollen; kränkliche Kinder mit dunklen Ringen um die Augen.[18]]

Sulphur – Wenn sich neben den Kopfschuppen die Allgemeinsymptome von *Sulphur* zeigen.

Muttermäler und Hämangiome

Diese Flecke sind, wie der Name besagt, angeboren. Fast niemals sprechen sie positiv auf chirurgische Therapie an, im Gegenteil, in vielen Fällen wurden sie durch einen solchen unüberlegten Eingriff erheblich verschlimmert. Manche bemerkenswerten *Nävi* reproduzieren auf der Haut des noch ungeborenen Kindes einen lebhaften Eindruck, welchen der Geist der Mutter empfangen hat. Ein anderer, tiefgreifender Einfluss derselben Art oder einer, welcher in einem früheren Schwangerschaftsstadium ausgeübt wurde, führt zu tatsächlichen Deformitäten und Monstrositäten.*

Muttermäler können nach ihrer klinischen Bedeutung in drei Klassen eingeteilt werden.

1. *Einfache Muttermäler (Naevi materni)*, die häufigste Form, deren Charakter und Harmlosigkeit wohlbekannt ist. Man schreibt ihre Entstehung allgemein einer Veränderung der Bindegewebsstruktur zu.

2. *Feuermäler.* Diese bilden einen dunkelroten umschriebenen Fleck, welcher im allgemeinen auf einer Seite des Gesichts erscheint und zuweilen von erheblicher Größe ist. Diese Feuermäler, welche in einfachen Erweiterungen der kapillären Gefäße der Subkutis zu bestehen scheinen, können sich bis zur Pubertät weiter ausbreiten; danach verbleiben sie stationär.

3. *Hämangiome.* Dies ist die klinisch bedeutsamste Art von Muttermälern. Sie sind geneigt, im späteren Leben weiterzuwachsen, speziell wenn sie durch äußere Irritation dazu angeregt werden. Wenn man sie unsachgemäß behandelt, kann es zu gefährlichen Blutungen aus diesen

* Gemeint ist, daß sich nach damaliger Vorstellung – die heute als abergläubisch bezeichnet wird, jedoch meines Wissens niemals widerlegt werden konnte – das Abbild eines schreckerregenden Objektes, z.B. eines Tieres, sich in der Form eines Muttermales oder einer speziellen Mißbildung widerspiegeln kann. *Kuhne*, ein deutscher Heilkundiger des späten 19. Jahrhunderts, gibt folgendes Beispiel: „Eine Schwangere hatte unbeschreibliche Angst vor Mäusen. Eines Tages, und zwar gerade zu der Zeit, in welcher sonst ihre Regel eingetreten wäre, lief ihr eine Maus auf den nackten Arm. Wie groß der Schreck der Frau gewesen sein mag, geht daraus hervor, daß die Furcht vor jenem Tier sie nicht verlassen wollte; sogar in der Nacht träumte sie von ihm. Als das Kind nach sechs Monaten geboren wurde, hatte es auf dem Arm eine Maus, d.h., einen Fleck in Größe und Form einer solchen, nebst einem mit Haaren bewachsenen Mäuseschwanz. Der Fleck selber war mit der übrigen Haut des Armes gleich hoch, nur mit grauen Haaren bewachsen." Er beschreibt ferner den Fall einer Frau, welche ein Kind geboren hatte, dessen Mund von Ohr zu Ohr reichte, nachdem sie während der Gravidität durch den Anblick einer Maske mit von Ohr zu Ohr reichendem Mund erschreckt worden war. (*Kuhne, L.*: Die neue Heilwissenschaft. Bietigheim: Turm-Verlag, 1966.) D.Ü.

Mälern kommen. Sie bilden leicht erhabene Flecken mit scharf abgegrenztem Rand und einer granulären Oberfläche, welche aus einem erektilen vaskulären Gewebe besteht. Diese granulären, erhabenen Hauttumoren können tatsächlich aus venösen oder arteriellen Gefäßen bestehen. Im ersteren Falle können sie von dunkelblauer oder livider Farbe, im zweiten von hellerem Rot sein.

Die folgenden Arzneien sollten mit Sorgfalt studiert werden, um das Simile in jedem einzelnen Falle zu finden. Wurde es gefunden, so gebe man es hoch genug und in langen Abständen, um so schnell wie möglich den krankhaften Zustand des Organismus zu beseitigen, welcher diese Irregularitäten der Zirkulation aufrechterhält, und es der Natur zu ermöglichen, den Fehler in der strukturellen Organisation zu heilen, aus welchem sie entsprungen sind.

Sind die *arteriellen Kapillaren** betroffen, so differenziere man zwischen:

Belladonna – Ist indiziert, wenn es sich um rote, von einem Zentrum ausgehende, strahlenartige Erscheinungen handelt.

Calcarea carbonica- Bei leukophlegmatischem Temperament.

Lycopodium – Bei hypertrophierten kapillaren Geschwülsten, ob venös oder arteriell , beides.

Studieren Sie auch *Nux vomica* und *Sulphur.*

Sind die *venösen Kapillaren* befallen, studiere man:

Carbo vegetabilis – Besonders dann, wenn der geringste Reiz freien Blutabgang bewirkt.

Phosphorus – „Kleine Wunden bluten stark"; dies kann entweder venös oder arteriell sein.

Studieren Sie auch *Nux vomica* und *Sulphur.*

* Man unterschied damals noch nicht zwischen Arterien, Arteriolen und Kapillaren (was eine mikroanatomische Differenzierung ist), sondern nur zwischen den großen Arterien und Venen und den kleineren, jedoch noch sichtbaren Ästen dieser Gefäße, welche Kapillaren (capillus (lat.) – Haar) genannt wurden. D.Ü.

In Fällen *zystischer Tumoren (Lupia, Naevi lipomatodes)* studiere man im Zusammenhang mit allen konstitutionellen und begleitenden Zeichen und Symptomen *Baryta carbonica, Calcarea carbonica, Hepar sulphuris, Graphites, Phosphorus, Silicea, Sulphur.*

Bei *verrukösen Naevi* und *Warzen* studiere man in ähnlicher Weise *Calcarea carbonica, Causticum, Dulcamara, Lycopodium, Acidum nitricum, Psorinum, Rhus toxicodendron, Sepia, Thuja* oder irgendeine andere Arznei, auf welche die Aufmerksamkeit durch Eigentümlichkeiten des Einzelfalles gelenkt wird.

Zephalhämatom

Von diesen Blutgeschwülsten, welche sich zuweilen auf den Schädelknochen und dem Perikranium der neugeborenen Kinder entwickeln, hat der Verfasser eine recht große Anzahl gesehen und hatte stets den Erfolg, sie innerhalb weniger Tage mit einer Einzeldosis einer Hochpotenz von *Calcarea carbonica* zu heilen. *Hartmann* empfiehlt *Arnica* oder *Rhus toxicodendron C 30.*

Derselbe Autor verordnet, wenn ein fauliger Ausfluss, Knochenkaries und Prostration die Folge des Zephalhämatoms sein sollten, *China* und danach *Silicea.* Doch nach meiner Auffassung wird *Calcarea carbonica,* als erstes gegeben, jegliche Spätfolgen verhindern.

Ekchymosen , blaue Flecken, auf der Oberfläche des Schädels junger Säuglinge sind die Folge der Quetschung des Schädels beim Geburtsvorgang. Sie verschwinden durch Resorption. Mit Hilfe von *Arnica*-Lotion, äußerlich, kann ihre Beseitigung schneller erfolgen.

Ambra grisea – Wird von *Jahr* empfohlen.

Calcarea carbonica – Sollte in solchen Fällen stets bei Kinder mit leukophlegmatischem Temperament studiert werden.

Mercurius – Viel Speichelfluss; bei Syphilis bzw. syphilitischer Anlage.

Natrium muriaticum – Nach Ansicht von *Hartmann* verdient es den Vorzug vor *Ambra.*

Rhus toxicodendron – Hat mehrerer Fälle unter meiner Aufsicht geheilt; mehr als jedes andere Arzneimittel.

Sulphur – Sollte ebenfalls studiert werden, wenn eine entsprechende [psorische] Disposition zugrundeliegt.

Thuja – Wenn die Geschwulst von deutlich blauer Farbe ist; oder wenn mit Syphilis kompliziert.

Ranula

Diese Schwellung unter der Zunge besteht in einer Vegrößerung der sublingualen Drüsen. Die Zyste enthält gewöhnlich eine schleimige oder dicke eiweißartige Flüssigkeit; es hat aber auch Fälle gegeben, in welchen der Inhalt aus festeren Konkrementbildungen bestand. Eine Punktion des Tumors entfernt zwar dessen Inhalt, ist aber nutzlos, und man sollte keinesfalls auf sie zurückgreifen. Die Erkrankung entspringt einer skrofulösen oder möglicherweise auch syphilitischen Dyskrasie, und allein Arzneien, welche diese Befleckung aus dem Organismus entfernen können, vermögen sie radikal zu heilen.

Intertrigo, Wundsein

Wundsein tritt bei Säuglingen häufig an jenen Hautstellen auf, welche bei den natürlichen Bewegungen der Glieder aneinander gerieben werden oder der Gefahr ausgesetzt sind, sich an der Windel oder anderen Kleidungsstücken aufzureiben. Somit können die Leisten, die Oberfläche zwischen Genitalien und Oberschenkeln, die Haut zwischen den Gesäßbacken, hinter den Ohren, in den Achselhöhlen und bei fleischigen Kindern selbst in den Falten des Halses zum Sitz dieser Exkoriationen werden.

Eine solche Empfindlichkeit der Haut geht in erster Linie oder zumindest zu einem großen Teil auf eine psorische Dyskrasie des Organismus zurück. Um diese völlig zu beseitigen, wird somit eine geeignete antipsorische Arznei notwendig sein. Doch wird die ursprüngliche Disposition zu solchen wunden Stellen durch Mangel an der angemessenen Aufmerksamkeit für den Zustand der Haut sehr vermehrt, speziell wenn man es verabsäumt, so schnell wie möglich alle Ausscheidungen aus Blase, Darm und aus der Haut selbst zu entfernen, denn diese allein sind in der Lage, solche Reizungen hervorzurufen und sie bis zur Geschwürbildung* fortschreiten zu lassen. Besonders hoch ist das Risiko solcher Beschwerden bei sehr fettleibigen Kindern.

Es sollten – im völligen Gegensatz zu den allgemeinen Gepflogenheiten – keinerlei Puder oder andere Externa** appliziert werden, um die Haut vor Wundsein zu schützen. Es wird viel besser sein, genauestens auf Sauberkeit zu achten† und die Haut sorgfältig und so vollständig wie möglich mit weichen Tüchern zu waschen, zu reinigen und abzutrocknen. Niemals sollte auch nur ein einziges Körnchen Puder verwendet werden!‡ Werden die Hautpartien sehr wund, so wasche man sie überhaupt nicht und verwende keinerlei Externa oder Verbände, nicht einmal trockene Leinenflecke.‡ Vielmehr wähle man dann mit größter Sorgfalt die geeignetste Arznei.#

Calcarea cabonica – Bei leukophlegmatischer Konstitution anzuwenden; bei sehr dicken, fetten Kindern.

* Unter modernen hygienischen Voraussetzungen kommt ein solch extremes Wundsein kaum vor; wenn man dieses ulzerative Stadium heute noch sieht, wurde das Kind in krimineller Weise vernachlässigt. D.Ü.

** Wir würden heute sagen: nichts außer kleinen Mengen reinen pflanzlichen Öls, z.B. Olivenöl. D.Ü.

† Wobei Seife, auch sogenannte Babyseife, oder Badeschaum möglichst ganz vermieden werden sollten, denn diese Tenside trocknen die Haut aus und leisten so dem Wundsein Vorschub. Sie können auch allergen wirken. D.Ü.

‡ Puder (der rasch verklumpt und Krusten bildet) und Leinen, selbst das feinste, reiben natürlich noch mehr auf! Moderner Verbandmull dagegen kann bedenkenlos verwendet werden.
Salben gehören nicht auf die wunden Stellen selbst, höchstens auf deren Ränder und ganz dünn auf den Mull, damit er nicht mit der Wunde verklebt.

Selbstverständlich braucht die Haut auch frische Luft; es ist für jedes Baby gut, wenn es regelmäßig, bei geeigneter Lufttemperatur (aber nicht in der Sonne!), nackt sein darf. Zu warme, die Luft abschließende Kleidung und vor allem die modernen Wegwerfwindeln fördern das Wundwerden, besonders, wenn letztere aus Bequemlichkeit (gefördert durch Werbesprüche wie „Windel X hält länger trocken“) zu selten gewechselt werden.

Babies aus Allergikerfamilien sollten stets mit Stoffwindeln gewickelt werden, weil diese allergenärmer sind als Wegwerfwindeln. Windeln allergischer Kinder sollten nicht mit allergenen Waschmitteln (enzymhaltig, parfümiert) gewaschen werden.

Übrigens ist das Problem des *Fußpilzes* beim Jugendlichen (und bei vielen Erwachsenen) von derselben Natur wie das des Wundseins beim ständig eingepackten Säugling, denn heutige Jugendliche tragen meistens luftundurchlässige, geschlossene Schuhe – Turnschuhe – und gehen selten barfuß. Wer Fußpilz vermeiden will, sollte „während der Monate ohne R“ täglich und so viel wie möglich barfuß gehen. Ein trocken-kühler Fuß steckt sich nicht mit Hefepilzen an! D.Ü.

Carbo vegetabilis – Bei großer Wundheit der Teile; bei allgemeiner Neigung zu Exkoriationen, besonders wenn bei sehr warmem Wetter eintretend.

Chamomilla – Wenn das Kind sehr gereizt ist, viel schreit und verlangt, ständig hin - und her getragen zu werden.

Graphites – Die affizierten Teile sondern eine klare, klebrige Flüssigkeit ab; besonders hinter den Ohren und zwischen den Oberschenkeln.

Hepar sulphuris – Die Intertrigo breitet sich aus, indem sich Pickelchen gerade am Rand der befallenen Stelle bilden, diese gehen dann in den wunden Bereich über, an dessen Rand sich erneut Pickelchen bilden, diesen somit vergrößern usw.

Lycopodium – Die Exkoriation wird übelriechend und blutet viel; Verschlimmerung nach 16 Uhr und Besserung ab 20 Uhr.

Mercurius – Die Exkoriation verschlimmert sich sehr in der Nacht, ist sehr roh und blutig; das Kind kommt nicht richtig zum Schlafen.

Pulsatilla oder **Ignatia** können angezeigt sein und werden empfohlen, wenn die stillende Mutter zuviel Kamillentee getrunken hat, [was sich nun auf das Kind auswirkt].

Sepia – Die Haut ist äußerst empfindlich; die geringste Verletzung kann Ulzeration hervorrufen.

Sulphur – Viel Jucken der betroffenen Teile und der Haut im allgemeinen.

Induration des Zellgewebes*

Diese Affektion ist in Säuglingsheimen häufiger als in der privaten Praxis. Sie betrifft vor allem die Kinder von Frauen, welche an Mangel-

* Hier geht es um verschiedene, von *Guernseys* Beschreibungen her nicht ganz klar definierbare krankhafte Zustände von unreifen oder unterentwickelten Neugeborenen, vor allem um das *Respiratory Distress Syndrome* (es wird ausdrücklich von der *Atelektase der Lungen* gesprochen). Wo diese gefährlichen Zustände vorliegen, sind die modernen Allgemeinmaßnahmen, wie Inkubator, Sauerstoffgaben, künstliches Surfactant vorrangig; eine parallel laufende gute homöopathische Therapie ist legitim und ratsam. (Hier sei daran erinnert, daß man auch Schwerkranke unter umfangreicher allopathischer Medikation, ja selbst beatmete Intensivpflegepatienten mit Erfolg homöopathisch behandeln kann, wie in den homöopathischen Zeitschriften der letzten Jahre mehrfach dokumentiert wurde.) D.Ü.

ernährung leiden, und tritt gewöhnlich in den ersten fünf oder zehn Tagen nach der Geburt auf. Die Säuglinge, bei welchen die Induration des Zellgewebes sich entwickelt, sind schwächlich und oft frühreif,* und man führt die Störung auf eine unvollkommene Ausdehnung der Lungen, *Atelectasis pulmonum,* oder einen später erfolgenden Lungenkollaps zurück. In vielen Fällen ist von Geburt an eine livide Röte der ganzen Körperoberfläche sichtbar; doch ist das Erscheinen eines umschriebenen harten Flecks auf dem einen oder anderen Glied oder auf einem vorspringenden Teil des Gesichtes, wie etwa der Kinnspitze oder dem Wangenknochen, das erste Anzeichen des Beginns dieser Krankheit. Bald entdeckt man andere Stellen ähnlicher Art an anderen Teilen der Körperoberfläche, und der Körper im allgemeinen und die verhärteten Stellen im besonderen bieten dem Untersucher eine Temperatur dar, welche weit unter der natürlichen Körperwärme liegt. „Die Haut, welche den kranken Körperteil bedeckt, ist leicht rosafarben, purpurn, violett oder livide. Wenn die Krankheit rasch verläuft, so sinkt die Körpertemperatur rapide ab, der Puls ist kaum wahrnehmbar, das Atmen wird immer mühsamer, die Schreie des Kindes werden immer leiser und hören nach und nach ganz auf. Das Gesicht wird zyanotisch, und die Kleinen sterben, meist am dritten Tage, den Erstickungstod. Manchmal ist die Krankheit mehr chronisch und bildet sich vom vierten bis achten Tag wieder zurück; doch sind diese Fälle äußerst selten, und unter der Therapie der Alten Schule sterben die meisten Kinder in ein paar Tagen.“ – *Jahr.*

In diesem Land (den Vereinigten Staaten) ist diese Krankheit – wie in Großbritannien – vergleichsweise selten. Häufiger tritt sie auf den schlecht gelüfteten Stationen von Säuglingsheimen in großen Städten auf dem Kontinent auf, speziell in Paris.

Jahr, welcher anscheinend bessere Gelegenheit hatte, diese Krankheit zu beobachten, als jeder andere Autor unserer Schule, behauptet, dass sie durch homöopathische Behandlung ohne besondere Schwierigkeiten zu heilen sei. Er empfiehlt *Aconitum, Bryonia* und *Sulphur,* und diesen Empfehlungen kann man noch *Conium, Calcarea carbonica* und *Dulcamara* hinzufügen.

* Originaltext: „premature“. Gemeint ist wohl: unreif, frühgeboren. D.Ü.

Verhärtung und Schwellung der Brüste von Neugeborenen

Bei weiblichen Säuglingen sind diese kleinen Organe geneigt, anzuschwellen, sich zu entzünden, zu verhärten oder zu abszedieren. Dies ist die Folge der absurden Handlungsweise mancher Pflegerinnen, welche die kindlichen Brüste in dem Glauben ausdrücken, dass die Brüste sich im Erwachsenenalter als nutzlos für die Laktation erweisen würden, wenn man die Milch nicht aus ihnen herausquetsche. Solche Vorstellungen, welche Überreste von Altweiberfabeln und Früchte irriger Ansichten über die Physiologie sind, können gar nicht streng genug bekämpft werden. Aber wenn der Arzt nicht auf der Hut ist, kann es geschehen, dass solche Sachen gemacht werden. Das ist genau, wie wenn eine Säuglingsschwester unbedachterweise vor Augen des Arztes dem hilflosen Säugling ein wenig „Schlaftee"* in die Kehle gießt und dann noch so tut, als sei sie überrascht, wenn er damit nicht einverstanden ist! Ein solches Vorgehen wie das Ausdrücken der Brüste kann genau das Problem – Stillunfähigkeit – hervorrufen, welches es verhindern sollte; dann nämlich, wenn es (was nicht ungewöhnlich ist) eine Eiterung zur Folge hat und so zu einer strukturellen Zerstörung der Brustdrüse führt.In diesen Fällen von Abszedierung kann *Hepar sulphuris, Silicea* oder gar *Phosphorus* benötigt werden. Bei leichteren Fällen, wo lediglich Entzündung und Rötung vorhanden sind, muss die Störung mit Bezug auf ihre Ursache und unter Berücksichtigung der Totalität der vorhandenen Symptome behandelt werden.

Aconitum – Wenn sich viel Fieber bei Ausbruch der Erkrankung zeigt, kann dieses Arzneimittel die gesamten Beschwerden beseitigen.

Arnica – Wenn die Brüste lediglich hart sind, ohne Anzeichen von Entzündung; oder wenn die [Entzündungs-] Röte noch nicht erschienen ist.

Belladonna – Die Entzündung ist von erysipelatöser Art; läuft in Strahlen zu den umliegenden Teilen.

Bryonia – Die Brüste sind ziemlich hart und von blassroter Farbe.

* Original: „catnip tea". „Catnip" nannte man den Baldrian, „to cat-nip" heißt „ein Schläfchen machen". Ich habe „Schlaftee" geschrieben, ohne mich auf die Pflanze festzulegen, denn im 19. Jahrhundert war es gang und gäbe, Säuglingen nicht bloß Baldrian- oder Kamillentee einzugeben, sondern noch viel Schlimmeres. *Friedrich Engels* z.B. spricht von „Branntwein oder Opium", womit überforderte Mütter ihren Nachwuchs betäubten! D.Ü.

Calcarea carbonica – Dieses Arzneimittel ist in gewissen Fällen angezeigt, bei denen das Kind ein leukophlegmatisches Temperament aufweist; sehr große Fontanellen; helle, blonde Erscheinung; Brüste hart, aber nicht rot.

Chamomilla – Das Kind ist sehr gereizt und muss umhergetragen werden, damit es sich beruhigt; die Brüste sind äußerst berührungsempfindlich.

Hepar sulphuris – Ist nützlich, wenn sich bereits eitrige Massen oder Eiter gebildet hat.

Silicea – Dieses Arzneimittel wird manchmal nach *Hepar* benötigt; auch besonders, um die Ulzeration zu heilen.

Zyanose (durch angeborene Herzfehler)

Das Offenbleiben des *Foramen ovale,* der unvollkommene Verschluss jener Öffnung also, durch welche im fötalen Kreislauf das Blut direkt vom rechten zum linken Herzen übertritt, wurde früher* als Ursache einer partiellen Mischung des venösen Blutes mit dem arteriellen Blut angesehen, wodurch die *Zyanose* oder *Blausucht* entstehen sollte.

Bei Fällen von Blausucht sieht man eine allgemeine bläuliche oder blaue Färbung des Integuments. An Stellen mit zarter, stark vaskularisierter Haut und an den Extremitäten ist diese Zyanose besonders betont. Ist die blaue Tönung auf einzelne Stellen beschränkt, so resultiert sie aus einer venösen Kongestion.** In einigen wenigen Fällen hat man auch eine vorübergehende Zyanose der Haut an verschiedenen Stellen der

* Heute ist nachgewiesen, daß bei Vorliegen eines *Rechts-Links-Shunts* die Vermischung venösen und arteriellen Blutes zur Zyanose führt. Das offene Foramen ovale und der Ductus Botalli apertus sind jedoch Ursachen eines *Links-Rechts-Shunts*, also *primär azyanotische Vitien*. Insofern hatte man im 19. Jahrhundert recht, ersteres von der Schuld an der Zyanose freizusprechen. *Primär zyanotische* Herzfehler (z.B. Fallot-Tetralogie): siehe Lehrbücher der Kardiologie. D.Ü.

**Was man damals für eine Überfüllung (Kongestion) des venösen Kreislaufs hielt, ist in Wahrheit eine Hypoxie. Nur die *Akrozyanose*, die meist bei organgesunden Jugendlichen auftritt und bei welcher Hände und Füße bläulich oder marmoriert, Schleimhäute und Lippen aber normal gefärbt sind, geht auf eine Kreislaufstörung (bei „vegetativer Stigmatisierung“) zurück. D.Ü.

Oberfläche beobachtet, doch ist deren innere Ursache unbekannt. *

Der Ausdruck „chronische Zyanose“ wird von *Virchow* benützt, um die allgemeine venöse Kongestion** zu beschreiben, welche Folge chronischer Affektionen von Herz und Lungen ist. Akute Zyanose, sagt er, tritt bei akuten Lungenkrankheiten auf, etwa bei Pertussis. Dieser hervorragende Pathologe behauptet – im Gegensatz zu der früher vertretenen Lehrmeinung –, dass die Zyanose, selbst wenn sie von kongenitalen Mißbildungen des Herzens herrühre, nicht aus einer Mischung von arteriellem und venösem Blut entstehe, sondern Folge einer Behinderung der venösen Zirkulation sei.**

Die Blausucht führt im Normalfall zu einem frühen Tod. Zuweilen kann – jedoch mit einem chronischen Leidenszustand verbunden – das Erwachsenenalter erreicht werden, wie *Leadam* sagt. Entsprechend den Concomitantien können die folgenden Arzneien verabreicht werden, je nach der akuten oder chronischen Natur des Falles entweder in Einzeldosen in langen Abständen verordnet oder öfters wiederholt.

Aconitum – Wenn sich zu irgendeiner Zeit große Erregung des Gefäßsystems zeigt, Hitze oder Ruhelosigkeit, so kann dieses Arzneimittel erforderlich sein; wenn dies so ist, dann lassen Sie es so lange wirken, wie die Besserung fortdauert, es kann durchaus den gesamten Fall heilen.

Arnica – In Fällen, bei denen es zur Blutung aus Nase und Mund kommt; große Beklemmung und Erstickung; der Fall erscheint so gut wie hoffnungslos; hier werden einige Gaben *Arnica* viel Gutes tun.

Arsenicum album – Ausgeprägte Verschlimmerung der Symptomatik durch die geringste Anstrengung. – Auszehrung; kalter Schweiß; große Schwäche.

Calcarea carbonica – Dieses Arzneimittel kann bei leukophlegmatischen Kindern angezeigt sein; große, offene Fontanellen; viel Kopfschweiß.

Carbo vegetabilis – Die Venen sind prall gefüllt und bemerkenswert blau.

* *Rokitansky*, Bd. III, S. 71. (Fußn. d. Autors.) - Heute würde man sagen: In diesen Fällen passagerer Zyanose hat irgendein Defekt mit Rechts-Links-Shunt sich (was ein seltener Glücksfall ist) spontan geschlossen. D.Ü.

** „Zellularpathologie“, S. 372 (Fußn. d. Autors). - Auch ein *Virchow* konnte sich irren! D.Ü.

[– Symptome unvollkommener Oxydation.[10] – Blut stagniert in den Kapillaren, bewirkt Zyanose; Gesicht und Extremitäten kalt.[10]]

China – In gewissen Kollapsstadien mit wächserner Blässe und Kälte der Haut.

Digitalis – Das Kind kann kaum gedreht oder seine Lage verändert werden, ohne dass annähernde oder gänzliche Ohnmacht eintritt; bewirkt außerdem fast immer Erbrechen. – Augenlider, Lippen, Zunge und Nägel werden *sehr blau;* Puls ungleichmäßig oder sehr langsam.

Lachesis – Wenn die Erstickungsanfälle und die livide Tönung der Haut nach Schlaf schlimmer werden. – Große Berührungsempfindlichkeit des gesamten Körpers; es ist äußerst schwierig, das Kind überhaupt irgendwie anzufassen, da bereits die geringste Berührung schädlich zu wirken scheint, was sich durch eine tiefere Bläue bemerkbar macht, wie durch eine Prellung verursacht.

Laurocerasus – Dieses Arzneimittel hat dauerhaft einige sehr schlimme Fälle dieser Art geheilt, bei Vorliegen folgender Indikationen: Bereits geringste Anstrengung verursacht ein Keuchen nach Luft und verstärkt die Blaufärbung der Haut. – Die Enden der Finger und Zehen sind verdickt und von größerem Ausmaß als jegliches andere Glied dieser Extremitäten. – Es geht dem Kind besser, wenn es ruhig liegt.

Phosphorus – Bei sehr schmalen, schlanken Kindern mit viel Atembeklemmung und Schwellung der Füße.

Secale cornutum – Bei sehr dünnen, mageren Kindern mit schrumpeliger Haut; besonders bei spasmodischen Zuckungen, plötzlichen Schreien, Fiebrigkeit usw.

Sulphur – Dieses Arzneimittel wird sich in vielen Fällen als hilfreich erweisen, die eine echte *Sulphur*-Konstitution aufweisen.

Ikterus

Der Ikterus von Neugeborenen kann kaum als echte und für sich bestehende Krankheitseinheit angesehen werden. Er könnte in der Tat durch eine unangemessene, zu lange Aussetzung des zarten ungeschützten Körpers des Neugeborenen gegenüber Kälte verursacht sein. Oft ist er aber Resultat eines mehr innerlichen physiologischen Schocks, welchem der Organismus beim Wechsel vom intrauterinen Leben zur unabhängigen Existenz ausgesetzt ist.* Vom zweiten bis vierten Teg nach der Geburt kann die gesamte Hautoberfläche und auch die Konjunktiva die dieser Affektion eigene gelbe Tönung annehmen. Sie hält zwei oder drei Tage an und blasst dann nach und nach ab, bis am achten bis zehnten Tag die natürliche rosig-weiße Hautfarbe zurückkehrt. Das Fehlen anderer krankhafter Erscheinungen und die Häufigkeit des Ikterus bei den neugeborenen Babies beweisen, dass dies keine wirkliche Krankheit ist.** Zumindest ist dies die allgemein akzeptierte Meinung, welche durch die vorübergehende Natur der Affektion bestätigt wird. Es scheint, dass sie aus einer leichten Unterbrechung der physiologischen Leberfunktionen oder aus einem vorübergehenden Zögern resultiert, welches dieses Organ bei der Anpassung an die neue Ordnung der Dinge, an den unabhängigen Zustand der Existenz, durchmacht. Der Ikterus könnte auch von einer vorübergehenden Störung des hepatischen Anteils des Fötalkreislaufs herrühren, welche auf dieselbe Ursache zurückgeht. Dieser Zustand wird – wie gesagt – natürlich durch Aussetzung der Körperoberfläche gegenüber kalter Luft besonders verschlimmert. Der Bewegungsmangel schwangerer Frauen und die Verstopfung, welche so häufig ihren Zustand begleitet, dürften einigen kausalen Einfluss auf die Entstehung des *Schwangeren-Ikterus* haben und konsequenterweise auch einen prädisponierenden Faktor für denselben Zustand beim Neugeborenen bilden. *Watson* nennt eine andere denkbare Ursache des Neugeborenenikterus, wie folgt: „Der *Icterus neonatorum* tritt, wie man sagt, ein paar Tage nach der Geburt auf. Er ist nicht mit subjektivem Leiden oder offenkundiger Störung von Körperfunktionen verbunden und verschwindet bald wieder. Es bestehen Gründe zu der Annahme, dass er gar kein echter Ikterus ist und in keinerlei Beziehung zu Leber und Galle steht. Die Oberfläche des Säuglings bei seiner Geburt ist aufgrund von Hyperämie oder Kongestion häufig von tiefem Rot; sie präsentiert sich in einem Zustand, welcher sich wenig von einer leichten, aber universellen Quetschung unterscheidet. Die Röte verschwindet nach und nach, wie blaue Flecken abblassen, indem sie erst in Gelbtöne übergehen

* *Guernsey* wußte nichts von der Rhesus-Inkompatibilität als Ursache der meisten Ikterusfälle bei Neugeborenen und kannte auch noch nicht die hämolytische Natur dieser Ikterusform. Daher konnten er und seine Zeitgenossen über die Natur des *Icterus neonatorum* nur spekulieren. D.Ü.

**Die zentralnervösen Folgen des bei schwerer Rh-Inkompatibilität zuweilen auftretenden *Kernikterus* wurden von den Ärzten des 19. Jahrhunderts für eine neue Krankheit (Konvulsionen) gehalten und nicht mit der Gelbsucht in Verbindung gebracht. Daher die irrige Ansicht *Guernseys*, dieser Ikterus sei eigentlich gar keine Krankheit. D.Ü.

und dann die natürliche Farbe annehmen. Dieser Art ist, wie mir von solchen versichert wird, welche auf diesem Gebiet größere Kenntnisse als ich aufweisen, die Pathogenese des Neugeborenenikterus."

Behandlung: Es wird nicht immer eine Therapie benötigt. Wenn dies aber der Fall ist, wird in der Mehrzahl der Fälle eine Einzeldosis *Aconit* alles in Ordnung bringen.* Sollte der Fall sich als echte Gelbsucht erweisen und von Verstopfung oder anderen krankhaften Symptomen kompliziert sein, studiere man aufmerksam die folgenden Arzneien.

Es kommt zuweilen vor, dass die Muttermilch von ungesunder Art ist und sich als so giftig erweist, dass sie gemeinsam mit dem Magen und den Gedärmen des Säuglings auch dessen Leber schädigt. Wenn die Mutter schwerkrank ist bzw. in allen Fällen, in welchen man so klar sehen kann, dass die Muttermilch unverträglich ist (durch Gelbsucht und Verdauungsstörungen, d.Ü.), sollte das Kind sofort von der Mutterbrust genommen und entweder einer Amme anvertraut oder künstlich aufgezogen werden, und zwar mit der Nahrung, wie sie in diesem Buch weiter oben empfohlen wurde. Selbst wenn dies einen einzigen Tag zu spät geschieht, können die Folgen tödlich für das Kind sein. Doch werden diese Anweisungen oft mißachtet. Wenn die Mutter starkes Fieber hat und entweder vom Kindbettfieber bedroht oder tatsächlich schon davon befallen ist, legt die Pflegerin das Baby hartnäckig weiter an die Mutterbrust, „um eine Brustentzündung zu verhüten". Auf diese Weise opfert man das Kind, ohne der Mutter zu nützen.

Aconitum – Das Kind ist heiß, ruhelos, schlaflos, voller Qual.

Arsenicum album – Unverdaute, helle, übelriechende Stühle; trockener Grindkopf; gelbe Haut.

[**Bovista** – Gelbsucht bei Neugeborenen.[10]]

Calcarea carbonica – Gelbfärbung der Haut; die sonstigen Begleitsymptome finden sich auf S. 36, unter *Zahnung*.

Chamomilla – Eine Erkältung scheint hier die Ursache der Beschwerde zu sein; helle, übelriechende Stühle; das Kind ist sehr gereizt, möchte umhergetragen werden.

* Neugeborenenikterus blasst meist spontan nach wenigen Tagen ab; bei einer tatsächlichen Wirkung von *Aconitum* geschieht dies in wesentlich kürzerer Zeit, mitunter innerhalb weniger Stunden. D.Ü.

China – Es zeigt sich eine Empfindlichkeit in der Leberregion; Auftreibung des Abdomens. – Unverdaute, schmerzlose Stühle von großer Menge.

Colocynthis – Viele Kolikbeschwerden; das Kind dreht und windet sich, muss sich zusammenkrümmen.

Digitalis – Die Stühle sind fast weiß; spärlicher, brauner Urin; häufiger, leerer Brechreiz; große Hinfälligkeit.

Dulcamara – Es geht dem Kind bei jedem kalten Wetterwechsel schlechter.

Hepar sulphuris – Bei Kindern mit trockenen Blüten- [Pickel-] und Knötchenausschlägen.

Ignatia – Die sprunghafte Gemütsart ist hier ein hervorstechendes Symptom; häufiges Seufzen.

Ipecacuanha – Beinahe beständige, anhaltende Übelkeit.

Mercurius – Bei Vorliegen der Allgemeinsymptome dieses Mittels: Speichelfluss; Drüsenschwellungen; schleimige Stühle; reichlicher und kräftig riechender Urin.

[**Natrium sulphuricum** – Gelbsucht; Jucken der Haut, wenn unbekleidet.[10] – Wundreiben der Haut bei Kindern mit biliösen Symptomen.[10]]

Nitricum acidum – Harn spärlich und streng riechend; sehr ruhelos nach Mitternacht.

Nux vomica – Obstipation; später Morgenschlaf; Kolik; die stillende Mutter neigt zu kräftig gewürzten Speisen oder Genussmitteln; Kaffeemißbrauch.

Pulsatilla – Vollkommener Appetitverlust; Erbrechen von Schleim; kein Durst; sehr wechselhaftes Erscheinungsbild; Verschlimmerung gegen Abend.

Sulphur – Das Kind erwacht häufig, nach kurzen Schlafphasen; Neigung zu Intertrigo; papulöse Hauterscheinungen, mehr oder weniger ausgeprägt, im Gesicht und allgemein auf der Haut.

Neugeborenenakne*, Komedonen

Diese Akne ist die Folge einer Verstopfung und Vergrößerung von Talgdrüsen an Nase, Kinn und Stirne. In solchen Fällen studiere man die folgenden Arzneien:

Eugenia jambos, Bryonia, Calcarea carbonica, Natrium muriaticum, Graphites, Sabina, Sulphur, Thuja.

Syphilis neonatorum**

Bei *syphilitischer Ophthalmie* können *Mercurius solubilis, Thuja, Acidum nitricum* und *Carbo vegetabilis* angezeigt sein. Man studiere auch die unter **Augenentzündung** angegebenen Arzneien.

Syphilitische Hautaffektionen: Diese verschiedenen eruptiven Formen von Hautkrankheit erfordern je nach ihren Begleitsymptomen und Zeichen *Acidum nitricum, Hepar sulphuris, Thuja, Sulphur, Acidum phosphoricum* und *Dulcamara.*

Aurum – Wenn Nasen- oder Gaumenknochen affiziert sind. – Ozaena syphilitica.

China oder **Phosphoricum acidum** – Wenn das Kind sehr schwach erscheint und große Kälte der Haut besteht.

Hepar sulphuris – Dieses Arzneimittel wird sich dann als nützlich erweisen, wenn die Mutter mit Quecksilber behandelt wurde.†

* Beim Neugeborenen liegt der Akne ein aus dem mütterlichen Körper übernommener Hormonüberschuss zugrunde, der sich spontan zurückbildet. Somit ist die *Acne neonatorum* von selbstlimitierender Natur und benötigt meist keine Therapie. D.Ü.

** Nach deutschem Gesetz ist jede Syphilis mit Penicillin zu behandeln, auch die des Neugeborenen. Selbstverständlich sollte dieser allopathischen Beseitigung der Treponemen eine homöopathische Bereinigung des miasmatischen Terrains folgen. Dabei ist die Art der zuvor bestehenden syphilitischen Symptome von entscheidender Bedeutung. D.Ü.

† Im 18. und 19. Jahrhundert war es üblich (unter den Allopathen), selbst Schwangere und auch Kleinkinder mit massiven Quecksilbergaben zu „behandeln“. Dies waren äußest toxische Gaben, es handelt sich hierbei nicht um potenzierte Arzneimittelgaben. D.Ü.

Mercurius – Wenn schankerartige Geschwüre auftreten.

Nitricum acidum – Wenn sich Aphthen zeigen oder Speichelfluss auftritt.

Feigwarzen, Kondylome

Diese sykotischen Auswüchse bieten in schwereren Fällen eine rote Oberfläche und harte Basis dar und scheiden eine scharfe, eitrige, ansteckende Materie aus.

Mercurius – Bei Bestehen der Allgemeinsymptome dieses Arzneimittels.

Nitricum acidum – Dieses Arzneimittel kann in Fällen indiziert sein, bei denen Anzeichen einer Quecksilbereinwirkung besteht.

Thuja – In der Mehrzahl der Fälle indiziert.

Skrofulose*

Skrofulose ist ein Oberbegriff für verschiedene Krankheitsformen, welche bei Kindern von psorischer Konstitution auftreten. In den vorhergehenden Kapiteln wurde gezeigt, wie Menschen einer strumösen, skrofulösen oder psorischen Konstitution in besonderem Maße anfällig dafür sind und schwer an den verschiedenen Störungen leiden, welche im Säuglings- und Kindesalter auftreten; wie Kinder dieser Art beim Zahnen viel mehr Beschwerden haben als andere und auch viel stärker an den die

* Das Wort „Skrofulose" (scrofula (lat.) – Ferkel) leitet sich vom Aussehen des Gesichts stark von *Lymphknotentuberkulose* (Skrofulose im engeren Sinne) befallener Kinder ab. Ihr Mund ist ständig geöffnet als Folge erschwerter Nasenatmung, sie schnärcheln beim Atmen, und durch die vergrößerten Halslymphknoten wirkt der äußere Hals plump. Das ergab für die Menschen des 18. und 19. Jahrhunderts eine Ähnlichkeit mit dem genannten Tier. Heute wird man ein ähnliches Aussehen bei Kindern mit ausgeprägten Adenoiden und hypertrophierten Tonsillen antreffen, die man somit als „skrofulös im weiteren Sinne" bezeichnen könnte. Auch diese nicht mit Tbc Infizierten benötigen meistens Arzneien der tuberkulinischen Reihe. D.Ü.

Zahnung begleitenden Störungen des gastrointestinalen Systems leiden; wie sie viel stärker an den Erkrankungen leiden, welche in verschiedener Weise die Schleimhäute der Atmungsorgane und ihrer Nachbarorgane befallen, und wie sie viel stärker an den exanthematischen Krankheiten aller Art erkranken. Viele der Hautkrankheiten, über welche wir referiert haben, sind lediglich Manifestationen desselben psorischen Elements im Organismus. Dieses wird von den Fachleuten wie auch vom Volk als „skrofulöse Diathese" bezeichnet.

Diese Psora oder „skrofulöse Diathese" entwickelt sich in verschiedenen Familien tendenziell auf verschiedene Weise. Dasselbe gilt im Hinblick auf die verschiedenen Lebensalter. Um nicht zu wiederholen, was bereits über andere äußerliche Entwicklungsformen der Skrofulose gesagt wurde, sei zusammengefasst: Dasselbe Element, welches in der frühen Kindheit das Drüsensystem affiziert, führt in anderen Familien, bei anderen Mitgliedern derselben Familie oder sogar beim selben Individuum in einer anderen Lebensphase zur Entwicklung einer Tuberkulose.

Der Ausdruck „*Skrofulose*", wie er in diesem Abschnitt gebraucht wird, bezieht sich prinzipiell auf Störungen des Drüsensystems. Am häufigsten sind die Halsdrüsen befallen, sie sind vergrößert und ulzerieren. Zuweilen rufen sie eine Deformität hervor, welche dem Kropf ähnelt, zeigen aber keine Tendenz, zu abszedieren. Die entsprechende Krankheit der Mesenterialdrüsen bildet die *Tabes mesenterica*, und bei deren Ulzeration kommt es zur „*Darmschwindsucht*".

Die *Ursachen* der Skrofulose – d. h. dieser speziellen Entwicklungsform der ererbten psorischen Diathese – sind in karger, ungeeigneter und zu eintöniger Nahrung, Lichtmangel, Überanstrengung und Exposition zu Kälte und Feuchtigkeit zu finden.* Junge Säuglinge nehmen die Krankheit mit der Milch ihrer Ammen auf oder entwickeln sie durch ungeeignete Ersatznahrung. „Skrofulose" ist aber ein sehr allgemeiner Begriff. Ein großer Teil der Krankheiten, welche das Säuglingsalter betreffen, zählt zu den Störungen, welche man zu Recht als skrofulöse Krank-

* Die Entwicklung einer Tuberkulose – ob nun einer Lymphknoten-Tbc oder einer Tbc der Lungen, des Darmes etc. – ist an das Vorhandensein der spezifischen Mykobakterien gebunden, doch entwickelt sie sich nicht bei jedem der Ansteckungsgefahr ausgesetzten Menschen. Die unterliegende Psora und vor allem die Lebensweise müssen das Angehen der Infektion begünstigen, daher die hohe Prävalenz der Tbc in Kriegs- und Hungerzeiten. Umgekehrt kann Tuberkulose auch allein durch eine Änderung von Diät und Lebensweise ausheilen (Mast- und Liegekuren früherer Zeiten). D.Ü.

heiten bezeichnen kann. Einige derselben, wie *Rachitis* und *Hydrozephalus* sowie *Krämpfe* werden weiter unten genauer beschrieben.

Arsenicum album – Starke Abmagerung; wächserne Blässe; große Schwäche und Hinfälligkeit bei der geringsten Anstrengung; nächtliche Ruhelosigkeit; skrofulöse Atrophie.

Baryta carbonica – Schmerzhafte Drüsenschwellungen und Indurationen, im Nacken, am Hals, in der Nähe der Kiefergelenke. – Die Mesenterialdrüsen werden affiziert und die Atrophie beginnt sich zu zeigen.
[– Drüsenschwellung am Hals und im Nacken, mit Härte, wie Stein.[3] – Skrofulöse Zustände bei Kindern; zwergwüchsige Kinder; erkälten sich leicht; Halsweh durch Kälte; Drüsenerkrankungen.[7] (*Bar-m.:* perlschnurartige Schwellung der Lymphdrüsen.[14])]

Belladonna – Nasenbluten; aufgetriebenes Abdomen; häufige Halsentzündungen sowie Augenentzündungen; aufgedunsenes Gesicht; schlechter, unruhiger Schlaf; hört alles, was sich in der Nacht tut.
[– Große Reizbarkeit und Empfindlichkeit der Sinne; er schmeckt und riecht alles stärker; das Tastgefühl, das Sehen und das Gehör sind feiner und das Gemüt ist beweglicher und die Gedanken regsamer.[1] – Entzündung, Verhärtung der Drüsen; Drüsen schmerzhaft geschwollen; heiße Schwellung.[8] – Schwellung des Gesichtes, rote, auch mit stierenden Augen; mit dunkelroten Flecken im Gesicht, besonders an der Stirn.[4] – Auffahren, Zucken oder Umherwerfen im Schlaf; Stöhnen im Schlaf; schläfrig, ohne schlafen zu können.[7]]

[**Bromium** – Eignet sich für blauäugige Menschen mit hellem Teint (im Gegensatz zu *Jod.*), besonders für Kinder mit dünner, weißer, empfindlicher Haut und sehr hellem Haar und hellen Augenbrauen (dunkles Haar schließt das Mittel jedoch nicht aus); bei skrofulöser Konstitution.[7] – Die Drüsen (Unterkieferdrüsen, Parotiden, Schilddrüse, Testes) sind geschwollen und *verhärtet;*[7] steinharte Drüsen. – Sehr ängstliches Gemüt; Furcht vor Geistern oder sogar Visionen im Dunkeln.[7]]

Calcarea carbonica – Großer Kopf; offene Fontanellen, oder sie schließen sich nur sehr langsam; viel Kopfschweiß. – Schwellung der Drüsen am Hals und gleichzeitig an anderen Körperteilen; vergrößertes Abdomen.
[– Schmerzhafte Schwellung der Halsdrüsen, auch harte Schwellungen.[4] – Die skrofulöse Konstitution vereint eine große Zahl der charak-

teristischen Symptome von *Calcarea carbonica*: dicke Kinder, eher aufgedunsen als von fester Faser; blass, jedoch leicht errötend; heller Teint; langsam in den Bewegungen; ungleichmäßiges Wachstum; großer Kopf mit weit offenen Fontanellen; verspätete Zahnung; große Bäuche; reichliches Schwitzen einzelner Körperpartien, besonders am Kopf; so dass das Kissen durchnässt wird; vergrößerte und verhärtete Lymphdrüsen.[7]]

Cina – Ich halte es nicht im Geringsten für ungewöhnlich, was allerdings viele Theorien der Alten Schule widerlegt, dass *Cina* so häufig Skrofulose bei Kindern heilt, die folgende Symptome aufweisen: Bohren ständig mit dem Finger in der Nase, sind äußerst schlecht gelaunt und ungezogen; der Urin wird beim Stehen milchig; nichts kann sie zufriedenstellen; dreht und wendet sich ständig in der Nacht und verlangt oft nach Wasser; oft besteht auch Heißhunger bzw. Gefräßigkeit.

[**Conium** – Personen mit lebhafter, schneller, sanguinischer Anlage, mit ausgeprägter Entwicklung des Drüsensystems; es ist für die Drüsen und das Kapillarsystem das, was *Aconitum* für das Herz und das Arteriensystem ist. – Verhärtete und geschwollene Halsdrüsen bei skrofulösen Kindern.[10] – Schwellung und Verhärtung der Drüsen mit kribbelnden Stichen;[2] auch nach Quetschungen und Prellungen.[10]]

Hepar sulphuris – Passt ebenfalls in vielen Fällen, so wie auch viele andere Arzneimittel, gemäß ihren Charakteristika.

[– Eignet sich bei psorischer, skrofulöser Diathese; übermäßig gereizte Kinder; lymphatische Konstitutionen; Personen mit hellem Haar und hellem Hautcolorit, die langsam reagieren, mit weichen, schlaffen Muskeln; große Empfindlichkeit, körperlich, wie auch geistig; empfindlich gegen Berührung; gegen den *geringsten* Luftzug oder Kälteeinfluss.[7] (Diese Zustände unterscheiden sich vom *Sulphur*-Typus: schlank; hängende Schultern; schmutziges Aussehen; Abneigung, gewaschen zu werden; Abneigung gegen Wärme; Kinder werfen das Bettzeug von sich.[7])

Jodum – Dieses Arzneimittel ist sehr häufig indiziert, wenn Drüsenschwellungen bestehen; vergleichen Sie bei der Mittelwahl alle vorliegenden Symptome miteinander. – *Bromium* ist eng mit *Jodum* verwandt.

[– *Iodum* eignet sich besonders für Personen mit dunklem Haar und dunklem Teint; dunkle, gelbe, braungelbe Haut.[7] – Ungewöhnlicher Hunger mit $>$ des Allgemeinbefindens nach dem Essen.[3] – „Ißt viel und gierig, aber magert dennoch ab," ist ein Leitsymptom dieses Arzneimittels.[7] – Anschwellung der Hals-, Nacken- und Achseldrüsen.[3] – Abmagerung, täglich zunehmend; Atrophie von Drüsengewebe.[6] – Nervosität; Ruhelosigkeit; < durch Wärme; im warmen Zimmer.[7])

Mercurius – Kalter, klebriger Schweiß auf den unteren Extremitäten in der Nacht. – Nachtschweiße; geschwollene und entzündete Drüsen mit Neigung zur Ulzeration. – Speichelfluss; skrobutisches Zahnfleisch. – Alle Symptome verschlimmern sich stets bei kaltem, feuchtem Wetter.

[– Skrofulöse Kinder; besonders für hellhaarige Personen mit schlaffer Haut und Muskulatur geeignet. [7] – < der Beschwerden beim Warmwerden im Bett; nachts.[10]]

Mezereum – Kann bei anhaltender Wundheit der Nase indiziert sein; oft besteht auch ein ähnlicher Zustand des Halses.

[– Die Nase ist innerlich rauh und wund.[2] – Rauheit, Wundheit, kratziges Beißen und Stechen im Schlund und am Gaumen.[3] – Abmagerung oder Gedunsenheit des Körpers und Gesichtes mit dickem Bauch bei Kindern.[3] – Große Empfindlichkeit gegen kalte Luft; abendliche < der Beschwerden.[10] – Alle Arten von Erkrankungen, die am äußeren Kopf erscheinen, hauptsächlich auf der rechten Seite; Zähne auf der linken Seite; Stirn; Schienbeine.[8] – Unfestigkeit der Gelenke, als wollten sie zusammenbrechen.[2]]

Psorinum – Dieses Arzneimittel ähnelt in vielerlei Hinsicht *Sulphur*.

[– In chronischen Fällen, wenn bestens gewählte Mittel nicht durchgreifen oder dauerhaft bessern (in akuten Fällen *Sulphur*).[15] – Wenn *Sulphur* indiziert scheint, aber versagt.[15] – Kinder sind blass, schwächlich kränkelnd.[15] – Schmutziges Aussehen; sehr übler Körpergeruch, selbst nach einem Bad. [10] – Drüsenschwellungen mit Ausschlag auf dem Kopf.[10] – Abnorme Neigung zur Entwicklung von Hautkrankheiten.[10] – Hautjucken, < im Bett und durch warmwerden.[10] – Überaus empfindlich gegen kalte Luft oder Wetterwechsel; möchte selbst im Sommer warm angezogen sein oder eine Mütze tragen.[10]]

Silicea – Nützlich bei Kindern mit großen Bäuchen und schwachen Fußgelenken; viel Kopfschweiß.

[– Schwellung, Entzündung, Induration und Eiterung von Drüsen: Nackendrüsen, Parotiden, Achseldrüsen, Inguinaldrüsen usw.[10] – Skrofulöse Schwellung und Verhärtung von Nackendrüsen und Parotiden, entwickelt sich allmählich und ist von langer Dauer; Schwellungen oft von enormer Größe; heiße Haut, ohne Schmerz oder Röte.[10] – Skrofulöse Kinder mit großen Köpfen, offenen Fontanellen; starker Kopfschweiß (weniger als bei *Calc.*); Kopf muss durch Einhüllen warm gehalten werden; aufgetriebener Bauch; schwache Fußknöchel; langsames Laufenlernen.[15] – Große Empfindlichkeit gegen kalte Luft.[10]]

Sulphur – Bei Kindern, die äußerst empfindlich gegen freie Luft und Wind sind; sie möchten nicht gewaschen werden oder mit Wasser in Berührung kommen; sie lassen sich auch nicht kämmen oder sonst irgendwie fein machen. – Rauhe, schuppige Haut; populöse Hauterscheinungen; brennende Hitze der Fußsohlen; öfteres Erwachen in der Nacht, sogenannter „Katzenschlaf".

Rachitis

Die skrofulöse Affektion der Knochen, welche man *Rachitis* , Englische Krankheit oder Knochenverbiegung nennt, ist eine Krankheit des frühen Kindesalters, welche zumeist gegen Ende der ersten Zahnung (wenn nicht schon früher) bemerkt wird. Die Störung scheint in einer exzessiven Vorbereitung für den Ossifikationsprozeß zu bestehen, welche aufgrund mangelnder Assimilationskraft aber nicht vollendet werden kann. Als erste scheinen die Schädelknochen befallen zu werden. Zugleich besteht ohne Ausnahme eine gewisse Vergrößerung der Enden der langen Knochen. Zugleich mit dieser Art der Deformierung bestimmter Knochen kann in einigen Fällen eine allgemeine Deformierung der Körpergestalt vorgefunden werden, wie etwa bei Bestehen einer Hühnerbrust oder Wirbelsäulenverkrümmung. Einige dieser letzteren Deformierungen der Gesamtstruktur entstehen tatsächlich aus den erstgenannten Abweichungen der Knochenentwicklung. Neben diesen unmittelbar durch Rachitis erzeugten Deformierungen gibt es andere, wie die Verbiegung oder Krümmung bestimmter Knochen, welche mechanischen Druck, die Schwerkraft oder Muskelkontraktionen zur auslösenden Ursache haben, primär aber auf eine Weichheit oder unvollständige Entwicklung der Knochen selbst zurückgehen. Die eine allgemeine und ausreichende Ursache für die unzähligen Varianten von Knochendeformitäten, welche man unter der Überschrift „Rachitis" zusammenfasst, einschließlich stark verlangsamter Zahnentwicklung, Gehunfähigkeit, erhöhter Knochenbruchgefahr und spontaner Gelenkluxationen, ist in einer unvollkommenen Ernährung und ungesunden Kost zu finden. Sie führt zur Manifestation einer dem Organismus innewohnenden Dyskrasie in diesen Formen.* Siehe die Abschnitte über die **Zahnung** und über **Pädatrophie.**

Baryta carbonica – Wird sich bei zwergenhaften Kindern als passend erweisen bzw. bei Kindern mit verzögerter Entwicklung.

[– Entwicklungsstillstand oder nur teilweise Entwicklung des Organismus.[14] – „Zwergenhaftigkeit"; dies bedeutet nicht allein kleines Körperwachstum, sondern Zwergenhaftigkeit bezüglich Körper und Geist; geistige „Zwergenhaftigkeit" (Entwicklungshemmung) und auch zurückgebliebene Entwicklung von Organen. – Spätes Laufenlernen; *Baryta carbonica* korrespondiert diesbezüglich mit *Borax* und *Natrium muraticum*; alle drei Mittel beinhalten eine eigentümliche Verzögerung der Entwicklung des Gehirns bzw. der geistigen Entwicklung, so dass diese Kinder bezüglich verschiedener Dinge erst spät lernen; aber *Baryta carbonica* steht in dieser Hinsicht an erster Stelle.[14]]

Bryonia – Trockene, rissige Lippen; Erbrechen unmittelbar nach dem Essen. – Obstipation, Stühle trocken und hart, wie verbrannt. – Möchte sich möglichst still und bewegungslos verhalten.

[– Kinder möchten nicht getragen oder hochgenommen werden. [10]]

Calcarea carbonica – Bei solchen Kindern, die hinsichtlich Temperament; Körperbeschaffenheit und bezüglich der sonstigen Symptome mit diesem Mittel korrespondieren; das Mittel sollte einmal wöchentlich oder monatlich wiederholt werden, je nach individuellem Zustand des Kindes.

[– Späte Entwicklung der Knochen mit lymphatischen Schwellungen.[10] – Glieder verunstaltet, krumm; Schwellung der Gelenke; Fontanellen bleiben zu lange offen; sehr großer Kopf; Kopfschweiß.[10]]

Ipecacuanha – Bei beständiger Übelkeit indiziert.

[– Ikterus; Rachitis; Abmagerung.[10]]

Nux vomica – Schlaflosigkeit, besonders gegen Morgen hin [nach 3

* Die Homöopathen des 19. Jahrhunderts kannten das Vitamin D nicht, wußten daher nichts von der später üblichen Diätbehandlung (Fischtran, Eigelb, Sonnenexposition), und konnten trotzdem Rachitis heilen. Dies legt nahe, daß der Mangel an Vitamin D selbst eine relative Sache ist, daß die Verwertung des Vitamins – wie aller Nahrungsbestandteile – je nach dem Grad der Entwicklung der Psora besser oder schlechter bewerkstelligt wird und daß, wenn nach korrekter homöopathischer Verordnung die Psora auf dem Rückzug ist, der Körper mit weniger Vitaminen usw. auskommt als zuvor. D.Ü.

oder 4 Uhr früh]; große, schwierig zu entleerende Stühle; Obstipation.

Phosphoricum acidum – Blasses, kränkliches Aussehen; große Schwäche und Teilnahmslosigkeit; Apathie; schmerzlose Diarrhoe; wankender Gang.

Ruta – Wankender Gang, als seien die Schenkel zu schwach; viel Schmerz darin beim Gehen.

[– Knochenschmerzen, brennend und fressend, in der Knochenhaut; Schmerzen wie nach Stoß, Fall und Quetschung, in den Gliedern, Gelenken und Knochen; besonders bei Berührung.[4]]

Silicea – Viel Ähnlichkeit mit *Calcarea*; das leukophlegmatische Temperament ist hier jedoch weniger deutlich ausgeprägt und das Knochensystem insgesamt besser entwickelt.

Staphisagria – Wenn die Zähne schwarz werden und mit Fortschreiten der Erkrankung in kleinen Teilchen zerbröseln.

Sulphur – Neigung zu Intertrigo; pickelige Hauterscheinungen; kurze nächtliche Schlafphasen, das Kind erwacht häufig usw.

Veratrum album – In Fällen, die mit Diarrhoe oder Obstipation kompliziert sind, mit kaltem Schweiß auf der Stirn.

Mumps, Parotitis epidemica

Diese akute Entzündung der Glandula parotidea unterscheidet sich von einer gewöhnlichen Drüsenschwellung durch ihren epidemischen kontagiösen Charakter und ihre fehlende Tendenz zur Eiterung. Die Krankheit tritt in Form einer äußerlich sichtbaren Schwellung auf, welche die Drüse einer Seite betrifft. Während die Entzündung in der zuerst befallenen Drüse abnimmt, entwickelt sie sich (in vielen, aber nicht allen Fällen) in der Ohrspeicheldrüse der Gegenseite. Der zunächst umschriebene Tumor wird rasch diffus und ausgedehnt, bezieht oft die Kieferwinkellymphknoten mit ein und nimmt bis zum vierten Krankheitstag zu. Der Schmerz ist sehr ausgeprägt; von Kindern, die alt genug sind, um ihre Empfindungen auszudrücken, wird er als ein gleichmäßiger, starker, wunder Schmerz (aching) beschrieben. Der allgemeine Fieberzustand ist dabei verhältnismäßig gering. Die Dauer der Schwellung ist variabel, sie hält in einigen Fällen fünf oder sechs Tage an und in anderen zwei Wochen. Eine Metastasierung der Krankheit von der Ohrspeicheldrüse zur Brustdrüse, dem Hoden oder zum Gehirn (welch letztere im Verhältnis zum zarten Alter der Patienten selten vorkommt) scheint unter sachgemäßer homöopathischer Behandlung kaum möglich zu sein.

Baryta carbonica – Wenn die Schwellung sehr hart wird.

[– Schmerzhafte Schwellung der Parotiden und der Unterkieferdrüsen;[7] auch mit Härte.[4] – Hilfreich bei skrofulösen Kindern, die allgemein zu Entzündungen und Schwellungen der Drüsen neigen.[17] – Schwellung der rechten Parotis oder der Drüsen im Bereich des Ohres, bzw. Drüsenschwellung nach exanthematischen Fiebern, verlangen häufig nach diesem Mittel.[17]]

Belladonna – Fälle, die durch rote Augen und ein rotes Gesicht charakterisiert sind; Fieber am Nachmittag; Neigung zu erysipelatöser Entzündung; Schläfrigkeit und Delirium; Kopfschmerzen beim Auftreten der Schwellung.

[– Entzündung der rechten Parotis mit intensiver Röte und heftigen, schießenden Schmerzen; hohes Fieber.[17] – Besonders dann hilfreich und indiziert, wenn zerebrale Symptome auftreten, wie z.B. Delirium, Konvulsionen, Bewusstlosigkeit oder Manie, auch als Folge der Erkrankung.[17]]

[**Bromium** – Schwellung und Verhärtung der linken Parotis; Vereiterung und sogar Geschwürbildung.[10] – Steinharte Drüsenschwellungen, besonders an Unterkiefer und Hals.[10]

[– Affektionen der linken Parotis; besonders auch nach Scharlachfieber.[17] – Kinder mit Neigung zu Drüsenvergrößerungen; helles Haar, blaue Augen.[10] – Die Drüsen entzünden sich, werden hart und fühlen sich bei Berührung warm an.[17] – Besonders dann von Nutzen, wenn die Beschwerden nach Überhitzung auftreten.[14] – Es besteht eine allgemeine Schwellung der Halsdrüsen und ein Erstickungsgefühl; < im warmen Raum.[17]]

Carbo vegetabilis – Sehr hilfreich in solchen Fällen.

[– Mumps mit schleichendem Fieber; Verhärtung der Drüsen; Metastasierung zu den Hoden.[10] – Blasses, zyanotisches, gedunsenes Gesicht mit kaltem Schweiß; die Schwellung der Parotis verhärtet sich.[17] – Ist bei Parotitis nach exanthematischen Fiebern von Nutzen.[17]]

[– Geschwollene, entzündete, verhärtete oder vereiterte Drüsen;[10] Parotitis.[14] – Sehr empfindlich gegen kalte Luft; eingeatmete Luft fühlt sich kalt an; verursacht Halsschmerzen.[7] – Kältegefühl in der Nase.[4] – Parotiden und Nackendrüsen geschwollen und induriert, Neigung zu bösartigem Verlauf.[17] – Die Schwellung der Parotiden ist verbunden mit Jucken, Brennen und stechenden Schmerzen.[17]]

Conium – Ebenfalls sehr nützlich.

[– Personen mit lebhafter, schneller, sanguinischer Anlage; schmerzhafte Drüsenerkrankungen.[7]]

[**Lachesis** – Eines der wichtigsten Mittel überhaupt, wenn die linke Parotis enorm geschwollen und äußerst berührungsempfindlich ist; die geringste Berührung ist bereits unerträglich.[10] – Mumps, besonders auf der linken Seite; enorme Schwellung, äußerst empfindlich gegen die geringste Berührung; bereits der geringstmögliche Druck verursacht heftige Schmerzen; schreckt zurück, wenn sich jemand nähert; kann kaum schlucken; äußerst übel gelaunt; Hals innerlich entzündet; Gesicht rot und geschwollen; Augen glasig und wild blickend.[10] – Auch bei bösartiger Parotitis; wenn sich der Schmerz des Nachts und nach dem Erwachen schrecklich verschlimmert.[17]]

[**Lycopodium** – Nützlich, wenn die Parotitis rechts beginnt und auch auf die linke Seite übergreift. [17] – Stiche im Bereich der rechten Parotis. [10] – Halsentzündung mit > durch warme Getränke. [10]]

Mercurius – Das Arzneimittel für die Mehrzahl der Fälle, besonders wenn durch eine Erkältung hervorgerufen; oder bei Frösten, Fieber und Durst in der Nacht; Nachtschweiße; kein Appetit; bringt die Kiefer nicht auseinander; Schluckbeschwerden; Speichelfluss.

[– Mumps: auf der rechten Seite; blasse Schwellung; Fieber nur leicht oder sogar fehlend; hochgradiger Entzündungszustand; Trismus; skrofulöse Kinder; drohende Eiterung.[10]]

[**Phytolacca** – Bei Entzündung der Submaxillardrüsen und Parotiden; mit steinerner Härte.[10] – Schmerzen beim Schlucken, die ins Ohr schießen.[10] – Das Kind ist ruhelos, erschöpft und hat die unwiderstehliche Neigung, die Zähne zusammenzubeißen.[17] – Halsentzündung; Gefühl von Roheit, Kratzen und Exkoriation im Hals; große Schwierigkeiten, Speichel zu schlucken.[10] – *Phytolacca* affiziert normalerweise die rechte Seite; es geht dem Kind durch Kälte und Feuchtigkeit <;> durch Wärme, trockenes Wetter und Ruhe.[17]]

[**Pilocarpinum** – Gehört zu den wichtigsten Arzneimitteln für Mumps und scheint alle anderen zu übertreffen.[17] – *Pilocarpinum muriaticum* 3x ist *Burnett's* Hauptmittel bei Mumps; er betrachtet es (sowie *Jaborandi*, von dem es ein Alkaloid ist) als organotropes Mittel hinsichtlich Schweißdrüsen, Parotiden und Pancreas.[7] – Es wirkt sehr schnell und lindert auch den Schmerz.[7] – Reichlicher Speichelfluss sowie Schweiß begleiten die Beschwerden; dies ist ein wichtiges Symptom dieses Mittels.[17] – Das Mittel ist außerdem bei Metastasierung zu den Mammae von Nutzen, oder wenn die Schwellung plötzlich nachläßt und zerebrale Symptome auftreten; es hat sich einen guten Ruf bei solchen Fällen erworben.[17]]

[**Pulsatilla** – Mumps; besonders bei Metastasierung zu den Brustdrüsen oder Hoden.[10] – Affektionen der Ohren nach Mumps.[17] – Dick belegte Zunge, trockener Mund, aber kein Durst; < abends und nach dem Hinlegen.[17] – Empfindliche, launische, weinerliche Kinder; fröstelig und durstlos.[17]]

Rhus toxicodendron – In Fällen mit großer nächtlicher Ruhelosigkeit und bei Komplikationen durch erysipelatöse Entzündung.

[– Zählt ebenfalls zu den Hauptmitteln bei Mumps; wenn Parotiden und Submaxillardrüsen entzündet und enorm geschwollen sind.[17] – Die Parotiden sind dunkelrot und schlimmer auf der linken Seite; bemerkenswerte Induration und Schmerzen der Drüsen mit Neigung zu Eiterung.[17] – Parotitis mit Gesichtsneuralgie; Gesichtsschwellung; Knacken der Kiefer beim Kauen; Zunge belegt, mit Ausnahme der Zungenspitze; Herpes an den Lippen.[17] – Parotitis nach Erkältung; Eiterung, worauf eine Inzision durchgeführt wurde; die Schwellung nahm danach etwas ab, wurde jedoch härter, besonders um die Schnittstelle herum; Entzündung durch Einwirkungen von feuchtem Wind; ausgeprägte Schwellung, so dass sie kaum den Mund öffnen konnte.[10] – Heiße, schmerzhafte Schwellung; Induration; Eiterung.[10]]

[**Silicea** – Hilfreich in Fällen von Entzündung, Vergrößerung und Verhärtung der Parotiden mit Neigung zu Eiterung und Ulzeration.[17] – Kleinmütige, skrofulöse Kinder, empfindlich und kalt; Neigung, sich schnell zu erkälten; möchten warm eingepackt werden.[10] – Zu den charakteristischen Symptomen gehört auch das Gefühl von einem Haar auf der Zunge, sowie die gedankliche Beschäftigung mit Nadeln, die das Kind fürchtet.[17] – Harte Schwellung der Nackendrüsen und stechende Schmerzen in den geschwollenen Drüsen.[17]]

Hydrozephalus (Meningitis, Enzephalitis)

Es gibt eine Reihe von Störungen der Organe im Schädelinneren (der Hirnhäute und des Gehirns selbst), welche sich unter dem Überbegriff „Gehirnentzündung“ zusammenfassen lassen. Weil alle diese Störungen – ob akut oder chronisch, ob die Hirnhäute oder das Gehirn selbst betreffend –, dazu neigen, zu einer ödematösen Exsudation zu führen, fasst man sie unterschiedslos unter dem Oberbegriff *Hydrozephalus* zusammen. Nach dieser vorbereitenden Erklärung kommen wir nun zu einer so kurz wie möglich gehaltenen Beschreibung der Hauptsymptome dieser verschiedenen Störungen. Ihr folgt eine kurze Zusammenfassung der charakteristischsten Indikationen derjenigen Arzneien, die am homöopathischsten zu diesen Krankheiten passen.

Akute Gehirnentzündung (Enzephalitis): Die einfache akute Entzündung der Gehirnsubstanz ist eine nicht sehr häufige Erkrankung. Sie beginnt entweder schon mit Krämpfen, oder diese treten bald hinzu. Die Konvulsionen halten, wenn sie nicht (medikamentös) gestoppt wurden, mit nur kurzen Pausen so lange an, bis der Tod eintritt. Die Störung kann auch mit heftigem Erbrechen und intensivem Fieberzustand beginnen. Diese Form der Erkrankung tritt vor allem bei scheinbar gesunden Kindern und solchen mit hochentwickelter nervaler Organisation* auf, verläuft sehr rapide und verursacht eine Exsudation in die Ventrikel, einen *Hydrocephalus internus.*

Akute Entzündung der Gehirnhäute (Meningitis): Die akute Entzündung der Gehirnhäute tritt am häufigsten nach irgendeiner Art von Schlag oder Stoßverletzung des Schädels auf (traumatische Meningitis). Nach Ablauf von zehn bis vierzehn Tagen – die ursächliche Verletzung kann schon ganz vergessen sein – manifestiert sich die Störung. Das Kind klagt über sehr heftige Kopfschmerzen, es kommt zu häufigen Anfällen von Erbrechen, und heftiger Kopfschmerz und starke Übelkeit können alternierend auftreten. Es finden sich konvulsive Bewegungen von Augäpfeln und Au-

* Gemeint sind wohl Kinder von hoher Sensibilität und rascher Auffassungsgabe, welche man z.B. als *Belladonnatypus* kennt. Der typische *Belladonna*- Kranke ist geistig regsam, lebhaft und gefäßlabil (Neigung zum Hitzschlag usw.), und er reagiert nicht nur auf Viren (Fieberkrämpfe!) heftig und plötzlich, sondern auch bei emotionaler Erregung. Auf „Idioten“, d.h. geistig „zurückgebliebene“ Menschen, wirkt die *Belladonna* „nie“ (*Hufeland*, zit. nach *Stiegele*). D.Ü.

genlidern sowie *plötzliche und lange anhaltende Anfälle generalisierter Krämpfe.* Doch das vielleicht bemerkenswerteste charakteristische Zeichen der Meningitis besteht in den *scharfen, schrillen Schreien (cri encéphalique, d.Ü.), welche der Schmerz auslöst, wenn er paroxysmal wiederkehrt,* und der *Verschlimmerung durch Bewegung.* Diese zwei letzteren Symptome hat die Meningitis mit akuten Entzündungen anderer seröser Häute – Pleura und Peritoneum – gemeinsam. Eine Verschlimmerung durch Licht und Lärm ist andererseits recht charakteristisch für die *Enzephalitis.* Die ödematöse Exsudation, *Hydrocephalus externus,* welche in schweren Meningitisfällen rasch eintritt, ruft Symptome hervor, welche erhöhten Hirndruck anzeigen. Diese sind den Symptomen der Enzephalitis so ähnlich, dass man diese beiden Affektionen nur in ihren Frühstadien unterscheiden kann. Sie können sogar kombiniert auftreten (*Meningoenzephalitis).* Eine Entzündung der *Dura mater* im besonderen kann Resultat einer *Otitis** sein oder sogar in Fällen von Otorrhoe* auftreten. Letztere Fälle werden gewöhnlich durch deutliche Schüttelfröste angezeigt. Dieser sekundären Meningitis kann eine Phlebitis folgen, indem die Diploevenen und selbst die venösen Sinus des Gehirns (*septische Sinusthrombose,* d.Ü.) mitbefallen werden.

Hydrozephalus soll diejenige Form zerebraler Erkrankung sein, welche bevorzugt bei skrofulösen Individuen auftritt. Dieser ist zunächst mehr eine Erkrankung der Meningen als des Gehirns selbst. Aufgrund der Ergebnisse von Sektionen (welche aber wenig Hilfe bei der Festlegung der vorliegenden Erkrankungsform beim Lebenden oder bei der Mittelwahl bieten) unterscheidet man zwei Formen des Hydrozephalus: den von einfacher Entzündung der Hirnhäute herrührenden, und den aufgrund der Bildung von Tuberkelknoten in den Meningen – *tuberkulöse Meningitis* – entstehenden.

Doch versuchen wir hier nicht, beide Formen klinisch zu unterscheiden. Unseren gegenwärtigen Absichten** wird durch eine detailliertere Beschreibung der auffälligsten *Frühsymptome* Genüge getan. Das allgemeine Verhalten des Kindes verändert sich, es wird wechselhaft, mißlaunig, reizbar und inaktiv, zornmütig und ruhelos, mit leerem Blick und geistesabwesendem Gesichtsausdruck. Gewöhnlich ist es schlaflos; es kann auch in einen Halbschlaf fallen, aus welchem es schreiend auffährt. Ist es alt ge-

* *Guernsey* unterschied die akuten Stadien der Otitis media – „Otitis“ – von den späteren und mehr chronischen Stadien derselben Krankheit – „Otorrhoe“. D.Ü.

**Der Absicht, das für den Einzelfall homöopathische Mittel zu finden. D.Ü.

nug, um zu sprechen, klagt es über Kopfschmerzen. Jüngere Kinder rollen den Kopf häufig hin und her oder bohren ihn ins Kissen. Abendliches Fieber, Verstopfung und *Erbrechen* treten auf, letzteres *vor allem beim Aufrichten aus der Rückenlage.* Delirium, Schlaf mit nach oben innen gedrehten Augen, so dass die Hornhaut unter dem inneren Winkel des Oberlides verborgen ist, und beim weiteren Fortschreiten der Krankheit eine ständig zunehmende Benommenheit treten hinzu. Es können eine Lähmung einer einzelnen Extremität oder eine Hemiparese vorhanden sein; ständige Bewegungen der Hände oder unruhige Bewegungen der Füße; ein soporöser Zustand mit halbgeschlossenen Augenlidern; die Pupillen eines oder beider Augen können anhaltend erweitert und lichtstarr oder auch stark zusammengezogen, fast verschlossen sein. Ferner kann man einen anhaltenden Strabismus und unregelmäßigen Puls finden. Zu diesen verschiedenen Symptomen, welche sich in verschiedenen Schweregraden und Kombinationen zuerst zeigen, treten im letzten Stadium der Krankheit jene Krampf- und Lähmungserscheinungen, welche einen erhöhten Hirndruck durch große Mengen von Exsudat anzeigen. Bei den akuten Formen dieser Krankheit, welche von manchen Autoren *waterstroke („Wasser-Schlagfluss")* genannt werden, schreitet die Störung in ein paar Stunden so weit voran wie bei der chronischen Form in mehreren Tagen.

Hydrozephaloid ist eine Form der Gehirnerkrankung, welche erstmals durch Dr. *Marshall Hall* beschrieben wurde. Er nannte sie *Hydrozephaloid,* d.h. sekundäre Gehirnerkrankung. Sie resultiert aus einer Erschöpfung der Nervenkräfte und einer Anämie des Gehirns, wie sie durch schwächende Durchfälle oder Blutverluste entstehen kann.*

Das erste oder Erregungsstadium wird durch Ruhelosigkeit, Fiebrigkeit, plötzliches Aufschrecken durch Geräusche oder Berührung, einen geblähten Bauch sowie *Durchfälle* gekennzeichnet, welche aus Schleim oder aus grünlichen stinkenden Massen bestehen.

Das zweite Stadium wird durch Torpor gekennzeichnet. Das Gesicht ist blass, *die Wangen sind kühl,* die Augenlider halb geschlossen, die Pupillen sind anisokor** und lichtstarr. Die Atmung ist schwer, unregelmäßig, seufzend, die Stimme ist belegt, und zuweilen besteht Husten. Es besteht insgesamt eine offenkundige Prostration, eine Art typhöser Zu-

* Dr. *Schweikert* in: Quarterly Hom. Journal. Neue Serie. Bd. 1, S. 114. Boston 1853. (Fußnote des Autors.)

** Ein Hirndruckzeichen, welches bei jeder Art von Hydrozephalus oder Gehirnblutung auftreten kann. D.Ü.

stand des Gehirns. *Kopf, Gesicht, Hände und Füße sind kühl,* der Puls ist sehr klein und beschleunigt.

Die von *Schweikert* mit Erfolg gebrauchten Arzneien waren vornehmlich *Phosphorus, Zincum* und *Calcarea carbonica.* Auf *geeignete Ernährung* ist großer Wert zu legen, um die Erschöpfung (den Hungerzustand oder die Folgen des Blutverlustes) zu beseitigen. Vgl. *West, „Diseases of Children"*, Seite 130.

Aconitum – Bei sehr heftiger aktiver Entzündung mit viel Fieberhitze, Ruhelosigkeit und großer Qual.

[– Idiopathische Entzündung des Gehirns, besonders wenn der Kopf des schlafenden Patienten direkter heftiger Sonnenbestrahlung ausgesetzt war.[18] – Fieber; Delirium; rotes, aufgedunsenes Gesicht.[18] – Brennender Kopfschmerz, als ob das Gehirn von siedendem Wasser bewegt würde.[10]]

Apis – Scharfe, schrille Schreie des Kindes während des Schlafs.

[– Meningitis infantum, Bewusstseinsverlust und Delirium; einzelne, scharfe, schrille Schreie im Schlaf oder beim Wachen; erweiterte Pupillen; hebt beim Schreien die Hände hinter die Ohren.[18] – Das Kind bohrt seinen Kopf nach hinten in das Kissen und rollt ihn von Seite zu Seite.[18] – *Apis* folgt gut auf *Bell.*, wenn das Exsudationsstadium erreicht ist.[18]]

Arnica – Wenn die Beschwerden auf Schlag, Stoß oder Erschütterung zurückzuführen sind.

[– Wenn aus o.g. Gründen Exsudation von Blut, Fibrin oder Eiter zu vermuten ist; in diesen Fällen finden wir tiefen Stupor und unvollständige Lähmung der Zunge, des N. okulomotorius, der Iris oder der Extremitäten.[10]]

Arsenicum album – Höchste Schwäche und Kraftlosigkeit, Erschöpfung der Lebenskraft. – Abzehrung und sehr blasses, wächsernes Gesicht. – Durst auf Wasser; trinkt oft, aber immer nur kleine Schlucke.

Belladonna – Ein beinahe beständiges Stöhnen; das Kind liegt schläfrig oder in halb komatösem Zustand; Auffahren und Umherwerfen.

[– Bohrt den Kopf in das Kissen; Empfindlichkeit der Augen, kann kein Licht ertragen.[10] – Rote, hervortretende, starrende und glänzende Augen; rotes, gedunsenes Gesicht.[10] – Blutwallung zum Kopf; heftiges Pochen der Karotiden.[10] [18] – Heißer Kopf, Körper oder Extremitäten kalt.[18]]

Bryonia – Mehr oder weniger beständige Bewegung der Kiefer, als würde das Kind etwas kauen. – Lippen trocken, ausgedörrt. [– Durst, mit nicht sehr häufigem Trinken, aber viel auf einmal]. – Obstipation usw.

[– nach *Bell.* bei einfacher Meningitis, sobald Symptome von Exsudation auftreten, mit beinahe ständigen Kaubewegungen.[18] – Hastiges, ungestümes Trinken in großen Zügen.[18] – < durch Bewegung; die geringste Bewegung verursacht Übelkeit und ein ohnmachtsartiges Gefühl; das Kind schreit, wenn es hochgenommen oder bewegt wird.[10, 18]]

Calcarea carbonica – Leukophlegmatisches Temperament, [fette Babies mit großen Köpfen], weit offene Fontanellen; viel Kopfschweiß, bei der akuten Beschwerde oder auch früher schon.

[– Wirkt mitunter gut nach *Sulphur,* in den frühen Stadien von akutem Hydrozephalus; es kann aber auch dann gutes bewirken, wenn Symptome von Effusion vorliegen.[18]]

Camphora – Große Kälte der Haut, und dennoch möchte das Kind nicht zugedeckt werden.

[– Gehirnentzündung, besonders durch heftige Sonnenhitze entstandene. [3] – Nach Sonnenstich, mit Pulsieren und Zusammenschnürungsgefühl im Gehirn; Kopf krampfhaft (zur Seite oder nach hinten) verdreht; < durch Bewegung oder in kalter Luft, > beim Liegen oder beim Denken an die Beschwerden.[12]]

[**Cicuta virosa** – Nach hinten gezogener Kopf, bohrt den Kopf ins Kissen; Opisthotonus.[18] – Krampfhafte Verdrehung der Glieder.[3] – Rollt den Kopf von Seite zu Seite.[18] – Plötzliche Konvulsionen, eigenartige Verrenkungen des Oberkörpers und der oberen Extremitäten; Schaum vor dem Mund; starrer Blick; verdrehte Augen.[10, 18]]

Cina – Das Kind zupft viel an seiner Nase, wie bei Wurmbeschwerden. – Milchiger Urin; extrem schlechte Laune, ist mit nichts zufrieden.

[– Zupft an der Bettdecke [*Hyos.*]. – Möchte die ganze Zeit über getragen werden (*Cham.*), oder besser noch, geschaukelt werden.[10] – Weint jämmerlich, wenn man es trägt; wenn es wach ist.[10] – Läßt sich nicht beruhigen, will nicht liebkost werden.[18] – Kann nicht schlafen, wenn er einschläft, fährt er auf *(Bell.),* schreit, dreht sich herum, stößt die Bettdecke weg.[10]]

Digitalis – Sehr langsamer oder unregelmäßiger Puls; weiße Stühle und galliges Erbrechen.

Helleborus – Spärlicher, dunkler Urin mit kaffeesatzartigem Sediment.

[– Torpor herrscht vor; rollt Tag und Nacht den Kopf; stöhnt.[10] – Mechanische Bewegungen eines Armes und Beines; Augäpfel nach oben gedreht.[18] – In einem späteren Stadium Bewusstlosigkeit; die Augen reagieren nicht auf Licht; das Kind scheint nichts mehr zu wollen, verlangt nach nichts.[18]]

Hyoscyamus – Delirium; zupft an der Bettwäsche und murmelt;[18] Rucke fahren durch die Glieder; wässrige Diarrhoe; rotes Gesicht; wilder, starrender Blick und Klopfen der Karotiden.

[– Sieht Geister, Dämonen usw.;[18] Phantasiebilder schwärmen vor seinem Geiste umher.[1] – Konvulsivische Bewegungen und Zuckungen einzelner Glieder und des ganzen Körpers.[18] – Krämpfe und Konvulsionen mit wässrigem Durchfall.[4] – Hat die Hände an den Genitalien.[18]]

Ignatia – Häufiges Seufzen oder seufzendes Atmen; vergleiche *Bryonia.*

Ipecacuanha – Der Fall ist durch eine fast beständige, anhaltende Übelkeit charakterisiert, die so gut wie keinen Moment nachläßt; *Ipecacuanha* 200 oder 1000 ist geeignet, einen solchen Fall vollständig zu heilen.

Mercurius – Skorbutisches Zahnfleisch; Speichelfluss; Schwellung der Drüsen; schleimige oder lehmfarbene Stühle.

[– Folgt gut auf *Bell.*, wenn folgende Symptome vorliegen: nachfolgende Drüsenschwellungen; wunder Mund; Blutwallung zum Gesicht; hastige, nervöse Sprache.[18]]

Opium – Dieses Arzneimittel ist von großem Wert, wenn eine Cholera infantum droht, in eine solche Erkrankung des Gehirns überzugehen. – Die große Schläfrigkeit ist hierbei das Schlüsselsymptom.

[– Schwerer, betäubter Schlaf mit Gesichtsröte; sogar nach dem Erwachen noch wie betäubt.[10] – Die Atmung ist schnarchend und laut, dann wieder schwer und sehr schwach.[1] – Das Kind scheint sich vor etwas zu fürchten und fährt wie erschreckt auf; Obstipation, entleert nur kleine, schwarze Bällchen.[10]]

Pulsatilla – Viel schleimiges Erbrechen und Diarrrhoe; Verschlimmerung in der Nacht. – Die Stühle wechseln ständig in Aussehen und Beschaffenheit, [keine zwei Stühle, die sich gleichen[10]].

[– Metastasierung der Masern; Gehirnreizung nach plötzlich unterdrückter Otorrhoe; Hitze des Kopfes; ist nicht in der Lage, den Kopf zu heben oder ihn aufrecht zu halten; trockene Haut; spärlicher Urin; Schläfrigkeit mit Auffahren beim geringsten Geräusch; abwechselnd Stupor und Photophobie; Fieber, Erbrechen saurer Flüssigkeit; greift nach dem Kopf.[10] – Wechselhafte Zustände; es scheint eine Besserung einzutreten, dann gibt es wieder eine Verschlechterung usw. – Verlangen nach frischer Luft; Durstlosigkeit.[10]]

Staphisagria – Dieses Arzneimittel ist in gewissen chronischen Fällen angezeigt und kann besonders dann von Nutzen sein, wenn Quecksilberbehandlungen durchgeführt worden sind.

Stramonium – Kommt zur Anwendung, wenn das Kind beim Anblick von Objekten gleich nach dem Erwachen Furcht zeigt; Strabismus usw.

[– Verlangen nach Licht und Gesellschaft;[4] oder Konvulsionen durch helles Licht und glitzernde Gegenstände.[18] – Verlangen, sich zurückzuziehen oder zu fliehen, mit Schreien.[18] – Schreckvolle Phantasiebilder, glaubt, Gespenster zu sehen.[1] – Das Kind beißt die Personen, die es halten; artikuliert hin und wieder zusammenhanglose Worte; der Kopf hängt nach vorne, statt nach hinten (auch umgekehrt).[18]]

Sulphur – In Fällen, bei denen die Unterdrückung eines Hautausschlags voranging; oder der Zustand des Kindes bessert sich nicht richtig, weil eine konstitutionelle [psorische] Dyskrasie zugrundeliegt, die bei näherer Betrachtung sichtbar wird.

Zincum – Die Füße des Kindes sind ständig in Bewegung; kann die Füße nicht stillhalten. – Kann besonders bei Wassersucht nach Scharlach indiziert sein; sollte im Hinblick auf, bzw. gemeinsam mit *Belladonna* studiert werden.

[– Meningitis im Stadium der Entzündung (*Bell.* wirkte nicht).[10] – Das Kind besitzt nicht genug Vitalität, um den Hautausschlag (z.B. bei Scharlach) hervorzubringen, oder er ist bei seinem Erscheinen unterdrückt worden.[18] – Das Kind zeigt beim Erwachen Anzeichen von Furcht und rollt den Kopf von Seite zu Seite.[18] – Epidemische Meningitis cerebrospinalis; kurze Atmung, Ängstlichkeit; Druck in der Brust und häufig wiederkehrendes trockenes Hüsteln; Puls bemerkenswert langsam, oder klein, frequent, sehr wechselhaft; unregelmäßige Atmung; kurzer, trockener, spasmodischer Husten; geistige Erregung.[10]]

Eitrige Augenentzündung (Ophthalmie)

Neugeborene Kinder werden sehr häufig von *Ophthalmie* , eitriger Augenentzündung, befallen. Diese Störung ist stets schwerwiegend; denn wenn sie nicht rasch geheilt wird – was nicht immer leicht zu erreichen ist –, wird die Entzündung zur Hornhauttrübung, und führt damit zu einer verminderten Sehkraft, oder kann sogar zur totalen Blindheit führen. Bei vernachlässigten Fällen, speziell solchen, wo die notwendige Sorgfalt bezüglich der Reinlichkeit nicht streng genug betont wurde, kann die Hornhaut ulzerieren und perforieren, so dass der Inhalt des Augapfels austritt und lebenslange Entstellung sowie unheilbare Blindheit die Folge sind.

„Das erste Zeichen der Krankheit ist im allgemeinen ein Verkleben der Augenlider während der Nacht, bei äußerlicher Rötung und Schwellung derselben. Wird das Lid angehoben, kommt ein Strom von Tränenflüssgkeit hervor, und die Bindehaut zeigt sich durchgehend rot, leicht verdickt und häufig von einem eitrigen, zähen, durchsichtigen Belag bedeckt. Beim weiteren Fortschreiten der Erkrankung kleben die Augenlider noch vollständiger zusammen, und es findet eine verstärkte Sekretion einer dicken eitrigen Masse aus der Oberfläche der entzündeten Bindehaut statt. Dieses Sekret kommt zum Teil zwischen den Lidern hervor, doch der größere Teil wird zurückgehalten und verursacht eine erhebliche Vorwölbung der Augenlider (Chemosis). Die äußere Haut der Augenlider nimmt eine dunkelrote Färbung an.“ – *Condie.*

Bei weiterbestehender Krankheit wird das Sekret noch reichlicher und muss ständig von der äußeren Oberfläche der Lider abgewischt werden. Die *gonorrhoische** Variante der Ophthalmie (*Gonoblennorrhoe*, d.Ü.) ist die am raschesten zur Zerstörung des Auges führende. Ihre Behandlung erfordert alle Fachkenntnis, Vorsicht und Diskretion des Arztes. Dieser muss bei alledem vermeiden, die Gefühle der Mutter durch Verdächtigungen zu verletzen, deren Äußerung – ob sie nun gerechtfertigt sein mögen oder nicht – ihm bei der Mittelfindung nur wenig helfen wird.

* Nach deutscher Gesetzgebung muß jede Gonorrhoe mit Penicillin oder einem anderen geeigneten Antibiotikum behandelt werden. Im Falle der Gonoblennorrhoe ist dies ein besserer Schutz vor der Erblindung als die homöopathische Akuttherapie. Wie im Falle der Syphilis sollte aber nach der allopathischen Beseitigung der Gonokokken eine homöopathische Behandlung von Mutter und Kind erfolgen. D.Ü.

Bei Babies, deren Mütter eine Leukorrhoe aufweisen, treten so viele Fälle eitriger Ophthalmie auf, dass wir den Schluss ziehen müssen, dass ein Ausfluss aus dem Genitale der Mutter eine sehr häufige Ursache der eitrigen Ophthalmie beim Neugeborenen ist. Die ausgeschiedenen Sekrete (aus den Augen des kranken Kindes) sind mit hoher Wahrscheinlichkeit hochansteckend, und es ist ein Gebot der Vorsicht, sie stets als infektiös anzusehen.

Behandlung: Man achte mit äußerster Genauigkeit auf Sauberkeit der befallenen Organe und des ganzen Körpers des Kindes. Die Raumtemperatur muss optimal sein, die entzündeten Augen dürfen nicht durch zuviel Licht ermüdet werden. Man achte auch sorgfältig auf die Gesundheit der Mutter oder Amme. Mit gleicher Sorgfalt wähle man diejenige Arznei aus, welche am besten zu allen Symptomen, Umständen und Zeichen des Falles passt.

Aconitum – Durch Einwirkung kalter, trockener Luft verursacht; es entwickelt sich ein hochgradiger Entzündungszustand; allgemeines Fieber mit Ruhelosigkeit; Qual und Schlaflosigkeit.

Belladonna – Sehr rotes Aussehen der Augen; *sehr lichtempfindlich*; öffnet die Augen nur im abgedunkelten Raum; Blutung aus den Lidern.

Calcarea carbonica – Bei leukophlegmatischem Temperament; exzessive Schleimabsonderung aus den Augen.

[– Eitrige Ophthalmie der Neugeborenen mit reichlicher Absonderung.[18] – Oberflächliche Entzündung der Augen; Entzündung der Lidränder, verursacht Ausfallen der Wimpern, mit dicker, eitriger, wundfressender Absonderung und brennend stechenden Schmerzen.[18]]

Chamomilla – Absonderung von Blut aus den Augen; die Lider sind des Morgens verschlossen [verklebt]. – Wenn die Entzündung auf kalten, feuchten Wettereinfluss zurückzuführen ist; oder bei Verschlechterung durch jeden kalten Wetterwechsel.

[– Ophthalmia neonatorum; das Gewebe ist dermaßen stark durchblutet, dass Blut zwischen den geschwollenen Lidern hervorsickert; besonders bei jedem Versuch, die Lider zu öffnen.[18] – Skrofulöse Ophthalmie mit exzessiver Photophobie, das geringste Licht ist unerträglich; das Kind ist äußerst missgestimmt und gereizt.[10]]

Euphrasia – *Starker Tränenfluss.*

[– Ophthalmia neonatorum; Ophthalmie mit Verkleben der Augen; brennender, juckender und beißender Schmerz; kalte Luft und Wind verursachen Tränenfluss.[10]]

Hepar sulphuris – Kleine Pickelchen umgeben das entzündete Auge.

[– Eitrige Ophthalmie; Augen sehr rot, starke Photophobie, Lider rot und geschwollen, brennender Schmerz in den affizierten Teilen.[10]]

Ignatia – Entzündung der Augen, die in gewisser Weise der von *Belladonna* ähnelt, nur nicht so intensiv ausgeprägt; mit viel Seufzen.

[– Katarrhalische Entzündung der Augen, wenn die subjektiven Symptome mehr im Vordergrund stehen als die objektiven; pressender Schmerz in den Augen, Photophobie; Tränenfluss; Schnupfen.[18]]

Lachesis – Die Augenbeschwerden verschlimmern sich jedesmal für eine Weile, nachdem das Kind geschlafen hat.

Mercurius – Die Augenlider sind sehr geschwollen und darunter befindet sich viel eitrige Masse, die beim Öffnen der Augen heraustritt. (vergleiche *Nit-ac.*)

Nitricum acidum – Ophthalmie Neugeborener; skrofulös, gonorrhoisch; syphilitisch; Lider sehr entzündet und geschwollen; hochgradige Photophobie; exzessiver Tränenfluss; große Rötung; mit flachen Geschwüren auf der Hornhaut kompliziert.[10]]

Nux vomica – Die Augenbeschwerden verschlimmern sich immer am Morgen.

[– Ophthalmia neonatorum; Lider sehr geschwollen, bluten leicht; Erbrechen, flatulente Kolik und Obstipation. [10] – Die inneren Canthi sind mehr entzündet als die anderen Bereiche; blutige Exsudation; Beißen wie durch Salz; alles $<$ am Morgen.[10]]

Pulsatilla – Die Augenbeschwerden verschlimmern sich immer gegen Abend.

[– Ophthalmia neonatorum; profuse, gelbe, eitrige Absonderung; verklebte Lider;[10] Schmerz $>$ durch kalte Anwendungen.[10]]

Rhus toxicodendron – Hier sind grundsätzlich die Lider betroffen, sie sehen rot und entzündet aus, erysipelatös; scheinen außerdem sehr zu jucken.

[– Ophthalmia neonatorum; rote, ödematös geschwollene Lider, die krampfartig geschlossen sind; nächtliche Ruhelosigkeit;[10] dicke, gelbe, eitrige Absonderung.[10]]

Sulphur – Es finden sich pickelartige Hauterscheinungen, mehr oder weniger diffus am Körper; nur kurze Schlafphasen mit häufigem Erwachen; die Augen scheinen stark zu Jucken; viel Schleim in den Augen; die Canthi erscheinen wie roh.

[– Ophthalmia neonatorum mit reichlicher dicker, gelber Absonderung; Schwellung der Lider usw.; Rückfallneigung; nicht syphilitisch.[10]]

Thuja – Harte Entzündung der Augenlider.

[– Schwellung der oberen Lider, harte, entzündliche, beider Lider.[4]]

Hernien

Hernien können angeboren sein oder sich postnatal entwickeln. Zuweilen beobachtet man bei Kindern, deren Eltern in ähnlicher Weise erkrankt sind, eine Prädisposition zu Hernien. Der Bruch kann auf beiden Seiten auftreten (*Leistenhernie*); entwickelt sich der Leistenbruch zu seinem Vollbild, wird beim männlichen Kind eine *Skrotalhernie* daraus, beim Mädchen tritt die entsprechende Geschwulst in den Schamlippen auf. Auch der *Exomphalos* oder die *Nabelhernie* bildet eine häufige Bruchart beim Säugling. In diesen Fällen tritt, wie der Name sagt, der Tumor am Nabel auf. Daneben gibt es die *Schenkelhernie,* welche häufiger bei weiblichen als bei männlichen Kindern auftritt.

Für den Arzt ist es äußerst wichtig, Hernien beim Säugling so früh wie möglich zu entdecken, speziell bevor sie durch Einklemmungserscheinungen schweren Schaden anrichten können. Letzteres tritt bei jungen Kindern wirklich nur selten auf, außer in Folge starker Schreianfälle bei solchen Kindern, die schon einen manifesten Bruch aufweisen, oder in Fällen von Keuchhusten, bei welchen die heftigen Hustenanfälle den Bruch erst zur Manifestation bringen können. Wenn also irgendein Tumor oder eine ungewöhnliche Vorwölbung am Leib eines Kindes entdeckt wird, sei es vom Arzt selbst oder durch die Mutter oder Amme, sollte das Kind genauso sorgfältig untersucht werden wie ein Erwachsener, bei welchem eine Hernie vermutet wird. Die am schwersten nachweisbare Bruchform, und zugleich eine der häufigsten, ist jene, die sich kurz nach der Geburt im Skrotum des männlichen Kindes entwickeln kann. In diesen Fällen angeborener Hernie „tritt Darm oder Netz aus der Bauchhöhle aus, begleitet den Hoden bei seinem Abstieg und befindet sich in der peritonealen Tasche, welche die Tunica vaginalis testis begleitet, bevor ihre Verbindung mit der Bauchhöhle sich verschließt. Bei der zystischen Variante der kongenitalen Hernie ist der Verbindungskanal zwischen der Höhlung der tunica vaginalis testis und der Bauchhöhle in seinem oberen Teil verschlossen, erstere aber ist ungewöhnlich groß, setzt sich hoch in den Samenstrang fort und enthält mehr oder weniger große Mengen einer serösen Flüssigkeit. Hinter der Tunica vaginalis steigt die Hernie ab, gekleidet in den normalen Peritonealsack".* Bei der Schenkelhernie erscheint der Bruchsack in der Leiste, wo man ihn durch die Begleitsymptome und die Natur und Vorgeschichte des Falles leicht von Geschwülsten anderer Genese unterscheiden kann. Neben diesen Brucharten kann der Darm auch an anderen Stellen der Bauchdecke einen Weg nach draußen finden und eine *Bauchdeckenhernie* bilden.

Die Strangulation des vorgefallenen Darmstücks wird beim jungen Säugling ähnliche Symptome – Schmerzen, Koliken, Erbrechen und hartnäckige Verstopfung bzw. Darmverschluss – hervorrufen wie beim Erwachsenen. Sie kommt bei ersterem aber viel seltener vor und wird sich immer auf eine eindeutige Ursache zurückführen lassen: auf heftige Anstrengungen beim Schreien oder bei schweren Hustenanfällen. Sowohl die erbliche Prädisposition zur Hernienbildung als auch die angeborene oder postnatal entwickelte Hernie selbst können durch die Gabe des geeigneten homöopathischen Arzneimittels in Einzeldosen, nicht zu oft wiederholt, völlig geheilt werden; und selbst bei schweren Fällen von eingeklemmter Hernie wird der Arzt die Befriedigung finden, die glücklichsten Erfolge durch die homöopathische Behandlung beobachten zu können. Durch umfangreiche Erfahrung bin ich überzeugt, dass es niemals nützt, in diesen Fällen Bruchbänder zu verwenden – gleich ob die Hernie angeboren oder erworben ist. Das gutgewählte homöopathische Arzneimittel ist stets ausreichend, den Fall zu heilen.** Man studiere die folgenden Arzneien.

Aconitum – Beständiges Fieber, Unleidlichkeit und Qual in Anfällen; die betroffenen Teile sind *sehr berührungsempfindlich.*

Antimonium crudum – Viel Geschrei; weiße Zunge; Erbrechen; Diarrhoe; etwas Husten.

[– Erträgt es nicht, angesehen oder angefasst zu werden.[3]]

* *Helmuth's* Lehrbuch der Chirurgie, S. 571. (Fußn. d. Autors.)

** Siehe *Hahnemannian Monthly,* Bd. II, S. 8. (Fußn. d. Autors.)

[**Aurum** – Hernien, inguinal oder umbilikal, bei Kindern;[7] rechtsseitig.[14]]

Borax – Das Kind erträgt keinerlei abwärtsgerichtete Bewegung; ist sehr nervös; weint und schreit viel, Tag und Nacht. – Selbst wenn das Kind fest schläft, erwacht es durch die Abwärtsbewegung, wenn es ins Bettchen oder in die Wiege gelegt wird.

Calcarea carbonica – Kinder mit leukophlegmatischem Temperament; weit offene Fontanellen, großer Kopf und viel Kopfschweiß; das Kind schreit viel. – Es können zwei oder drei Hernien bestehen, und dennoch wird *Calcarea* in einem solchen Fall innerhalb von einigen Wochen oder Monaten eine vollständige Heilung bewirken.

Chamomilla – Das Kind ist sehr gereizt und kommt nur dann zur Ruhe, wenn es hin- und hergetragen wird. – Beständige Diarrhoe.

Cina – Große Ruhelosigkeit, selbst im Schlaf; liegt keine fünf Minuten wach, ohne das es schreit. – Es muss ständig geschaukelt oder hin- und hergetragen oder auf dem Knie gewiegt werden, Tag und Nacht; die Mutter ist erschöpft, weil sie sich ständig um das Kind kümmern muss, bis es *Cina* 200 oder 1000 bekommt, es beruhigt sich dann und die Hernie kommt ebenfalls in Ordnung.

[– Im Schlaf Umherwerfen, auch mit jämmerlichem Heulen und Schreien über Bauchweh; schläft aufrecht sitzend, mit rückwärts oder nach rechts gelehntem Kopf; erwacht unter jämmerlichem Weinen, Stöhnen und Schluchzen, mit unruhigen Bewegungen.[4] – Ständiges Jammern und Klagen; extrem unzufrieden.[8]]

Lycopodium – Viel Rumpeln, Poltern und Quaken im Abdomen, Tag und Nacht; Kolik und Geschrei. – Rotes Sediment im Urin; Weinen beim Harnabgang. – Verschlechterung der Beschwerden ab 16 Uhr nachmittags [bis 20 Uhr[10]].

[– Das Baby schreit den ganzen Tag und schläft die ganze Nacht.[10] – Hernien, rechtsseitig.[10] – Erwacht in der Nacht gereizt und hungrig (inguinal Hernie).[10]]

[**Nitricum acidum** – Leistenbruch, auch bei Kindern.[3] – Ziehende Schmerzen im Abdomen mit Erschaudern.[10] – Öfteres Schneiden und Kneifen im Bauch,[3] der außerordentlich empfindlich ist.[18]]

Nux vomica – Das Kind hat viele Kolikbeschwerden; schreit, zieht die Beine an, stößt sie dannn wieder von sich usw. – Obstipation; große, schwierig zu entleerende Stühle. – Nur geringer Appetit; weint viel in der Nacht. – Die Vorwölbung der Hernie sieht blau aus.

[– Stark hervorgetretene Hernie, oft in der linken Leiste, eventuell auch das Skrotum betreffend.[18] – Wenn das Kind bereits laufen kann, sieht die Schwellung blau aus.[18]]

Opium – Rotes, aufgetriebenes Gesicht; gespanntes, tympanitisches, berührungsempfindliches Abdomen; das Kind ist soporös.

[– Inkarzerierte Nabel- oder Leistenhernie; Erbrechen von Fäkalien.[10]]

Silicea – Häufige Koliken, die sich durch den Abgang von übelriechendem Flatus bessern. – Auch um die Schwellung herum besteht große Empfindlichkeit gegen Berührung – Erbricht die Muttermilch nach dem Stillen.

Stannum – Es geht dem Kind durch Druck auf das Abdomen besser, oder wenn es mit dem Abdomen auf den Knieen oder der Schulter der Mutter liegt.

[– Bei einem vier Monate alten Baby mit doppeltem Leistenbruch: Diarrhoe mit grünen, sauren Stühlen und viel Kolik, > durch Auflegen des Abdomens auf das Knie oder die Schulter der Amme.[10]]

Sulphur – Rauhe, schorfige Haut, die leicht abschilfert; schläft nur jeweils kurz und erwacht häufig; die sonstigen Allgemeinsymptome von *Sulphur.*

Sulphuricum acidum – Bei tiefsitzender Dyskrasie, wenn das Kind schwach und erschöpft wirkt und keine sonstigen wahlanzeigenden Symptome vorliegen.

[– Tiefgreifende Erschöpfung; die Hernie neigt sehr dazu, nach unten zu sinken; > in der Ruhe, < durch Husten oder Atmen.[18]]

Singultus (Schluckauf)

Der *Schluckauf* oder Singultus gehört zu den Krampfzuständen bei der Einatmung. Man hat ihn für gewöhnlich als isolierte Störung der Funktion des Zwerchfells bezeichnet. *Romberg** behauptet andererseits, dass seine Ursache nicht selten in den Organen des Zentralnervensystems

* *Romberg*: Diseases of the Nervous System, Bd. I, S. 343. (Fußn. d. Autors)

liegt. Dies ist allerdings eher beim Erwachsenen so als beim Neugeborenen. Singultus besteht in Anfällen einer plötzlichen, krampfartigen Einatmung, verbunden mit einem typischen Geräusch und gefolgt von einem kurzen Ausatmen. In jedem dieser Aspekte ist er das genaue Gegenteil des Keuchhustens, bei welchem die Ausatmungen schnell, laut und krampfhaft erfolgen, die Einatmung dagegen ängstlich, verlängert und noch lauter als das Ausatmen ist.

Diese Störung kann zuweilen rasch beseitigt werden, indem das Kind gestillt wird oder ein paar Teelöffel voll warmen Wassers zu schlucken bekommt. Die folgenden Arzneien wurden empfohlen, und dasjenige Mittel, welches am genauesten angezeigt ist, wird die Kleinen, welche an dieser Art von Nervosität leiden, sicher heilen. Eine Ausnahme bilden jene Fälle, in denen der Singultus aufgrund einer Erschöpfung der Lebenskräfte auftritt und ein unübersehbares Symptom der nahenden Auflösung bildet.*

Belladonna – Röte von Gesicht und Augen; Schreie wegen der Schmerzen durch den Schluckauf.

[**Cicuta virosa** – Schlucksen, auch weit schallendes,[3] mit Schreien.]

Hyoscyamus – Rucken und Zucken der Glieder, als Begleitsymptom.

Ignatia – Häufiges Seufzen, als begleitendes Symptom.
[– Schluckauf durch Gefühlsregungen bei Kindern;[10] oder auch besonders nach dem Essen oder Trinken (auch abends).[3]]

Ipecacuanha – Viel Übelkeit neben dem Schluckauf, beständig anhaltend.

Nux vomica – Obstipation als Begleiterscheinung oder sogar Ursache des Schluckaufs.
[– Schluckauf nach heißen oder kalten Getränken; durch Überessen.[10]].

[**Stramonium** – Schluckauf nach heißen Getränken.[18]]

[**Teucrium** – Kleine, abgemagerte Kinder mit ruckendem Schluckauf nach dem Stillen und mit Aufstoßen, ohne etwas hochzubringen.[10]]

[**Veratrum album** – Schluckauf nach heißen Getränken; durch Krämpfe des Oesophagus, mit Übelkeit.[10]]

* Wie generalisierte Krämpfe können auch lokale Konvulsionen, wie Schluckauf, im Endstadium schwerer akuter Krankheiten auftreten, etwa bei Sepsis, Peritonitis, Meningitis. D.Ü.

Hepatitis; chronische Leberaffektionen

Die Leber kann im Säuglings- und Kleinkindesalter zum Sitz akuter wie chronischer Krankheiten werden.Unter der Überschrift **Ikterus** wurde bereits die vorübergehende Störung der Leberfunktion erwähnt, welcher Neugeborene häufig unterworfen sind. *Hepatitis,* akute Leberentzündung, kann sich speziell bei dazu Prädisponierten im Zusammenhang mit Störungen in anderen Organen des Verdauungstraktes entwickeln. Sie kann sich auch in Folge des Miasmas, welches Fieber und Schüttelfrost hervorbringt, manifestieren und eine intermittierende Form annehmen. Fieber, Ruhelosigkeit, Appetitverlust, anhaltende Übelkeit, Verstopfung und eine Gelbfärbung der Skleren und der Haut bilden einige der Hauptsymptome dieser Krankheit.

Chronische Lebererkrankungen können das Resultat desselben Einflusses sein, welcher die akute Hepatitis hervorbringt, wenn er nur lange genug besteht. Die Leber kann auch durch Fettablagerungen in ihrem Gewebe vergrößert sein *(fettige Degeneration, Fettleber)* oder eine albuminoide Vergrößerung* erleiden. Solche chronischen Leberstörungen werden sich stets als assoziiert und in erheblichem Ausmaße verbunden mit einer korrespondierenden Krankheit von Magen und Darm erweisen, speziell mit den Drüsenerkrankungen und Tuberkulosen der letzteren Organe.

Das *intermittierende Fieber,* die *Malaria,* dessen Hauptsitz die Leber zu sein scheint,** kann bei jungen Kindern auftreten, speziell nach unzeitiger Exposition zur Nachtluft in miasmatischen Regionen.† Unter gün-

* Amyloidose? D.Ü.

**Das stimmt teilweise, ist aber auch wieder falsch. Nach der Einimpfung der Malariaplasmodien in den Kreislauf gelangen sie zuerst in die Leber, teilen sich in den Leberzellen (Gewebsschizonten) und verlassen die befallenen Leberzellen, welche rupturieren und absterben; nach diesem Vorstadium erst kommt es zum Befall der roten Blutkörperchen. Dazu kommt, daß die befallenen Erythrozyten sich ans Gefäßendothel anlagern und Kapillaren verstopfen, eine Störung, auf welche u.a. die *Leber* besonders empfindlich reagiert (Hepatomegalie bei chronisch malariakranken Menschen). Insoweit ist *Guernseys* Hypothese richtig. Andererseits kommt es bei massivem Befall zur hämolytischen Anämie mit Ikterus, welcher „nicht selten zu fatalen Fehldiagnosen Anlaß gibt" (*Schettler,* Innere Medizin, 7. Aufl. 1987, Bd. I, S. 626) – d.h. zur Fehldiagnose einer akuten Leberkrankheit. Und genau das geschah zu *Guernseys* Zeiten regelhaft, weil man den hämolytischen Ikterus noch nicht als leberunabhängig erkannt hatte. D.Ü.

† Die Wurzel der bis ins 20. Jahrhundert hinein in den USA verbreitet gewesenen irrigen Vorstellung, die Nachtluft sei ungesund (siehe Kapitel **„Dysenterie"**), liegt darin, daß man die Bedeutung der meist nachts erfolgenden Mückenstiche als Übertragungsweg für ansteckende – miasmatische – Krankheiten einfach übersah. D.Ü.

stigen Umständen werden diese Fieber durch eine Einzeldosis desjenigen Arzneimittels (nicht zu niedrig potenziert), welches zu allen Symptomen des Frost- und Fieberstadiums, den Concomitantien (wie Durst, Gliederschmerz, Schweiß usw.) und den Modalitäten (Besserung oder Verschlimmerung je nach der Tageszeit, dem Ort usw.) passt, rasch geheilt.*

Aconitum – Viel Fieber; starke Hitze und trockene Haut; große Unruhe und Ängstlichkeit.

Belladonna – Viel Stöhnen; erträgt es nicht, bewegt zu werden; kurzer Atem. – Röte von Gesicht und Augen; wenn das Kind seine Beschwerden darstellen kann, wird es über viel Schmerz in der rechten Schulter klagen.

Bryonia – *Sehr kurzer Atem*; erträgt nicht die geringste Bewegung; Trockenheit von Mund und Lippen; Stühle dunkel und trocken, wie verbrannt.

[– < durch jede Bewegung, selbst durch die Atembewegung; > durch Liegen auf der rechten Seite; bitterer Mundgeschmack; gelb belegte Zunge;[18] Durst, trinkt große Mengen auf einmal.[10]]

Calcarea carbonica – Leukophlegmatisches Temperament; viel Kopfschweiß; weiße, kreideartige Stühle.

China – Leberregion geschwollen und hart; viel Flatulenz; unverdaute Stühle.

[– Schmerzen in der Lebergegend, wie von Geschwüren, < durch Berührung. – Aufgetriebenes Abdomen; möchte Aufstoßen; das Aufstoßen bringt aber keine Erleichterung.[10]]

Digitalis – Sehr helle Stühle, fast weiß; große Hinfälligkeit, *Übelkeit*; langsamer oder unregelmäßiger Puls.

[– Anhaltende Schläfrigkeit am Tage.[12]]

Lachesis – Immer große Verschlimmerung nach dem Schlaf; erwacht voller Qual.

* Malaria tertiana und quartana heilen unbehandelt in zwei bis drei Monaten spontan aus, können aber (aufgrund einer Erregerpersistenz in der Leber) rezidivieren (*Schettler*, Innere Medizin, 7. Aufl. 1987, Bd. I, S. 627). Bei der Beurteilung, ob ein Malariafall durch eine homöopathische Arznei geheilt wurde oder spontan ausgeheilt ist, muß diese Tatsache unbedingt berücksichtigt werden. D.Ü.

[- Große Berührungsempfindlichkeit, insbesondere in bezug auf den Druck der Kleidung.[10]]

Lycopodium - Viel Flatulenz und Poltern im Abdomen, ein sehr charakteristisches Symptom dieses Arzneimittels, bei dieser oder auch bei anderen Erkrankungen

Mercurius - Außerordentlich empfinliches Abdomen, hart, gespannt, aufgetrieben. - Schleimige Stühle, oder helle und sehr übelriechende Stühle. - Speichelfluss; stark riechender Urin.
[- Stühle gehen unter viel Tenesus ab; Gefühl, „nie fertigzuwerden".[18]]

Nux vomica Obstipation; große, schwer zu entleerende Stühle; kein Appetit; Schlaflosigkeit, besonders nach 3 Uhr früh.

Pulsatilla - Kinder von sanfter Gemütsart; blondes Haar und blaue Augen; blasses Gesicht; kein Appetit [und kein Durst]. - Oder wenn die Beschwerden auf zu reichhaltige oder fette Speisen zurückzuführen sind.
[- Verlangen nach frischer Luft.[10]]

Sulphur - Wenn es dem Kind nach [der Gabe eines gutgewählten Mittels] anfänglich besser ging, danach aber ein Rückfall eintritt; oder es besteht eine allgemeine Neigung zu Verschlimmerungen des Befindens, ohne vorherige Besserung, [aufgrund der psorischen Konstitution des Kindes].

Remittierende Fieber bei Kleinkindern (Wurm- und Mesenterialfieber)

Infantiles remittierendes Fieber, Wurmfieber und *Mesenterialfieber* sind die Namen, mit welchen man die gewöhnlichen anhaltenden Fieber des Säuglings- und Kleinkindesalters bezeichnet. Diese Erkrankungen können ihren Ursprung in dem Reizzustand des Verdauungskanals nehmen, welcher häufig aus einer schwierigen Zahnung resultiert, und mit mehr oder weniger ausgeprägter Entzündung des Magens, Dünn- und Dickdarms kompliziert sein. Vgl. die Abschnitte über **Diarrhoe, Dysenterie** und über *die anderen im Besonderen besprochenen Störungen* des Verdauungstraktes.

Die remittierenden Fieber der Kleinkinder treten am häufigsten im Herbst auf. Sie werden durch deutliche Remissionen während des Tages und Verschlimmerungen in der Nacht charakterisiert und können drei, vier oder fünf Wochen anhalten, um zuletzt einen echten typhoiden Typus anzunehmen oder in einer tödlichen Störung der Mesenteriallymphdrüsen (*Phthisis intestinalis*) zu endigen. Manchmal kann dieses Fieber sich auch zu einer mehr chronischen Form der Skrofulose, der *Tabes mesenterica*, entwickeln. Die wichtigsten auslösenden Ursachen sind die Zahnung und der Wurmbefall, doch muss immer die konstitutionelle Prädisposition mitbedacht werden, welche sich in diesen Fällen manifestiert.

Die Verabreichung des geeigneten homöopathischen Arzneimittels wird in den meisten Fällen die prädisponierende Ursache beseitigen, die krankmachende Kraft der auslösenden Ursache vermindern und den Patienten so auf die schnellste und einfachste Weise heilen.

Aconitum – Heiße, trockene Haut; Durst; Schlaflosigkeit; Ruhelosigkeit und große Qual während des Fiebers.

[– Fieber und Entzündungsfieber mit starker, trockener Hitze, brennender Haut, argem Durst, rotem Gesicht oder bald blassen, bald roten Wangen; große nervöse Aufgeregtheit, Unruhe, Stöhnen, Umherwerfen, befürchtende Ängstlichkeit und (besonders nächtliche) Delirien.[5] – Besonders auch nach Einwirkung von kalter, trockener Witterung entstehend.[10]]

Antimonium crudum – Weiße Zunge,häufiges Erbrechen und wässrige Diarrhoe.

Antimonium tartaricum – Viel Übelkeit und Erbrechen, Tag und Nacht; Schläfrigkeit; roter, juckender, flüchtiger Ausschlag am Körper, der sich mit dem Fieber entwickelt.

Apis – Rote Flecken [wie Bienenstiche] hier und da auf der Körperhaut verteilt. – Kein Durst bei Fieberhitze.

[– Aufgedunsenheit um die Lider; ödematöse Schwellung des Gesichtes.[8,10]]

Arsenicum album – Nach Mitternacht viel Ruhelosigkeit und Umherwerfen; faulige, unverdaute Stühle.

[– Steter Durst, trinkt oft, aber immer nur wenig, schlückchenweise.[10]]

Belladonna – Viel Stöhnen, Auffahren und Umherwerfen; starke Röte von Gesicht und Augen.

[– Kälte einzelner Körperteile (der Glieder, Hände, Füße) bei brennender Hitze anderer (des Kopfes).[3]]

Bryonia – Ausgedörrte Lippen, trockener Mund; Obstipation; trockene Stühle, wie verbrannt. – Möchte sich völlig ruhig und bewegungslos verhalten; das Kind weint, wenn es bewegt wird.

[– Heftiger Durst, mit nicht sehr häufigem Trinken, aber viel auf einmal.[4]]

Calcarea carbonica – Leukophlegmatisches Temperament; großer Kopf; weit offene Fontanellen; Schwellung der Magengrube; der Bereich über dem Magen sieht aus wie eine umgedrehte Untertasse.

[– Viel Kopfschweiß, der das Kissen durchnässt.[8]]

Chamomilla – Das Kind möchte die ganze Zeit über getragen werden; eine Wange rot, die andere blass. – Übellaunig und gereizt. – Stühle, die wie verfaulte Eier riechen. – Biliöses Erbrechen.

China – Verschlimmerung der Beschwerden jeden zweiten Tag.

Cina – Das Kind zupft und reibt ständig an der Nase; verlangt nach vielerlei Dingen, die es aber ablehnt, wenn sie ihm angeboten werden; nichts scheint das Kind zufriedenzustellen. – Der ausgeschiedene Harn wird schnell trübe, milchig.

[– Extrem schlechte Laune bei Kindern; ärgerlich, quengelig, gereizt und mit allem unzufrieden; unwillkürlicher Harnabgang und Erschöpfung.[10]]

Colocynthis – Anfälle von kolikartigen Bauchschmerzen; das Kind windet sich vor Schmerz und muss sich zusammenkrümmen; lautes Schreien.

[– Bauchschmerzen, muss sich zusammenkrümmen, $<$ in jeder anderen Lage; nur $>$ durch Drücken mit den Händen auf das Abdomen und Vorbeugen.[10]]

[**Gelsemium** – Bei Ausschlagsfieber, besonders bei Kindern; Neigung zu Konvulsionen zur Zeit des Ausschlags; intensives Fieber, Hitze, Erethismus, doch weniger Ruhelosigkeit als bei *Acon.*; von geringerer Heftigkeit und Plötzlichkeit der Verschlechterung als bei *Bell.*; träge, adynamische Fieber; Schläfrigkeit; Stupor.[10]]

Ipecacuanha – Beständige Übelkeit, die sich selbst durch Erbrechen nicht bessert.

Magnesia carbonica – Anhaltende, saure, eher weißliche, wässrige Diarrhoe.

Mercurius – Empfindlichkeit von Magengrube und Abdomen; schleimige Stühle und Tenesmus; Schweiß bringt keine nennenswerte Besserung, [er kann sogar < [10]].

Nux vomica – Verschlechterung der Beschwerden immer gegen Morgen [nach 3 Uhr oder 4 Uhr früh] und direkt am Morgen; zu keiner Zeit Appetit; Obstipation; große, schwer zu entleerende Stühle [und erfolgloser Stuhldrang[4]].

Pulsatilla – Erbrechen von Schleim; verschiedenartige Stühle [kein Stuhl gleicht dem anderen, weder hinsichtlich Beschaffenheit, noch Menge oder Farbe]; Verschlimmerung gegen Abend; kein Durst; Säuglinge wollen nicht gestillt werden.

Phosphorus – Wenn das Kind viel Hustet und ein eher typhoider Zustand droht.

[– Schlanke, hochgewachsene Kinder, Durst auf kalte Getränke, die erbrochen werden, wenn sie im Magen warm geworden sind; Angst beim Alleinsein.[10]]

Rhus toxicodendron – Trockene, braune Zunge [mit roter Spitze]; das Kind ist sehr schwach und in der Nacht stellt sich große Ruhelosigkeit ein.

[– Beschwerden durch kaltes, nasses Wetter; große nächtliche Ruhelosigkeit, muss häufig die Lage wechseln.[10]]

Sulphur – Das Fieber zeigt sich abwechselnd in Form von Gesichtsröte und Blässe; Anfälle von Schwäche und Hinfälligkeit; schorfige, rauhe Haut; Intertrigo entwickelt sich leicht.

[– Häufige Hitzewallungen; Röte und Hitze des Gesichtes, besonders um den Mund.[10] – Brennende Hitze der Fußsohlen, so dass sie nachts aus dem Bett gestreckt werden.[10] – Verlangen nach frischer Luft.[10]]

Diphtherie

Diphtherie ist eine epidemische und bis zu einem gewissen Grade infektiöse Erkrankung, welche sehr rapide verläuft. Sie wird durch eine bemerkenswerte Prostration und durch die Ausbildung von Pseudomembranen auf Tonsillen, Uvula, Gaumen und sogar in den Nasenlöchern gekennzeichnet. Bei einigen Epidemien dieser Krankheit zeigt sich ein ebenso charakteristischer Ausschlag,* „welcher in Form eines Exanthems auftritt und zuweilen von dunkler oder purpurartiger Farbe ist. Es ähnelt dann sehr dem Masernexanthem. In anderen Fällen ist es hellrot und scharlachfarben wie beim Scharlachfieber."** Es kann zu einer erheblichen Schwellung des äußeren Halses und der Halsseiten kommen; diese Fälle sind für gewöhnlich schwer, wenn nicht sogar maligne. Diphtherie ist eine Krankheit, welche sowohl sehr leicht als auch extrem maligne und fast ausnahmslos tödlich verlaufen kann. Sie teilt die Natur des Scharlachfiebers und hat zu diesem eine Verwandtschaftsbeziehung, welche gesichert ist, jedoch bisher nicht genau definiert werden konnte. Sie kann auch durch eine zugleich herrschende Masernepidemie modifiziert sowie durch Krupp kompliziert† werden. *Diphtherie mit Krupp* oder *Diphtherie mit Scharlach* bilden die zwei fürchterlichsten Krankheiten, mit welchen der Arzt heutzutage fertigwerden muss. Das Fieber bei Diphtherie kann sehr hoch oder sehr gering ausgeprägt sein; es können Stupor oder extreme nervöse Unruhe vorliegen; wenn die Krankheit auf den Kehlkopf übergreift, treten Heiserkeit und Stimmverlust ein. Beim bronchialen Krupp wird ein fester, zäher, fadenziehender Schleim expektoriert (*Kali bichromicum*), und in manchen Fällen kann man die diphtherischen Pseudomembranen auch im Bereich der Schleimhäute des Urogenitaltraktes vorfinden *(Cantharis).*

Behandlung: Gurgelwässer schaden mehr, als dass sie nützen. Wenn Nahrungsaufnahme möglich ist, erhalte man die Kraft des Kranken mit Fleischbrühe und anderen geeigneten Nahrungsmitteln. Man vermeide

* Es handelte sich um Hautblutungen bei hämorrhagischer Diathese, wie sie bei den malignen Diphtherieformen auftritt (*Schettler,* Innere Medizin, 7. Aufl. 1987, Bd. I, S. 531), oder um Simultanerkrankungen an Scharlach bzw. Masern und Diphtherie. D.Ü.

** *Ludlam,* On Diphtheria. (Fußn. d. Autors)

† *Diphtherie* im damaligen Sinne war die Rachen- und Nasendiphtherie, welche man von der Kehlkopf- und Trachealmanifestation derselben Infektion, dem *Krupp,* unterschied. Heute würden wir die „mit Krupp komplizierten" Fälle als *progrediente Diphtherie* bezeichnen (*Schettler,* Innere Medizin, 7. Aufl. 1987, Bd. I, S. 532). D.Ü.

es, den Patienten anzustrengen. Wenn Sie die homöopathische Arznei im Einklang mit allen Symptomen wählen, können Sie erwarten, das Leben aller Erkrankten, außer in den bösartigsten Fällen, zu retten.

[**Apis** – Diphtherie; charakterisiert durch große Schwäche, gleich von Anfang an.[10] – Schleichende, fortschreitende Diphtherie; nur wenig Schmerz begleitet die ausgeprägte, intensive Entzündung.[18] – Rachenödeme; Uvula ödematös und verlängert, herabhängend; Membran von schmutzig grauer Farbe.[18] – Atmung durch Glottisödem erschwert; der Atem kann fötid sein.[18] – Verdächtige Abwesenheit von Hitze; kaum Fieber; Puls schnell, doch nicht kräftig.[18] – Durstlosigkeit; spärliche Harnabsonderung; tropfenweiser Harnabgang mit Brennen.[18] – Brustbeklemmung, Kurzatmigkeit; kann nicht im warmen Raum beiben.[12] – Taubheit und Lähmung des Schlundes oder der unteren Extremitäten.[18] (*Merc-cy.* folgt gut.[18])]

[**Arsenicum album** – Die Membran sieht trocken und faltig aus; bedeckt den gesamten Schlund; adynamisches Fieber; Ruhelosigkeit; Erschöpfung; brennender Durst; fötider Atem; sogar Gangrän; Somnolenz; gelegentliches Auffahren aus dem Bett.[10] – Das Kind möchte von einem Raum in den anderen getragen werden; erträgt es nicht, allein zu sein.[18] – Brennender Durst mit öfterem, doch stets nur geringem Trinken.[4] – < nach Mitternacht; > durch Wärme und warme Getränke.[10]]

Belladonna – Spasmodischer, rauher, hohler, hackender Husten; durch Zusammenschnürungsgefühl des Larynx ausgelöst, schlimmer durch Bewegung und Sprechen, oder *wenn das Kind weint*; beim Erwachen aus dem Schlaf. – Begleitsymptome: Blutandrang zum Kopf; Abneigung gegen Licht [hochgradige Lichtempfindlichkeit der Augen]; Rasseln in der Brust; trockene Haut; allgemeine Erregbarkeit [und Reizbarkeit der Gewebe], die sich zu Beginn der Erkrankung zeigt.

[– Nur bei plethorischen Patienten, ganz zu Anfang der Erkrankung indiziert.[18] – Schlund, bes. rechts, hochgradig entzündet; hochrot und glänzend.[18] – Schlucken erschwert oder gänzlich verhindert, selbst bei Flüssigkeiten, die oft wieder zur Nase heraustreten.[4] – Starkes Pulsieren der Arterien des Kopfes.[4] – Brennende Hitze und Röte, besonders der Wangen, Blutandrang zum Kopf, eiskalte Glieder.[4] – Bei vorherrschen von zerebralen Symptomen.[18]]

Bromium – Wenn die Erkrankung im Larynx beginnt und sich nach oben in den Rachen erstreckt; oder auch in anderen Fällen, wenn sich die Erkrankung nach unten erstreckt, in den Larynx, so dass es zu einem kruppartigen Husten mit viel Schleimrasseln kommt.

[– Bösartige Formen der Diphtherie; befällt den Larynx und erstreckt sich die Atemwege hinab.[10,18] – Oder beginnt im Pharynx und breitet sich nach oben aus.[10] – Die Beschwerden von *Bromium* können entweder im Kehlkopf beginnen, und zum Hals hinaufsteigen, oder umgekehrt.[14] – Kein Fieber, Haut kühl, mit klebrigem Schweiß bedeckt.[10] – Konvulsionen.[10] – Paßt bei Kindern mit hellem Haar, hellem Teint und blauen Augen;[18] dunkles Haar schließt das Mittel aber nicht aus.[7]]

Capsicum – Wenn das Kind seine Empfindungen beschreiben kann, wird es sagen, dass der Hals brennt und beißt, wie durch Cayenne-Pfeffer verursacht. – Der diphtherische Belag bedeckt einen beträchtlichen Teil des Schlundes; Empfindung von Zusammenschnürung beim Schlucken.

[– Schmerz wie durch Entzündung im Hals,[4] < zwischen den Schluckakten.[10] – Brennen und Wundheitsschmerz im Rachen, der teilweise mit (weißlichen)[10] diphtherischen Ablagerungen bedeckt ist.[18]]

[**Hepar sulphuris** – Stechen im Hals; beim Atmen, beim Husten; bis ins Ohr; beim Gähnen oder Wenden des Kopfes; wie von einem Splitter (oder einer Fischgräte); beim Schlucken.[4] – Stiche im Hals, die sich zum Ohr und zum Unterkiefer erstrecken.[17] – Große Kälteempfindlichkeit; erträgt es nicht, unbedeckt zu liegen; Hustet, wenn auch nur ein Körperteil freigedeckt wird.[10] – Äußerste Empfindlichkeit gegen kalte Luft;[10] das Kind möchte daher ganz warm eingepackt werden.[17] – Große Schmerzempfindlichkeit; das Kind wird es nicht erlauben, dass die betroffenen Teile berührt oder untersucht werden.[17] – Große Neigung zur Eiterbildung, besonders nach Einwirkung von kaltem Wind.[17]]

Kalium bichromicum – Die Krankheit erstreckt sich nach unten, in die Luftröhre (und Bronchien); bewirkt kruppartigen Husten, der in Paroxysmen auftritt; mit Auswurf von zähem, fadenziehendem Schleim, der in langen Fäden aus dem Mund gezogen werden kann.

[**Lac caninum** – Diphtherischer Fleck erscheint erst auf der rechten Mandel und dann auf der linken; wechselt häufg die Seiten; die Schmerzen, die Schwellung der Unterkieferdrüsen und Halslymphknoten alternieren in der gleichen Weise.[10] – In den meisten Fällen von Diphtherie beginnen die Halssymptome auf der rechten Seite.[10] – Gelblich graue, quarkartige Ablagerung im Rachen, glänzt wie lackiert;[18] Geschwüre im

Rachen, glänzen wie Silberfirnis; Eiterung wechselt von Seite zu Seite; Schwellung im Hals so stark und gespannt, dass der Mund nicht geschlossen werden kann.[10] – Erträgt es nicht, auch nur einen Augenblick lang alleingelassen zu werden.[10] – Kind nach Diphtherie teilweise gelähmt; kann nicht gehen; Schmerzen am ganzen Körper; Aphonie; Appetitverlust; Abmagerung.[10]]

Lachesis – Wenn sich die Erkrankung zuerst auf der linke Seite des Halses zeigt, sich dort festsetzt oder auch auf die rechte Seite erstreckt.

[– Livides, purpurnes Aussehen der entzündeten Teile; oder tiefe Röte von Rachen und Zunge; Herausstrecken und Einziehen der zitternden Zunge, wie bei einer Schlange.[10] – Das Kind erwacht erstickend aus dem Schlaf, hat einen kruppartigen Husten; besonders nach einem kurzen Nickerchen tagsüber; schläft in die < hinein.[10,18] – Das Schlucken von Flüssigkeiten < mehr als das Schlucken von festen Speisen.[18] – Heiße Getränke <; kalte Getränke >.[18] – < im Frühling; Herbst.[10] – Erträgt keinerlei Enge am Hals und muss die Kleidung sehr locker tragen; Berührung ist unerträglich.[10] – Lähmung des Rachens und anderer Körperteile nach Diphtherie;[18] Herzbeschwerden.[10]]

Lachnanthes – Wenn das Kind neben der Diphtherie einen sehr *steifen und schmerzhaft zur Seite gezogenen Hals* [wie bei Torticollis] aufweist.

[– Geschwollenes Gesicht, mit Röte und Blaufärbung unter den Augen.[12] – Gefühl großer Schwäche; sehr ruhelos, wirft sich umher.[12] – < der meisten Symptome am Nachmittag; das Fieber ist von 1-2 Uhr nachts <[12] (*Ars.*).]

Lycopodium – Wenn zuerst die rechte Seite des Halses betroffen ist; erstreckt sich von dort auch zur linken Seite. – Oder die Erkrankung zeigt sich zuerst in der Nase und erstreckt sich von dort hinab in den Hals.

[– Verlangen nach warmen Getränken, die den Halsschmerz angenehm lindern.[18] – < von 16-20 Uhr.[10]]

Mercurius – Viel Speichelfluss und Schweiß; übelriechender Atem; Schwellung der Submaxillardrüsen.

[– Zunge schmutzig grau, schlaff, mit Zahneindrücken; Speichelfluss; Zahnfleischbluten; Submaxillardrüsen und Parotiden geschwollen und hart; Trismus; reichlicher, klebriger Schweiß in der Nacht; Verlangen nach Milch.[10]]

[**Nitricum acidum** – Schlucken sehr erschwert; verzieht das Gesicht und zieht den Kopf nach unten; kann nicht einmal einen Teelöffel voll

Flüssigkeit schlucken; veursacht heftige Schmerzen, die sich zum Ohr erstrecken.[10] – Diphtherie: Kälte wechselt mit Hitze; Stechen wie von einem Splitter oder einem Stückchen Glas; wundfressende Absonderung aus der Nase; Heiserkeit; Speichelfluss; Mundgestank; Membran auf Tonsillen und Rachen erstreckt sich zur Nase; Belag an den Rändern weiß; gelblich an den Stellen, die dicker belegt sind, wird an einigen Stellen auch schwarz; ausgeprägte Symptome von Adynamie nach verschwinden des Exsudats; geschwollene Parotiden und Submaxillardrüsen; Erbrechen von fadenziehendem grünlich-gelbem Schleim; große Erschöpfung; schreckliche Hustenanfälle.[18] – Nasendiphtherie; Absonderung aus der Nase wässrig, wundfressend, gelb, übelriechend;[10] frisst alle Teile wund, die damit in Berührung kommen.[18]]

Phosphorus – Diphtherie; besonders wenn der adynamische Charakter der Erkrankung bereits früh sichtbar wird; rapider Kräfteverlust und drohende Paralyse des Herzens.[10] – Tonsillen und Uvula stark geschwollen; Uvula verlängert; Trockenheit und Brennen.[10] – Verlangen nach kalten Speisen und Getränken; Eiscreme, erfrischenden Dingen.[10] – Trockenheit des Halses, Tag und Nacht; glänzendes Aussehen (*Lac-c.*); großer, stetiger Durst auf kaltes Wasser.[10] – Angst beim Alleinsein und Verlangen nach Gesellschaft;[10] das Kind hält die Hand der Mutter.]

[**Phytolacca** – Diphtherie; Übelkeit und Schwindel beim Versuch, sich aufzusetzen; die Halsschmerzen schießen vom Hals zu den Ohren, besonders beim Versuch zu schlucken; < durch heiße Getränke.[10] – Durch Einwirkung von Feuchtigkeit und Kälte hervorgerufen, oder durch Schlafen in feuchten, schlecht gelüfteten Räumen.[10] – Kriechende Fröste und Rückenschmerzen zu Beginn der Erkrankung; Pharynx fühlt sich an wie eine große leere Höhlung; Gefühl, als befände sich eine heiße Kugel im Schlund, an der er schwer zu schlucken hat.[18] – Schmerzen in Kopf, Rücken, Gliedern; < bei der geringsten Bewegung des Halses; Schmerzen schießen beim Schlucken in die Ohren.[18] – Große Erschöpfung; Ruhelosigkeit; livide Exsudation auf Tonsillen und Rachen; Ulzeration; Tonsillen, weicher Gaumen und Rachen hochgradig entzündet, geschwollen, wund und empfindlich.[10] – Das Kind empfindet große Schmerzen, wenn es den Kopf oder den Körper bewegt und fühlt sich bei völliger Ruhe und durch Wärme >.[17]]

[**Rhus toxicodendron** – Diphtherie; das Kind ist unruhig; erwacht und klagt über Schmerzen im Hals; möchte umhergetragen werden; blutiger Speichel läuft während des Schlafs aus dem Mund; Ohrspeicheldrüsen geschwollen; gelatineartige Absonderung aus den Därmen; beim Stuhlgang oder danach.[10] – Parotiden und Submaxillardrüsen hochgradig entzündet und vergrößert; Schlucken fast unmöglich; Schmerz besonders zu *Beginn* des Schluckaktes am <; stechende Schmerzen.[10] – < beim Drehen des Kopfes; > beim Wechsel der Lage; Ruhelosigkeit.[10]]

Phosphorus, die Quecksilber-Jod-Verbindungen (*Merc-j-fl.*; *Merc-j-r.*), *Croton tiglium* und *Cubeba* haben sich bei einigen Epidemien ebenfalls als heilend erwiesen.

Krämpfe, Konvulsionen, Tetanus

Spasmen oder *generalisierte Krämpfe* treten selbst bei sehr jungen Säuglingen häufig auf. Sie sind zu Beginn vieler akuter Kinderkrankheiten vorhanden und begleiten den tödlichen Ausgang fast aller Krankheiten. Krämpfe können durch einen krankhaften Zustand des Nervensystems selbst hervorgerufen werden (*idiopathische Krämpfe*), oder sie können Begleitsymptom von Krankheiten anderer Organe, speziell des Verdauungskanals, sein. Zu den ersteren kann man diejenigen Konvulsionen zählen, welche aus einer primären Gehirnkrankheit oder Erkrankung eines anderen großen Nervenzentrums entspringen, und jene, die – wie in Fällen erschwerter Zahnung und bei fortgeschrittenen Stadien des Keuchhustens – das Resultat einer allgemeinen Erschöpfung der Lebenskraft bilden. Zu den letzteren, den *sympathetischen* Konvulsionen,* kann man die durch einen Reizzustand aufgrund von Eingeweidewürmern ausgelösten Konvulsionen zählen, die Krämpfe durch Anwesenheit ungesunder Nahrung, wie etwa angesäuerter Milch, im Verdauungskanal und die durch diejenigen krankmachenden Einflüsse aufsgelösten Krämpfe, welche zur Entwicklung exanthematischer Krankheiten und typhusartiger Fieber führen. Die Krämpfe oder, besser gesagt, die lokalen Spasmen der Stimmritze, welche den *Laryngismus stridulus* ausmachen,

* Sogenannte reflektorische bzw. „sympathetische" Krämpfe als Begleitsymptom anderer Krankheiten lassen sich meist doch auf eine definierbare Ursache zurückführen – eine echte Epilepsie, eine Meningitis oder Enzephalitis (z.B. bei Masern, Typhus), einen raschen Fieberanstieg (einfache Fieberkrämpfe) oder ein Ungleichgewicht im Mineralhaushalt (hypokalzämische Tetanie). D.Ü.

scheinen entweder das Resultat direkten Drucks auf einen Nervenstamm oder einer Reizung der peripheren Endigungen derselben zu sein.*

Konvulsionen oder Spasmen können *tonischer* Art sein – dabei sind die Muskeln andauernd unwillentlich kontrahiert - oder *klonischer* Art; dabei alterniert die Kontraktion mehr oder weniger rasch mit einer Erschlaffung der Muskeln. Tonische Krämpfe nennt man auch *Tetanus,***und wenn sie auf die Muskeln beschränkt bleiben, welche den Unterkiefer anheben, bezeichnet man das als *Trismus.* Spasmen einzelner Muskeln heißen *Subsultus tendinum (Sehnenhüpfen)*; diese sind klonisch, und man sieht sie bei schweren Nervenfiebern. Klonische Spasmen sind häufiger zu beobachten und weniger lebensgefährlich als tonische. Konvulsionen, welche sofort nach dem Stillen auftreten, können auf eine ungeeignete Zusammensetzung der Muttermilch zurückgeführt werden, speziell wenn sie mit dem Erbrechen geronnener Milch verbunden sind. Solche Vorfälle ereignen sich sogar bei Kindern völlig gesunder Mütter, wenn diese nämlich in einem Zustand hoher physischer Erregung oder emotionalen Leidens ihr Kind stillen. Bei Fällen, welche plötzlich und ohne augenfällige Ursache auftreten, kann es Grund zu der Befürchtung geben, dass eine exanthematische Infektionskrankheit wie Scharlach oder Pocken auftritt. Dies gilt vor allem, wenn die Krämpfe mit Fieber, Benommenheit und Erbrechen verbunden sind; der Verdacht wird durch die Prävalenz einer dieser Seuchen zum Zeitpunkt und am Ort des Erkrankungsfalles vermehrt. Viele Fälle von Gehirnleiden beginnen mit Erbrechen und Krämpfen. Unter diesen Umständen wird sich bei genauester Anamnese stets zeigen, dass schon während einiger Tage zuvor Anzeichen zerebraler Erkrankung vorgelegen haben. Gewöhnlich ist (bei Krämpfen durch Gehirnleiden) unmittelbar vor dem Krampfanfall ein heftiger Kopfschmerz vorhanden.

Im allgemeinen muss man klonische Krämpfe dann als lebensgefährlich ansehen, wenn die Anfälle immer länger werden und in immer kürzeren Abständen wiederkehren und wenn sich durch die allmähliche Entwicklung eines Opisthotonus oder Emprosthotonus zeigt, dass der Reizzustand sich entlang des gesamten Rückenmarks ausbreitet. In den

* Siehe Abschnitt über **Laryngismus stridulus.**

** Die Ursachen des Tetanus waren damals so unklar, daß hier nicht einmal über sie spekuliert wird! Bekannt waren ausschließlich die Symptome. Trotzdem soll es homöopathisch geheilte Tetanusfälle gegeben haben. Wenn, wie wir voraussetzen, die Simileregel gültig ist, so kann auch ein Tetanus homöopathisch geheilt werden. D.Ü.

meisten Fällen wird es nicht schwer sein, die auslösende Ursache der Konvulsionen aufzudecken. Sie kann in der Unterdrückung eines Hautausschlags oder dem zu zögerlichen Erscheinen eines Exanthems bestehen; in einer direkten Verletzung des Kopfes oder eines Teils der Nervensubstanz; in einem Schreck, den das Kind oder die Amme erlitten hat; in einer Veränderung der Zusammensetzung der Muttermilch durch ein Fieber bei der Mutter; in dem Einfluss eines epidemischen Miasmas, dem Beginn einer Art von Gehirnkrankheit usw. usw.

Behandlung: Man beseitige soweit möglich die auslösende Ursache, ob sie nun in der Amme oder im Kind selbst liegt. Das Kind sollte nicht warm gebadet werden. Jede Aufregung des Kindes ist zu vermeiden, man halte es unter vollkommen ruhigen Bedingungen und frei von allen störenden Einflüssen wie Lärm, starkem Licht usw. Mit größter Sorgfalt wähle man dasjenige Arzneimittel aus, welches durch die Natur des Falles und die begleitenden Umstände indiziert zu sein scheint.

Aconitum – Große fieberhafte Erregung; heiße, trockene Haut; ruhelose Ängstlichkeit und Furcht.

[– Krämpfe zahnender Kinder; Hitze, Auffahren, Zuckungen einzelner Muskeln; Kind nagt an seinen Fäustchen, ist verdrießlich, weint.[10] – Ruckartige Bewegungen des linken Beines oder Armes; knirscht mit den Zähnen; komatös; ruhelos; stöhnt (Masern).[10]]

Antimonium tartaricum – Krämpfe durch zurückgetriebene Ausschläge, mit Blässe der Haut und großen Schwierigkeiten beim Atmen.

[– Krampfhafte Zuckungen in fast jedem Gesichtsmuskel; bei Husten.[10] – Konvulsionen einzelner Teile oder generalisiert.[10] – Große Empfindlichkeit des gesamten Körpers, das Kind lässt sich nicht anfassen, ohne heftig zu schreien; unter Krümmung der Zehen und Finger.[3,4] – Das Kind will stets getragen werden; schreit, wenn man es anfasst; erlaubt nicht, dass man den Puls fühlt.[3,10]]

Arnica – Wenn die Krämpfe in Folge von Verletzung auftreten; Fall, Stoß, Schlag.

[– Sein Kopf fühlt sich heiß, der Körper friert, zwischen häufigen, heftigen Krampfanfällen (nach *Acon.*).[10] – Muskelzucken.[1]]

Arsenicum album – Das Kind liegt da wie tot; blass aber warm; ist für einige Zeit atemlos; schließlich wird der Mund erst zu einer Seite gezogen, dann zur anderen; ein heftiger Ruck zeigt sich, der durch den ganzen Körper fährt; Atmung und Bewusstsein kehren allmählich wieder. – Diese Krämpfe treten in längeren oder kürzeren Intervallen auf, es sei denn, es wird *Arsenicum album* verabreicht, oder der Tod beendet die Szenerie.

[– Ruckartige Zuckungen im Köper beim Einschlafen, wie elektrische Schläge.[10] – Krämpfe nach vorhergehender brennender Hitze des gesamten Körpers.[10] – Konvulsionen mit Opisthotonus; Schaum vor dem Mund.[10] – Konvulsionen,[2] bei Keuchhusten.[10] – Epileptische Anfälle,[2] (häufiger jedoch *Calc-ars.*).[10] – Epileptische Krämpfe mit vorhergehender Empfindung von warmer Luft, welche die Wirbelsäule hinauf in den Kopf strömt; Schwindel und bewusstloses Hinfallen.[10] – Tetanischer Krampfanfall.[2]]

[**Artemisia vulgaris** – Krämpfe und Konvulsionen.[10] – Konvulsionen verhindern das Einschlafen, mehr auf der rechten Seite.[10] – Rechte Seite in krampfhafte Zuckungen versetzt, die linke gelähmt (Hydrocephalus).[10] – Eklampsie der Säuglinge und zahnenden Kinder.[10] – Epileptische Anfälle bei Kindern; sich häufig wiederholende Anfälle; am Tag vor den Anfällen erregt, reizbar; tiefer Schlaf nach den Anfällen; starker Schweiß von sehr üblem Geruch, während oder nach den Anfällen.[10] – Krämpfe am Tage, in Folge von Fieber und Diarrhoe.[10] – Während der Krämpfe unwillkürlicher Abgang von Harn und Kot.[10] – *Artemisia vulgaris* ist angezeigt, wenn der Patient vor einem epileptischen Anfall gereizt und leicht erregbar ist; Epilepsie nach Schreck und Kummer; nach einem Schlag auf den Kopf [*Cic.*]; beim Zahnen.[7] – Sehr nervös, zupft ständig mit den Fingern.[10] – Nächtliche Epilepsie mit heftigem Trismus, der die Zähne verletzt.[10] – Langer und tiefer Schlaf nach dem Anfall.[10]]

Belladonna – Auffahren aus dem Schlaf mit wildem Blick, erweiterten Pupillen, Hitze von Kopf und Händen, roten Augen und blutüberfülltem Gesicht; nach den Krämpfen soporös.

[– Krampfartiges, flüchtiges Ausstrecken der Glieder beim Erwachen.[1] – Konvulsionen, die plötzlich aufreten.[10] – Krampfhafte Bewegungen des Körpers, normalerweise nach hinten (Chorea).[10] – Wirft den Körper im Liegen nach vorn und nach hinten, es ist wie ein ständiger Wechsel zwischen Emprosthotonus und Opisthotonus (Chorea).[10] – Furcht vor Gespenstern, mit krampfartiger Bewegung der Extremitäten oder Zucken einzelner Muskeln.[10] – Muskeln des Gesichtes, der Kiefer und Extremitäten durch konvulsivische Zuckungen erregt.[10] – Spasmodische Erkrankungen.[10] – Eklampsie bei Kindern; Konvulsionen.[10] – Konvulsionen, die im Arm beginnen (Epilepsie).[10] – Wiederholte Konvulsionen und schreckliche Krämpfe, besonders der Beugemuskeln.[1] – Heftige Konvulsionen; Verdrehung der Glieder und Augen.[10] – Krämpfe, denen guter Schlaf folgt.[10] – Krämpfe, Auffahren und Konvulsionen der Glieder nach einem heftigen Kummer; durch die geringste Berührung erneuert; Schreien und Bewusstlosigkeit; Delirium; Ausstrecken der Glieder oder heftige Verdrehung der Muskeln.[10] – Erneuerung der Konvulsionen mit jedem Schmerz; mehr oder weniger Umherwerfen zwischen den Krämpfen, oder tiefer Schlaf, mit Grimassen, Auffahren und Schreien; schreckliche Visionen.[10] – Epileptische Krämpfe;[1] Epilepsie mit heftigem Blutandrang zum Kopf, entweder bei den Anfällen selbst oder zu anderen Zeiten.[10] – Epilepsie; Patient greift sich wild an den Hals; die Augen rollen in die Augenhöhlen zurück; Schaum vor dem Mund; durch Schreck verursacht.[10] – Von ihrem dritten bis zum neunten Lebensjahr hatte sie alle drei Monate einen Krampfanfall; Gesicht rot, mit schnappenden, ruckartigen Zuckungen des Unterkiefers und Beißen auf die Zunge; liegt auf dem Rücken.[10] – Fest zusammengebissene Zähne, mit solcher Kraft, dass sie nicht geöffnet werden konnten; Kopf heiß, Füße kalt (tetanischer Krampfanfall).[10]]

Bryonia – Wenn die Krämpfe eine Auswirkung der Masern sind [bzw. durch Unterdrückung der Masern entstanden sind[10]].

[– Krampfbeschwerden; Zusammenfahren; Gliederzucken.[1] – Klonische Krämpfe.[10] – Hysterische Krämpfe.[10] – Häufig angezeigt, nachdem die Krämpfe unter Kontrolle sind, aber Völle des Pulses, abdominale Empfindlichkeit und Schwitzen zurückbleiben.[10]]

Camphora – Wenn die Krämpfe in Folge von Unterdrückung eines Katarrhs, von Kopf oder Brust, auftreten.

[– Krämpfe bei Kindern mit Sopor; aufgrund von unterdrückten Ausschlägen oder durch unterdrückten Katarrh.[10] – Klonische und tonische Krämpfe und Konvulsionen;[1] auch mit bewusstlosem Hinfallen.[10] – Krämpfe; Zurückbeugen des Körpers und Verdrehung der Glieder.[10] – Konvulsivische kreisförmige Bewegungen.[10] – Kiefersperre (Trismus),[1] besonders bei Neugeborenen; tetanische Krampfanfälle.[10] – Tetanische Krämpfe der Arme, Hände, Füße und Unterkiefer; Körper steif, mit leichtem Opisthotonus; durch unterdrückten Scharlach.[10] – Eklampsie, bei Anämie; Kälte.[10] – Epilepsie; wirft sich mit furchtbaren Schreien zurück; ereifert sich, alles in seiner Reichweite befindliche zu zerreißen.[10]]

Causticum – Konvulsivische Bewegungen des oberen Teils des Körpers mit Fieberhitze und Kälte von Händen und Füßen. – Konvulsivische Bewegungen der Glieder am Abend, während das Kind schläft; mit unruhigen Augen und eisiger Kälte des Körpers.

[– Konvulsionen: mit Schreien, Zähneknirschen und heftigen Bewegungen der Glieder; fiebrige Hitze und Kälte von Händen und Füßen; abends und nachts; im Schlaf; hysterische; epileptische; gefolgt von Lähmung.[10] – Krämpfe nach einem Schreck.[10] – Zuckungen und klonische Krämpfe; Krämpfe bald hier, bald dort.[10] – Chorea, nur nachts; rechte Seite von Gesicht und Zunge kann gelähmt sein.[10] – Das Kind (Mädchen) liegt auf seinem Bauch, das eine Knie in der Kniekehle des anderen, Füße zu den Gesäßbacken hochgezogen; ruckt spasmodisch, ähnlich wie Bewegungen beim Koitus aussehend; Gesichtsmuskeln verzerrt; Risus sardonicus (Chorea).[10] – Epileptischer Anfall nach Schreck; auch < während des Neumondes; mit unwillkürlichem Harnabgang; bei skrofulösen Personen; nach Unterdrückung von Ausschlägen; > durch Trinken von kaltem Wasser.[10]]

Chamomilla – Eine Wange rot, die andere blass; sehr quengelig und gereizt; Rucken und Zucken im Schlaf. – Die Konvulsionen können auch als Folge von heftigem Ärger der [stillenden] Mutter auftreten.

[– Reizbarkeit, besonders auf Ärger folgend, entwickelt sich bis hin zu heftigsten Krämpfen von Brust und Hals.[10] – Das Kind macht plötzlich seinen Körper steif und bewegt sich nach hinten, tritt, wenn es getragen wird, schreit übermäßig und wirft alles von sich.[1] – Krämpfe der Kinder: Kind wird steif, rollt mit den Augen, verzerrt das Gesich, zuckt, wirft die Glieder herum, schlägt die Daumen ein, beugt den Körper nach hinten oder seitwärts; rasselnde Atmung, Schaum vor dem Mund; bewegt die Beine abwechselnd auf und ab; greift und langt mit den Händen; Mund von einer Seite zur anderen gezogen; Augen starrend oder Augen und Gesicht verzerrt.[1] – Konvulsivische Zustände kleiner Kinder, mit aufgetriebenem Bauch, grünlichen, schleimigen, häufigen Stühlen, wie gehackte Eier; Erbrechen von sauer riechender Flüssigkeit.[1] – Das Kind liegt bewusstlos, verändert oft die Gesichtsfarbe, verdreht die Augen und verzieht das Gesicht, unter vielem Husten mit Schleimrasseln, starkem Gähnen und viel Dehnen.[4]]

Cicuta virosa – Heftige Erschütterungen durch Kopf, Arme, Beine, wodurch diese plötzlich Rucken. – Spasmodische Rigidität des Körpers; Opisthotonus oder Emprosthotonus. – Es scheint dem Kind gut zu gehen und es ist wohlauf, doch plötzlich wird es steif, dann setzt Erschlaffung ein, mit großer Erschöpfung.

[– Folgen von Erschütterung des Gehirns; besonders Krämpfe.[3] – Kopf dreht oder zuckt zu einer Seite; Konvulsionen bei Kindern.[7] – Rucke wie elektrische Schläge, durch Kopf, Arme, Beine;[3] beim Sitzen.[4] – Völlige Erschöpfung nach den Krampfanfällen; zunächst plötzliche Rigidität, dann Rucke und heftige Verdrehungen; dann folgt Erschöpfung.[7] – „Rucken des linken Armes, den ganzen Tag über" ist ein sehr charakteristisches Symptom.[7] – Muskelzittern bei Berührung; Strabismus convergens; durch Sturz oder Schlag.[7] – Soporöser Schlaf, weint beim Aufwecken, verzerrt die Gesichtsmuskeln und starrt ausdruckslos.[7] – Erschütterungen vom Kopf aus den Körper hinab.[7] – Wie ein Bogen gekrümmter Rücken[1] (Opisthotonus). – Allgemeine Konvulsionen, auch ungeheure; krampfhafte Verdrehungen der Glieder und Zuckungen der Glieder; konvulsivisches Hin- und Herwerfen der Glieder, von einer Seite zur anderen; stoßweise Krümmung und Ausstrecken der Glieder.[4] – Eigenartige Verkrümmungen der oberen Körperhälfte und Gliedmaßen während der Krampfanfälle, mit blauem Gesicht und häufigen Unterbrechungen der Atmung für einige Augenblicke.[10] – Epileptische Zuckungen und Krampfanfälle bei Kindern: Verdrehung der Done Oberglieder und des Kopfes, bläuliches Gesicht, Unterbrechung des Atems, Schaum vor dem Mund und nachfolgendes verstandloses Daliegen, wie tot und ohne Gefühl; oder auch Anfälle mit Geschrei, Blässe oder Gelbfärbung des Gesichtes und Verschließung der Kinnladen.[4] – Konvulsionen mit erschlafften und herabhängenden Gliedern oder unnatürlich versteift und gestreckt (Dentitio).[10] – Tonische Krämpfe werden durch die geringste Berührung erneuert; durch Öffnen der Tür oder lautes Sprechen.[10] – Krämpfe der Muskeln, besonders von Hals und Brust.[10]]

Cina – Das Kind zeigt Symptome wie sie bei Wurmbefall vorkommen; gibt Würmer ab; zupft an Nase oder Anus; hat einen hackenden Husten; macht ständig Schluckbewegungen, so als wolle es etwas herunterschlucken; es ist äußerst übel gelaunt und nur schwer zufriedenzustellen.

[– Zuckungen mit Lähmigkeitsgefühl; Zuckungen und Verdrehungen der Glieder. – Äußerste Empfindlichkeit von Gemüt und Körper; durch die geringste Kleinigkeit beleidigt; quengelig und eigensinnig; Abneigung, liebkost zu werden.[7] – Überempfindlichkeit der Körperoberfläche; kann es nicht ertragen, wenn man sich ihm nähert oder ihn berührt; möchte nicht gedrückt werden; Berührung löst Krämpfe aus oder verstärkt sie.[7] – Strabismus, mit kränklichem Aussehen und dunklen Ringen um die Augen.[7]]

Coffea – Die Anfälle werden durch exzessives Lachen und Spielen ausgelöst; das Kind ist überaus munter und erregbar, und in Folge davon leidet es häufig an Krämpfen.

[– Überreizte Lebhaftigkeit; alle Sinne sind schärfer, Gehör, Geruch, Tastsinn und Berührungssinn; besonders auch die Wahrnehmung kleiner *passiver* Bewegungen ist erhöht.[10] – Folgen von zu großer Freude und anderen Gemütsbewegungen.[3] – Zucken der Glieder; Konvulsionen mit Zähneknirschen, mit kalten Gliedmaßen.[3]]

Cuprum – Den Krämpfen geht häufig heftiges Erbrechen von Schleim voraus. – Das Kind schreit nach den Konvulsionen, dreht und windet sich in alle möglichen Richtungen, bis erneute Krämpfe auftreten.

[– Heftiges Erbrechen, mit Drücken im Magen, Krämpfen im Bauch, Durchfall und Konvulsionen.[3] – Beim Weinen Konvulsionen, mit Atemmangel und Anziehen der Schenkel.[4] – Die Konvulsionen beginnen meist an den Fingern und Zehen.[4] – Kind liegt auf dem Bauch und stößt den Hintern krampfhaft in die Höhe.[4] – Krämpfe als Folge von unterdrückten Ausschlägen oder Fußschweiß; Krämpfe, Konvulsionen der heftigsten Art, die nach dem Verschwinden von Ausschlägen, Absonderungen, Schmerzen erscheinen; tonische Krämpfe der Daumen.[7] – Krämpfe, die in den Fingern oder Zehen beginnen und sich dann über den gesamten Körper ausbreiten; oder mit Ruhelosigkeit zwischen den Anfällen; entweder in der gesamten Zeit während des Intervalls oder nur in einem Teil davon.[8] – Krämpfe nach Verdruss oder Schreck.[10] – Konvulsivische Anfälle im Schlaf, Zucken mit den Fingern, den Armen und Händen, rückwärts und seitwärts nach dem Körper zu, in den Füßen auch zurückziehend; machte die Augen bald auf und dreht sie; machte sie bald wieder zu und verzog den Mund.[2] – Epileptische Anfälle, bei denen Schaum vor den Mund tritt und der Rumpf auswärts gebogen, die Gliedmaßen aber auswärts gestoßen werden, bei offenem Mund.[2] – Krämpfe mit blauem Gesicht und über die Handflächen eingeschlagenen Daumen.[10] – Allgemein Beschwerden spasmodischer Art; Keuchhusten, bei dem die Anfälle zu Katalepsie führen; Bewegungen des Kopfes; Epilepsie.[8] – Konvulsionen mit durchdringenden Schreien.[3] – Starrkrämpfe, auch mit Verschließung der Kinnladen, oder mit Bewusstlosigkeit, Zurückbiegen des Kopfes, Röte der Augen, Speichelausfluss und häufigem Harnen.[4]]

Cuprum aceticum – Wenn die Krämpfe auf das Zurückweichen eines Scharlachexanthems zurückzuführen sind.

[– Mattigkeit, mit Zittern und Apetitlosigkeit; große Schwäche und Hinfälligkeit, auch mit Konvulsionen; Unvermögen zu stehen.[4] – Konvulsionen; Glieder und Körper steif, Kiefer zusammengepresst.[10] – Konvulsionen beginnen in den unteren Extremitäten oder in Fingern oder Zehen, mit starkem Herumwerfen der Glieder, Schaum vor dem Mund und Würgen im Hals; den Krämpfen geht heftiges Erbrechen von Schleim voraus.[10] – Erbrechen, auch häufiges, mit Kolik und Konvulsionen.[4]]

Helleborus – Sehr [spärlicher[10]] dunkler Harn mit Sediment wie Kaffeesatz.

[– Konvulsivische Bewegungen der Muskeln (und Glieder), besonders im Schlaf; oder auch mit pfeilartigen Stößen ins Gehirn hinein.[4] – Krämpfe, krampfhafte Steifheit der Glieder, mit Erschütterungen des Kopfes.[4] – *Teste* heilte mit *Helleborus* ein fünf Wochen altes Mädchen von Epilepsie, nachdem *Cham.* versagt hatte; das kleine Mädchen hatte jeden Tag fünf oder sechs Krampfanfälle, wovon jeder eine bis drei Minuten dauerte, danach schlief sie fast immer ein; es kam bei den Anfällen zu einer plötzlichen Unbeweglichkeit des Körpers, doch ohne jegliche ausgeprägte Steifheit des Körpers; der Kopf war leicht nach hinten geworfen; wiederholtes Hin-und Herbewegen der Zunge von rechts nach links, wobei diese dabei leicht aus dem Mund gestreckt war; starrender Blick, konvulsivisches nach oben Rollen der Augen, wenn die Anfälle sehr heftig waren; einige durchdringende Schreie, gefolgt von Schläfrigkeit, wenn sich die Krämpfe ihrem Ende näherten; während der Krampfanfälle blieb das Kind vollständig wahrnehmungsfähig, so dass eine leichte Erschütterung, wie z.B. das Schließen einer Tür, die Anfälle sofort bremste und sie somit sehr verkürzte (*Hell.* heilte in zwei oder drei Tagen).[7]]

Hydrocyanicum acidum – Wenn hauptsächlich die Muskeln von Rücken, Gesicht und Kiefer betroffen sind und der Körper eine bläuliche Tönung annimmt.

[– Krämpfe; Rückenkrampf; Gesicht- und Kinnbackenkrampf (Trismus); Konvulsionen.[4] – Konvulsionen und Lähmung sind die Leitmerkmale der Wirkung von *Hydrocyanicum acidum*; bei den Konvulsionen ist der Körper versteift und nach hinten geworfen; Nackenkrampf ist sehr charakteristisch; Atmung in Paroxysmen vertieft; Kieferstarre; Schaum vor dem Mund; Gesicht errötet, bäulich verfärbt.[7] – *Hydr-ac.* ist eines der tödlichsten und am schnellsten wirkenden Gifte überhaupt; daher seine Anwendbarkeit in Fällen von kritischer Intensität, wie dem Kollapszustand der Cholera, wenn er bei plötzlichem Aussetzen aller

Absonderungen auftritt; Konvulsionen während heftiger Krankheitsschübe.[7] – Kataleptische Zustände; große Nachgiebigkeit und Biegsamkeit der Glieder; Herzschläge immer langsamer, kleiner und unfühlbarer, bis zum Scheintod; Abnahme der Lebenswärme.[4] – Durch Keuchhusten komplizierte Konvulsionen.[10] – Epileptische Form der Hysterie.[10]]

Hyoscyamus – Jeder Muskel des Körpers ist an den Konvulsionen beteiligt – die Augen, die Augenlider, die Gesichtsmuskeln und alle anderen ebenfalls; Schaum vor dem Mund.

[– Konvulsivische Bewegungen und Zuckungen einzelner Glieder und des ganzen Körpers, auch beim geringsten Versuch, Flüssigkeiten zu schlucken.[3] – Leichte Konvulsivische Bewegungen, bald der oberen, bald der unteren Gliedmaßen.[1] – Eckige Bewegungen, Rucken einzelner Muskeln oder Muskelgruppen.[10] – Krämpfe mit (wässrigem[12]) Durchfall und dabei auch Harnfluss und Kälte des Körpers; mit Krümmung der Glieder und in die Höhe Werfen des gebogenen Körpers; krampfhafte, tetanische Steifheit des ganzen Körpers.[4] – Konvulsivische Bewegungen der Glieder mit Aufstampfen eines Fußes um den anderen; Schaum vor dem Mund; mit ungeheurem Werfen des Körpers; Erneuerung der Krämpfe beim geringsten Versuch, Flüssigkeiten zu verschlucken; mit Einschlagen der Daumen; mit Geschrei, großer Angst; Brustbeklemmung und Bewusstlosigkeit.[4] – Chorea; Krämpfe beim Kind, wie Chorea, mit Verdrehen und Umherwerfen aller Glieder, wie bei ungezogenen Gebärden, und mit ruhigem Daliegen bei verschlossenen Augen, nach dem Anfall.[4] – Epileptische Konvulsionen, besonders mit blauer Aufgetriebenheit des Gesichtes und unwillkürlichem Harnabgang; Hungergefühl und Nagen in der Herzgrube; hervorgetretene Augen, Schreien, Zähneknirschen, Einschlagen der Daumen und danach tiefer Schlaf, mit Schnarchen.[4]]

Ignatia – Die Krämpfe erscheinen jeden Tag zur gleichen Stunde. – Schreien und heftiges Zitten überall. – Konvulsionen einzelner Teile, von Muskeln oder einzelner Glieder.

[– Krämpfe bei Kindern, von Würmern herrührend oder vom Zahnen.[4] – Sensible Personen, die zu stillem Gram neigen; krampfhafte Beschwerden, besonders auch nach Schreck oder Ärger;[4] durch Würmer; das Kind ist blass, kalt; starrender Blick, gelegentliche Schreie; Erbrechen der Speisen; zuvor hastiges Trinken.[10] – Kinder bekommen im Schlaf Konvulsionen, nachdem sie bestraft oder barsch ins Bett geschickt wurden.[10] – Epileptische Krämpfe, vorzüglich nach Schreck oder Ärger oder beim Zahnen der Kinder.[4]]

Ipecacuanha – Viel Übelkeit und Erbrechen, vor, während oder nach dem Krampfgeschehen; das Kind ist spasmodisch in eine Richtung gezogen.

[– Starrkrämpfe, Krampfanfälle und Konvulsionen verschiedener Art, vorzüglich bei Kindern und hysterischen.[3] – Epilepsie von Kindern oder sekundäre Epilepsie, wenn sie vom Vagus ausgeht.[10] – Konvulsionen bei Keuchhusten; durch unterdrückte Ausschläge; durch unverdauliche Speisen etc.[10] – Klonische oder tonische Krämpfe bei Kindern und hysterischen Frauen;[10] – Kopf nach hinten gebeugt; Bewusstseinsverlust; rote[4] (blasse[10]) Gedunsenheit des Gesichtes; Verzerrung der Gesichtsmuskeln; halb geschlossene Augen; konvulsivische Zuckungen der Gesichtsmuskeln, von Lippen, Augenlidern und Gliedern; mit Geschrei, Neigung zum Erbrechen und Rasseln in der Brust; jahlinges kampfhaftes Rucken in den Armen; steife Ausstreckung des ganzen Körpers; Zeichen von vorwärts- und rückwärtsbiegender Rumpfstarre.[4] – Asthma, Übelkeit, Erbrechen.[10]]

[**Kalium bromatum** – Unterdrückter Speichelfluss bei zahnenden Kindern; Konvulsionen.[10]]

Kreosotum – Wenn die Konvulsionen auf schwierigen Zahndurchbruch zurückzuführen sind; Schwellung des Zahnfleisches über dem noch nicht vollständig hindurchgetretenen Zahn.

Lachesis – Die Krämpfe treten während des Schlafs auf.

[– Der Patient schläft in die Verschlimmerung hinein; sobald das Kind schläft, erscheinen die Konvulsionen; so ist es auch mit allen anderen Beschwerden, die zu jeder Zeit durch Einschlafen hervorgebracht werden, ob am Tage oder in der Nacht.[8] – Konvulsionen und andere Krämpfe mit heftigem Geschrei, auch besonders um Mitternacht, mit Erwachen.[4]]

Laurocerasus – Keuchendes nach Luft schnappen, vor, während oder nach dem Krampf; außerdem kann eine bläuliche Verfärbung der Haut bestehen.

[– Konvulsivische Zuckungen und Krampfanfälle.[3] – Konvulsionen mit nachfolgender Lähmung der Muskeln; mit Zuckungen besonders im Kopf, sowie in den Rücken- und Halsmuskeln.[4] – Erschütterungen durch den Körper, wie elektrische Schläge, abends im Bett.[4] – *Laurocerasus* beinhaltet Zyanose, sowohl bei Neugeborenen als auch bei Herzerkrankungen; ein eigentümliches „Japsen" stellt hier eine charakteristische Indikation dar, ein „Japsen" ohne richtiges Atmen; zusätzlich zur Blaufärbung ist ein Zucken der Gesichtsmuskeln vorhanden, was auch eine Indikation für *Laurocerasus* bei Chorea ist; Trommelschlägelfinger sind ein weiters Charakteristikum des Mittels.[7]]

[**Magnesia phosphorica** – Krämpfe vielerlei Art: der Glottis, Keuchhusten, Trismus, Wadenkrämpfe, Schluckauf, Tetanus, Chorea, spasmodische Harnverhaltung usw.[10] – Krämpfe während der Zahnung, ohne Fiebersymptome.[10] – Konvulsivische Symptome, nachdem *Bell.* fehlschlug.[10] – Nach den Krämpfen äußerste Empfindlichkeit gegen jeglichen Sinneseindruck, gegen jegliche Berührung und besonders gegen Geräusch; mißtrauischer, furchtsamer Blick; Krämpfe werden leicht erregt; Krämpfe am frühen Morgen.[10] – Augen nach oben gedreht; halb geöffnet (Hydrozephalus).[10] – Starrt mit unbeweglichen Augen nach vorn; Wasser strömt aus den Augen (Katalepsie).[10]]

Mercurius – Viel Speichelfluss; Schwellung des Zahnfleisches; hartes, aufgetriebenes Abdomen. – Kann vertrauensvoll angewendet werden, wenn die Krämpfe auf Unterdrückung von Speichelfluss beruhen [*Kali-br.*].

[– Speichelfluss wird durch Erkältung unterbrochen und Konvulsionen setzen ein; Windeln voller gelbem, stark riechendem Urin; hartes, geblähtes Abdomen; schleimige, grüne, blutige, von Tenesmen begleitete Stühle.[10]]

Nux vomica – Die Krämpfe treten in Folge von Verdauungsstörung auf; Obstipation; oder als Folge von Genussmittelabusus der stillenden Mutter, die zum Genuss von Kaffee, Wein und stark gewürzten, reichhaltigen Speisen neigt.

[– Konvulsionen und Krämpfe, mit Seitwärtsziehung des Körpers und vergeblicher Anstrengung, sich aufrecht zu halten, dann Erbrechen und unwillkürlicher Abgang von Harn und Stuhl, bei voller Besinnung.[4] – Epileptische Krämpfe, mit Geschrei, Rückwärtsbeugung des Kopfes, Erbrechen, starkem Schweiß, Durst und Röcheln; Erneuerung der Anfälle durch die geringste Gemütsbewegung.[4] – Öfterer Starrkrampf mit Rückwärtsbeugung.[4] – Veitstanz (Chorea), besonders bei Knaben, weniger bei Mädchen, und oft mit Gefühl von Taubheit und Eingeschlafenheit der befallenen Teile nach dem Anfall.[4]]

Opium – Wenn die Krämpfe in Folge von Schreck auftreten; oder wenn Neugeborene vor oder während der Krämpfe schreien.

[– Krämpfe: Durch Gefühlsregung; Schreck, Zorn usw.; bei Kindern, durch Fremde, die sich ihnen nähern; wirft die Glieder von sich oder streckt die Arme im rechten Winkel zum Körper aus; tetanische Rigidität, Opisthotonus, mit Seitwärtsrollen.[10] – Zittern der Glieder, konvulsivisches, krampfhaftes; mit Verziehung aller Muskeln; nach Schreck, mit Rucken des Körpers und Zucken der Glieder, unter allgemeiner äußerer Kälte.[4] – Konvulsionen und krampfhafte Bewegungen; mit Schaum vor dem Munde; mit Schreien; mit Schlaf nach dem Anfall; abends oder gegen Mitternacht, mit Schläfrigkeit, zusammengeballten Händen und unwillkürlichen Bewegungen dieser und des Kopfes.[4] – Epileptische Konvulsionen, mit Starrkrämpfen; mit heftigen Delirien; nachts besonders, oder gegen Morgen, mit Erstickungsbeschwerden, Verlust der Bewegung und Empfindung, und heftigen Bewegungen der Glieder; nach jedem Anfall Schlaf.[4]]

Secale cornutum – Zucken einzelner Muskeln; dreht den Kopf hin und her; Verdrehung von Händen und Füßen; erschwerte und ängstliche Atmung.

[– Krämpfe: der Ober- und Unterglieder, mit Zuckungen, der Finger, besonders auch bei Kindern, zu jeder Betätigung unfähig machend; der Zehen, das Gehen unmöglich machend; nach Schreck.[4] – Krampfhafte Bewegungen: verschiedener Art; zuckende, auch mit Kriebeln zuvor und mit heftigen Schmerzen, unter stetem Zittern der Muskeln, und später in tonische, ja in wirklich tetanische Krämpfe verwandelt; konvulsivische, auch der heftigsten Art, und mit Taubheit und Krümmung der Finger in den Remissionen; wechselhafte Zusammenwirkung und Ausstreckung der Glieder; auch mit unwiderstehlicher Neigung, diesen Krämpfen Einhalt zu tun, oder mit wunderbaren Verzerrungen und Verdrehungen, die auch die Finger stark nach hinten biegen; langsame Gestikulationen und Verdrehung der Hände und Füße, besonders bei Kindern; Übergang der klonischen Krämpfe in tonische, oder auch Wechsel beider; epileptische Konvulsionen.[4] – Epilepsie, besonders auch bei Kindern; die heftigsten Krampfanfälle kehren periodisch zurück, oder treten besonders nachts auf, und lassen dann allmählich gegen Mittag ohne Krise nach; Reiben und Ausdehnen der Glieder erleichtert; jede Gemütsbewegung erneuert die Anfälle, die sonst wohl auch täglich zweimal wiederkehren; auch vormittags stellen sich die Anfälle zuweilen am häufigsten ein, wo sie dann auch große Mattigkeit und völlige Steifheit der Gelenke zurücklassen; Anfälle enden zuweilen mit starkem Schweiß, der aber oft nur durch die Schmerzen und die Angst hervorgerufen wird und daher nicht kritisch erscheint.[4]]

Silicea – Krämpfe, die beim Wechsel der Mondphasen wiederkehren. [– Die meisten Symptome scheint die Kieselerde zur Zeit des Neumondes hervorzubringen, oder auch zum Vollmond.[4] – Epileptische Anfälle, nachts und zum Neumonde; erst wird der Körper ausgestreckt, dann wird er hochgeworfen, ohne Geschrei und ohne Biß in die Zunge.[4] – Krämpfe: in Armen und Beinen; mit Rucken in den Füßen, wie Veitstanz [Chorea]; viele schlaflose Nächte verursachend; Stöße durch den ganzen Körper; einmal zuckt das Bein zusammen, dann ist es, als schüttele der Kopf, wie bei Schüttelfrost, mit Sträuben der Kopfhaare, doch bei natürlicher Körperwärme; Zucken der Glieder bei Tag und Nacht.[4]]

Stannum – Bei einigen Beschwerden, die durch Würmer verursacht werden (siehe auch *Spigelia*), wenn weder *Cina* noch *Silicea* indiziert sind; wir finden hier mehr Erregbarkeit; mehr Störungen des Gehirns und mehr Furcht.

[– Erneuerung der Konvulsionen mit Schneiden in jedem Zahn; auch in Folge von Würmern; das Kind ist schwach, sieht elendig aus.[10] – Epilepsie; mit Umherwerfen der Glieder; eingeschlagenen Daumen; Opisthotonus; Bewusstlosigkeit; während der Zahnung,mit Symptomen von Wurmbefall; abends; Gesichtsblässe, Zucken von Händen und Augen.[10]]

Stramonium – Krämpfe in Folge von Unterdrückung eines Exanthems, oder wenn der Ausschlag nicht genügend herauskommt. – Das Kind erscheint ängstlich, wie erschreckt; schreckt beim ersten Anblick von Gegenständen zurück, so als würde es sich davor fürchten.

[– Kinderkrämpfe, Veitstanz (Chorea); nach den Konvulsionen folgt sogleich Schwäche; wenn der Puls auch schon langsamer, der Atem freier und die Gespanntheit des Bauches weniger geworden ist, so bleiben doch noch die Konvulsionen bei erweiterten Pupillen. – Tonische Krämpfe, bei Kindern, anhaltender Klamm [Krampf] an Händen und Füßen; Hände zur Faust zusammengeballt; tetanischer Zustand; steife, kataleptische Unbeweglichkeit der Glieder, auch bei Kindern.[4] – Krämpfe nach Schreck; krampfhafte Bewegungen, Konvulsionen; heftige, der Glieder; im Bett, der schlimmsten Art, mit solcher Wut, dass er gebunden werden muss; schreckliche, bei Anblick glänzender, heller Dinge, wie Licht, Spiegel, Wasser; mit Delirium und besonders durch Berührung zu erregen.[4] – Krämpfe zuerst des linken Armes, dann des rechten Unterschenkels, dann sehr schnelle des Kopfes; heftige der Unterkiefermuskeln; stete Bewegung der Arme und Hände, wie zum Weben oder Spinnen; ruckende, stoßartige Zuckungen.[4] – Epileptische Zuckungen, auch mit Weinen.[4] – Wechsel von Konvulsionen und Wutanfällen, mit so starken Krämpfen, dass er nicht zu halten ist; Umsichschlagen und Beißen der Umstehenden.[4]]

Veratrum album – Bei kaltem Schweiß auf der Stirn, während oder nach dem Krampfanfall.

[– Konvulsionen: blasses Gesicht, kalter Stirnschweiß; Husten, vorher oder danach.[10] – Tonische Krämpfe mit Kontraktion der Handflächen und Fußsohlen.[10]]

Zincum – Das Kind schreit während des Schlafs auf; nach dem Erwachen zeigt es Zeichen von Furcht und rollt den Kopf ängstlich von Seite zu Seite. – Ist bereits Tage vorher mürrisch und gereizt; mit eiligen Bewegungen, aufgetriebenem Abdomen und häufigeren Harnabgängen als üblich.

[– Muskelzucken hier und da; Fippern in verschiedenen Muskeln; viel sichtbares Zucken, im Körper, im Gesicht, den Armen und Händen.[4] – Unruhige Füße; nachts im Bett Unruhe in den Beinen, so dass er sie nicht liegenlassen kann.[4,10]]

Schwierigkeiten beim Urinieren

Bei Säuglingen und kleinen Kindern sind verschiedene Beschwerden im Bereich der Harnorgane nicht ungewöhnlich: *Dysurie,* d.i. schmerzhafte oder behinderte Miktion; *Inkontinenz* des Urins *(Bettnässen)* ; *Harnverhaltung; profuse* Harnausscheidung (Polyurie). Diese verschiedenen Störungen sind so augenfällig, dass man sie nicht im einzelnen beschreiben muss. Ihre wichtigsten Symptome werden bei den jeweils indizierten Arzneien genannt.

Dysurie: Manchmal leiden Säuglinge und kleine Kinder an Beschwerden beim Wasserlassen, was sehr leicht zu erkennen ist und durch rechtzeitige Gabe des geeignetsten homöopathischen Arzneimittels sehr gebessert wird.

Harnverhaltung: Dieses Problem ist bei jungen Säuglingen nicht so leicht zu erkennen. Die Blase kann ungewöhnlich stark gefüllt sein, und es können offenkundige Zeichen subjektiven Leidens und sogar Krämpfe vorhanden sein. Mutter oder Amme werden natürlich in der Lage sein, den Arzt sofort darüber zu informieren, ob es ein Problem dieser Art gibt, d.h., ob der Urin nur in geringer Menge ausgeschieden wird oder ganz unterdrückt ist. Liegt keine Mißbildung vor, so wird die geeignete Arznei unmittelbare Erleichterung geben.

In manchen Fällen lässt ein Säugling in den ersten Tagen nach der Geburt gar kein Wasser.

Aconitum – Dieses Arzneimittel kann verabreicht werden, wenn das Baby in den ersten Tagen nach der Geburt kein Wasser lässt.

[– Harnverhaltung bei Neugeborenen; oder durch Kälteeinwirkung, besonders bei Kindern, mit häufigem Weinen und Ruhelosigkeit.[10]]

[**Apis** – Harnverhaltung; Kinder lassen lange Zeit keinen Harn; kreischendes Aufschreien; fassen mit der Hand nach ihrem Kopf; Schreien im Schlaf auf, werfen das Bettzeug von sich.[14] – Harnbeschwerden mit ödematöser Schwellung der Geschlechtsorgane.[14] – Spärlicher Urin bei kleinen Jungen mit stark vergrößerter Vorhaut oder Hydrocele; bei Harndrang schreit der Junge, da er an die Schmerzen denkt, die er bei der letzten Miktion hatte.[14] – Urin spärlich und stark gefärbt; Durstlosigkeit.[10]]

Arnica – Wenn die Beschwerden – Ischurie oder Retention des Harns – in Folge einer Verletzung auftreten, wie z.B. Fall, Schlag oder Stoß.

[– Harnverhaltung mit Drücken und Pressen in der Blase.[3] – Vergeblicher Harndrang.[10]]

Belladonna – Viel Stöhnen und Gequältsein; plötzliches Aufschreien im Zusammenhang mit der Harnretention.

[– Harnverhaltung, bei der nur Tropfen um Tropfen entleert wird.[10] – Große Beschwerden, um nur eine kleine Menge Harn zu entleeren, er fließt in einem sehr schwachen Strom oder tropft nur.[10]]

Cantharis – Wenn nur ein paar Tropfen unter viel Schmerzgeschrei abgehen.

[– Starker beständiger Harndrang, mit Unvermögen, den Harn abfließen zu lassen; unaufhörliches Drängen zum Urinieren, tropfenweiser Abgang des Harns unter qualvollsten Schmerzen.[5] – Harnverhaltung mit krampfhaften Blasenschmerzen.[3] – Vergebliche Anstrengung zum

Urinieren; Harnverhaltung verursacht Schmerzen.[10] – Atonie der Blase durch lange Harnverhaltung.[10]]

Colocynthis – Dysurie; *erfolgloses Drängen* zum Urinieren; Verschlimmerung der Beschwerden vor, während und nach der Harnentleerung, die nur spärlich ist.

[– Häufiger Blasentenesmus mit spärlichem Abgang.[2]]

Dulcamara – Harnverhaltung durch Einwirkung von feuchter, kalter Luft.

Ipecacuanha – Harnverhaltung mit Konvulsionen.

Lycopodium – Dysurie mit viel Rumpeln und Poltern im Abdomen.

Nux vomica – Harnverhaltung und Obstipation.

[– Vergeblicher Harndrang mit nur geringem Abgang unter Brennen und Reißen.[3]]

Opium – Das Kind ist sehr müde und schläfrig; rotes, aufgetriebenes Gesicht.

[– Harnverhaltung bei Stillkindern nach heftiger Gefühlsregung (Schreck, Furcht, allzuheftige Freude[4]) der stillenden Mutter.[10]]

Pulsatilla – Wenn *Aconitum* oder *Nux vomica* fehlschlagen.

[– Häufiger, fast vergeblicher Harndrang mit schneidenden Schmerzen.[10]]

Sulphur – Bei skrofulösen Kindern, bei denen die Harnverhaltung jedesmal dann auftritt, wenn sich das Kind erkältet hat [*Dulc.*].

Man vergleiche die Symptome des Patienten, sofern sie nicht von einem der oben genannten Arzneimittel gedeckt werden, auch mit *Stramonium, Hyoscyamus, Cannabis sativa, Arsenicum, Apium graveolens, Petroselinum, Mercurius solubilis, Rhus toxicodendron, Sepia, Plumbum, Acidum nitricum, Causticum* usw.

Polyurie

Muriaticum acidum – Gibt größere Mengen von Harn ab; jedesmal mit kleinem Stuhlabgang vergesellschaftet.

[– Ungemein reichlicher Abgang wässrigen Harns;[2] sowohl tagsüber wie auch nachts.[8] – Unwillkürlicher Abgang dünnen, wässrigen Stuhls beim Harnen.[3] – *Muriaticum acidum* eignet sich besonders für Personen mit dunklem Haar und dunklen Augen.[7]]

Phosphoricum acidum – Wenn es nachts zunimmt und der Harn eher offensiv ist.

[– Öfteres, reichliches Harnen; Nachtharnen; häufiger Abgang wässrigen Harnes, den er oft kaum halten konnte.[4] – Häufiger dunkler Harn, der eine Wolke bildet; Harnfluss mit schneidendem Brennen in der Harnröhre und Krampfschmerz im Kreuz.[4]]

Rhus toxicodendron – Sehr ruhelos in der Nacht.

[– Öfterer Harndrang mit vermehrtem Abgang; Unaufhaltsamkeit des Harnes, besonders in der Ruhe, wo er unwillkürlich abgeht.[4]]

Silicea – Bei Kindern mit großen [aufgetriebenen] Bäuchen, die viel im Bereich des Kopfes schwitzen.

Studieren Sie auch *Argentum metallicum, Spigelia, Squilla maritima* und *Verbascum.*

Bettnässen; Inkontinenz; Enuresis

[**Apis** – Harninkontinenz mit starker Reizung der betroffenen Teile; < nachts und durch Husten.[10] – Juckreiz oder stechende Schmerzen in der Harnröhre bei Enuresis.[10]]

[**Argentum nitricum** – Harninkontinenz bei Nacht und auch bei Tage.[10] – Der Harn geht ohne Unterbrechung völlig unbewusst ab.[10] – Enuresis bei Kindern mit Verlangen nach Zucker, Salz und Neigung zur Übersäuerung.[17] – Das *Argentum nitricum*-Kind liebt kühle, frische Luft; < des Befindens an hochgelegenen Orten.[17]]

[**Arnica** – Folge von Verletzung; Schlag, Stoß, Erschütterung. – Unwillkürlicher Harnabgang, nachts im Schlaf und tagsüber beim Laufen.[4,10]]

[**Arsenicum album** – Unwillkürlicher Harnabgang, auch nachts, sogar im Schlaf; verminderte Harnmenge, auch mit Brennen.[4] – Konnte nachts das Nachtgeschirr [den Nachttopf] nicht rechtzeitig erreichen; der Harn lief von ihr, und doch war es nur wenig.[2]]

[**Belladonna** – Harnträufeln; dauerndes Harntröpfeln.[5,10] – Unwillkürlicher Harnabgang im Stehen.[3] – Unwillkürlicher Harnabgang, aufgrund von Lähmung des Blasenhalses; Abgang des Harns im tiefen Schlaf;[4] im allgemeinen nach Mitternacht oder gegen Morgen.[18] – Eigensinnige, nervöse Kinder von heller Erscheinung, die nicht auf dem Rücken schlafen, doch mit den Armen über dem Kopf, oder mit zurückgebeugtem Kopf oder in der Bauchlage.[17] – Drehen und Winden in der Blase, wie von einem Wurm,[4] zählt zu den eigentümlichen Symptomen dieses Mittels.[17]]

[**Benzoicum acidum** – Enuresis nocturna, insbesondere bei Kindern; bei kleinen Mädchen; stark erhöhter Harngeruch, wie Pferdeharn.[7,10,18] – Wenn *Kalium nitricum* versagte.[10]]

Calcarea carbonica – Leukophlegmatisches Temperament; großer Kopf; viel Kopfschweiß.

[– Enuresis beim Liegen auf dem Rücken; fette, schlaffe Kinder.[17]]

Causticum – Bei zarter, schwächlicher Konstitution.

[– Unwillkürlicher Harnabgang nachts im (ersten) Schlaf.[17] – Enuresis aufgrund von Schwäche oder Parese der Blase oder Atonie des Blasensphinkter.[17] – Der Harn geht unwillkürlich ab, so dass es das Kind nicht bemerkt.[17] – Unwillkürlicher Harnabgang; Tag und Nacht; beim Husten, Schneuzen, Niesen und Gehen.[4] – Dem typischen *Causticum*-Kind geht es bei kaltem trockenem Wind bzw. Wetter schlechter, und besser bei feuchtem Wetter.[17]]

Cina – Bei Kindern mit Beschwerden durch Wurmbefall; Zupfen häufig an der Nase [oder am Anus; Zähneknirschen; Heißhunger] usw.

[– Häufiger Harndrang, mit reichlichem Abgang, den ganzen Tag.[4] – Trüber oder sich bald trübender Harn.[4] – Das Kind ist extrem schlecht gelaunt und ungezogen; ist mit nichts zufrieden, zumindest nicht lange.[8]]

[**Equisetum** – Enuresis nocturna und diurna bei Kindern; wenn kein greifbarer Grund vorliegt, außer der Gewohnheit;[10] wenn das Einnässen weiter besteht, obwohl die primäre Ursache behoben ist.[18] – Eines der wichtigsten Mittel bei Bettnässen von Kindern, besonders wenn der Harn strömend abgeht.[17] – Träumt viel von Menschen, Menschenmengen, Plätzen und sonstigen Dingen.[6] – Ständiger Harndrang und Abgang großer Mengen klaren, hellen Harnes ohne Besserung.[10] – Dumpfer Schmerz in der Blase, wie durch Ausdehnung derselben, nicht > durch Harnabgang.[17] – Abgang einer geringen Menge Harn, hat jedoch das Gefühl, seit Stunden nicht uriniert zu haben.[6] – Es ist das Arzneimittel der Wahl, wenn bei Zystitis eine allgemeine < nach der Miktion besteht.[17]]

[**Ferrum** – Unwillkürliches Urinieren am Tage;[1] beim Umhergehen oder nachts.[10] – Häufiger tagsüber als nachts, aber fünf- oder sechsmaliges Bettnässen in der Nacht; Harn riecht wie starkes Ammoniak; färbt die Laken sehr dunkel.[10] – Enuresis nocturna durch Schwäche des Blasensphinkter.[18]]

Kreosotum – Die Kinder sind schwer aus dem Schlaf zu wecken.

[– Einnässen im ersten Schlaf; aus dem das Kind nur sehr schwer zu wecken ist.[10] – Erwacht nachts mit Harndrang, ohne den Harn zurückhalten zu können; oder er träumt, er würde ordentlich urinieren.[10] – Heftiger, eiliger Harndrang, so dass das Kind nicht schnell genug aus dem Bett kommt und einnässt.[4,17]

[– Die Zähne zeigen dunkle Flecken und fangen an zu faulen, sobald sie erscheinen.[10] – Besonders hilfreich bei zu schnell gewachsenen bzw. sehr hochgewachsenen, schwach entwickelten Kindern mit schnellem Zahnverfall und schwammigem, blutendem Zahnfleisch.[17]]

[**Lac caninum** – Träumt nachts vom Urinieren und erwacht mit sofortiger Nötigung zum Urinieren[10] (*Kreos.*); erwacht und nässt ins Bett.[18]]

Lycopodium – Roter Sand im Urin, in der Wäsche.

[– Öfteres, nächtliches Harnen, besonders nachts;[4] Enuresis. – Bleibt der Urin in Kontakt mit der Haut des Kindes, so wird diese dadurch gereizt und rötet sich.[17] – Schwache Kinder mit gut entwickelten Köpfen, aber kleinen, schwächlichen Körpern;[7] großes Verlangen nach Süßem.[3,17]]

[**Magnesia phosphorica** – Das Kind lässt alle drei oder fünf Minuten eine große Menge Harn; großes Verlangen zur Entleerung der Blase, füllt jeden Tag sechs oder sieben Flaschen mit Urin.[10] – Enuresis nocturna durch nervöse Reizung.[10] – Ruheloser Schlaf aufgrund von Harndrang.[7]]

[**Medorrhinum** – Gibt jede Nacht enorme Mengen kräftig gefärbten, stark riechenden Harn ins Bett ab; meint, dass es im letzten Teil der Nacht geschieht, da er des Morgens immer naß ist; < durch Überarbeitung oder extremes Spielen; durch zuviel Hitze oder Erkältung; bei sykotischer Anamnese.[10,15] – Schläft in der Knie-Ellenbogen-Lage oder auf dem Bauch. – Verlangen nach Eis (lutscht Eiswürfel), Saurem, grünem, unreifem Obst; Orangen.[15] – > der Beschwerden an der Meeresküste (*Nat-m.*: < oder >; *Carc.*: >).[14,15]]

[**Natrium muriaticum** – Unwillkürlicher Abgang des Harns beim Husten, Gehen und Niesen.[2] – Harninkontinenz: wann immer er sich hinsetzte, floss Urin ab, Tag und Nacht, erfordert sehr häufiges Wechseln der Kleidung und des Bettzeugs; beständiges Verlangen nach Salz.[10] – Gesteigertes Verlangen zu Urinieren, heller, wässriger Harn.[10] – Muss lange warten, bis Harn abgeht, besonders wenn sich andere Personen in der Nähe befinden.[10] – Heftiges Verlangen zu Urinieren und Unfähigkeit, den Harn zuückzuhalten.[10] – Kinder, die keine Zuwendung mögen, deren Zustand sich durch Trost sogar verschlechtert.[17]]

Phosphoricum acidum – Sehr große Mengen von Harn, die in der Nacht abgegeben werden; das Bett ist sprichwörtlich überflutet.

[– Reichlicher, wässriger, milchiger Urin;[4] Enuresis normalerweise im ersten Schlaf.[17] – Enuresis aufgrund von Blasenschwäche; Uring geht während Husten ab.[17] – Nützlich bei Enuresis nach akuten Krankheiten und bei Kindern, die geistig und physisch geschwächt sind.[17] – Beschwerden durch Gram, Kummer, Angst und Sorgen.[4]]

[**Phosphorus** – Enuresis bei schlanken Kindern mit schnellem Wachstum; Verlangen nach Salz, kalten Getränken, Eiscreme; Furcht im Dunkeln und beim Alleinsein, vor Gespenstern und vor Gewitter.[17] – Unwillkürlicher Harnabgang; reichlich, wässrig, farblos.[17]]

[**Pulsatilla** – Enuresis bei empfindsamen, weinerlichen, zartbesaiteten Kindern; besonders Mädchen.[17] – Sanfte, gutmütige, schalkhafte Personen, die leicht lachen oder weinen; blaue Augen, blonde Haare; Sommersprossen; Neigung zu Schnupfen.[4] – Unaufhaltsamkeit des Harns; unwillkürlicher, tropfenweiser Abgang beim Sitzen und Gehen, oder auch beim Husten und Windlassen; nächtliches Bettnässen, besonders auch bei kleinen Mädchen.[4] – Das *Pulsatilla*-Kind schläft mit den Händen auf dem Bauch oder es liegen beide Arme über dem Kopf.[17] – Das Kind bewegt sich gern draußen, an der frischen Luft; < durch Hitze oder im geschlossenen, stickigen Raum.[17]]

[**Rhus toxicodendron** – Ein nützliches Arzneimittel bei Enuresis, besonders aufgrund von Kälte und in Folge von Blasenschwäche.[17] – Unwillkürlicher Harnabgang in der Nacht;[17] – Unaufhaltsamkeit des Harnes, besonders in der *Ruhe*, wo er unwillkürlich abgeht.[4] – Dunkler, auch sich bald trübender Urin; trüber, auch schon beim Harnabgang.[4] – Starker, vermehrter Harnabgang, besonders bei feuchtem, kaltem Wetter.[4,17]]

Sepia – Das Bett ist bereits beinahe unmittelbar nach dem Einschlafen nass; stets besonders im ersten Schlaf.

[– Folgt gut auf *Caust.*[14] – Enuresis nocturna bei Jungen mit heller Gesichtsfarbe; bei Masturbation.[10]]

Silicea – Kinder mit vergrößertem Abdomen; weitere Symptome, ähnlich denen von *Calcarea.*

[– Unwillkürlicher nächtlicher Harnabgang; auch bei Kindern, die unter Würmern oder Chorea leiden.[10]]

[**Sulphur** – Blasse, dünne Kinder mit großen Bäuchen, die nicht gewaschen werden wollen.[17] – Enuresis, besonders bei skrofulösen Kindern, die große Mengen farblosen Urin abgeben.[17] – Vermehrter Harn, besonders nachts; nächtliches Bettnässen.[4] – Unwiderstehliches Verlangen zu urinieren, wenn er sieht, wie Wasser aus einem Hydranten fließt.[17] (– *Lyssinum*: Beständiger Harndrang beim Anblick fließenden Wassers, uriniert jedesmal nur wenig.[10]) – Heftiger Harndrang, obwohl er lange nicht getrunken hat, mit wenig Abgang jedesmal; häufiger Harndrang, dem er fast keinen Augenblick widerstehen kann; unwillkürlicher Abgang von Tropfen, wenn er nicht gleich harnt.[4]]

Thuja – Das Kind hat Feigwarzen oder Kondylome.

[– Enuresis bei sykotischen Kindern; besonders auch in Folge von Impfung.[17] – Plötzlicher Harndrang, kann dann nicht mehr warten und hat keine Kontrolle mehr.[17] – Enuresis aufgrund von Parese des Blasenschließmuskels.[17] – Unwillkürlicher Harnabgang in der Nacht oder beim Husten; muss in der Nacht häufig aufstehen, um zu Urinieren.[4,17] – Stark gefärbter Urin von starkem Geruch.[17]]

Studieren Sie auch *Arsenicum, Belladonna, China, Conium, Carbo vegetabilis, Pulsatilla, Sulphur, Graphites, Hepar sulphuris, Ratanhia, Sarsaparilla, Phosphorus, Cantharis* usw. Doch wird kaum ein Arzneimittel in der ganzen Materia Medica Erfolg bei diesem Problem haben, wenn die anderen Symptome nicht damit korrespondieren. *Alle Symptome müssen passen,* die Verschreibung muss sehr genau erfolgen.

Harngrieß, Harnsteine

Zuweilen scheinen Kinder von schweren Koliken befallen zu werden, entweder paroxysmal oder in Form eines evtl. stundenlang anhaltenden Dauerschmerzes. Das kann eine echte „Windkolik“ aufgrund einer Verdauungsstörung sein, es kann von der Passage eines Gallensteins durch den Gallengang herrühren oder von der Passage von Nierensteinen oder Nierengrieß durch Ureteren und Harnröhre. Rührt die Problematik von der letzteren Ursache her, so wird dies meistens durch die Begleitsymptome offenkundig. Durch die Gabe des geeigneten Arzneimittels wird große Erleichterung eintreten. In solchen Fällen sind folgende Arzneien häufig angezeigt gewesen:

Lycopodium – Viel Schmerz, auch bis zum Schreien, vor der Miktion. – Roter Satz oder Nierengrieß im Harn bzw. in der Windel.

[– Im Rücken ist jedesmal vor dem Urinieren ein sehr heftiger Schmerz zu spüren; lässt den Patienten aufschreien; Harnverhaltung; muss lange warten, bevor der Urin kommt, begleitet vom charakteristischen Schmerz im Rücken, der aufhört, sobald der Harn fließt; Kinder schreien oft vor dem Urinieren vor Schmerzen auf.[8]]

Phosphorus – Viel grauer Sand im Urin.

Sarsaparilla – Viel Schmerz am Ende der Miktion.

[– Nach dem Harnen Brennen und juckendes Beißen, von der Eichel bis zur Wurzel des Penis.[4] – Beim Harnen Brennen; schneidende Stiche; oder Harnabgang ohne Gefühl in den Harnwegen[4] (*Caust.*).]

Silicea, Calcarea carbonica, Acidum phosphoricum und *Alumina* sollten ebenfalls studiert werden.

Zu kurzes Zungenbändchen

Dies wird chirurgisch behandelt. Heben Sie die Zunge mit dem Finger an, setzen Sie in genügender Entfernung von der Zunge selbst die Spitze der Lanzette am Zungenbändchen an und schneiden Sie nach *auswärts, zum Zahnfleisch hin.* Auf diese Art muss es zu keiner Verletzung der Arterien unter der Zunge kommen. Sind die Zungenränder angewachsen, wie das zuweilen vorkommt, operieren Sie in analoger Weise.

Würmer, Darmparasiten

„Würmer", wie das Volk dieses Problem nennt, bilden eine der häufigsten Erkrankungen bei Kindern. Die Leute denken auch, dass ihre Kinder geheilt sind, wenn die Würmer entfernt werden. Das ist aber ein großer Fehler, denn die Kinder sind nicht in erster Linie krank, weil sie Würmer haben, sondern sie haben Würmer, weil sie krank sind.* Konsequenterweise bleiben die gewalttätigen Arzneien und Drogen und selbst die mechanischen Maßnahmen – wie Juckbohne und Zinnfeilspäne – , welche man benutzt, um die Würmer zu töten und auszutreiben, entweder völlig erfolglos oder bewirken, wenn sie ihr Ziel erreichen, noch größere Gesundheitsschäden als die Würmer selbst.

Die durch die Symptome angebotenen Heilanzeigen ermöglichen es dem homöopathischen Arzt, die Arznei für die Erkrankung des ganzen Patienten zu verordnen, welche zur Entwicklung der Würmer geführt hat. Außerdem sind die angeblichen „Würmer" in vielen Fällen nicht die Ursache der Beschwerden, oder sie sind gar nicht vorhanden. Daran erkennt man, wie wichtig es ist, für den ganzen Menschen zu verschreiben, um ihn zur Gesundheit zurückzuführen; nicht aber zu versuchen, die Würmer zu töten, wodurch man in vielen Fällen der vorhandenen Störung nur eine weitere hinzufügt.

* So wenig sich das auch die Universitätsmediziner vorstellen können – *es stimmt* und gilt für Menschen und Tiere. Ich habe im letzten Jahr eine junge Katze zu mir aufgenommen, die unter anderem Spulwürmer hatte, welche sie zuweilen auch erbrach. Unter konstitutioneller Behandlung (Katzen sind sehr differenzierte Wesen, bei welchen eine Mittelwahl fast so genau erfolgen kann wie bei einem Menschen; man muß sie nur gut beobachten) wurde der Stuhl wurmfrei – obwohl sie frei herumläuft und Kontakt zu halbwilden Katzen hat –, und das Tier ist heute (Anfang 1996, im Alter von 9 Monaten) völlig gesund. D.Ü.

Es gibt zwei Arten von Würmern bei Kindern: *Ascariden,* Spulwürmer (Lumbricoides*),* die langen runden Würmer, und *Madenwürmer (Oxyuren*),* welche vor allem das Rektum besiedeln. Daneben kommen zuweilen Fälle von *Taenia*, Bandwurm, vor, doch kommt dieser Parasit bei kleinen Kindern selten vor.

Nasen- und Ohrbohren, vergrößerter Bauch, launischer oder gefräßiger Appetit, große Reizbarkeit und nächtliche Ruhelosigkeit, ein ständiger trockener, hackender Husten usw. sind Symptome, welche den Verdacht auf das Vorhandensein von Spulwürmern erwecken können. Die Madenwürmer erzeugen ein unerträgliches, quälendes Afterjucken, speziell wenn die Kinder zu Bett gehen. Man hat vielfach auf Klistiere mit kaltem Wasser zurückgegriffen, um eine zeitweilige Erleichterung dieser Qual zu schaffen, doch wird dies unter homöopathischer Behandlung nicht nötig sein.

Man studiere mit Sorgfalt die folgenden Arzneien und gebe, in chronischen Fällen mit genügend langen Zeitabständen, dasjenige, welches durch *alle* Symptome und Zeichen des Patienten indiziert ist.

Aconitum – Wenn ein echtes synochales Fieber besteht; oder viel Jucken des Anus; Verschlimmerung in der Nacht, so dass sich dann viel Furcht zeigt, so dass das Kind sogar Angst davor hat, ins Bett zu gehen.

[– Trockene, brennende Hitze mit großem Durst auf kalte Getränke; große Qual, Aufregung und Ruhelosigkeit mit Umherwerfen.[8] – Stuhldrang; schleimige Stühle; unerträgliches nächtliches Kribbeln und Jucken am After (Madenwürmer).[10]]

Argentum nitricum – In vielen Fällen von Tänien und Madenwürmern; letztere besonders im Zusammenhang mit viel und heftigem Jucken des Anus.

[– Teile des Bandwurms gehen mit dem Stuhl ab.[10]]

Asarum europaeum – Abgang von „zotteligen“ Schleimmassen voller Madenwürmer.

* Originaltext: „... the lumbricoides, or long round worms, and the ascarides, or pin-worms.“ Im 19. Jahrhundert wurden die *Madenwürmer* als Ascariden, die heute Ascaris lumbricoides genannten *Spulwürmer* als Lumbricoides bezeichnet. Ich habe, um Verwirrung zu vermeiden, die heute gültigen Bezeichnungen dafür eingesetzt. Wer diese Änderungen der Nomenklatur nicht kennt, ist beim Benutzen alter englischsprachiger Werke in Gefahr, die Bezeichnungen misszuverstehen. D.Ü.

[– Durchfällige Stühle weißen, zähen Schleimes, mit Abgang von Madenwürmern.[3] – Überempfindlichkeit der Nerven, das Geräusch von Kratzen auf Leinen oder Seide, oder nur der Gedanke daran, ist unerträglich.[7]]

Belladonna – Unwillkürlicher Abgang von Faezes und Urin; heftiges Auffahren; Röte von Gesicht und Augen; Stöhnen; Delirium.

Calcarea carbonica – Leukophlegmatische Kinder; Jucken des Anus, was besonders gegen Abend und nachts sehr stark ist; das Mittel lässt auch Bandwürmer abgehen, wenn durch die Symptome indiziert.

[– Arges Jucken; Madenwürmer des Mastdarmes und viel Plage dadurch; Abgang derselben bei und außerhalb des Stuhles.[4] – Kribbeln im Rektum, wie von Würmern.[2] – Madenwürmer mit hartem Stuhl.[10] – Bandwurm; nach *Graph.*[10] – Besonders auch bei Kindern indiziert, die unverdauliche Dinge (Kreide, Kohle etc.) und auch Erde essen, womit sich die Würmer einnisten.[17] – Reichlicher Kopfschweiß, der das Kissen durchnässt.[8]]

Carbo vegetabilis – Wenn sich eine gereizte Zornmütigkeit entwickelt; das Kind möchte sich durch seine Zorneswallung ein „Ventil" verschaffen; es schlägt, tritt, beißt usw.; nächtliche Furcht vor Gespenstern; die Schwäche der Venen entwickelt sich zusehends.

[– Unwillkürliche zornige Aufwallungen.[2] – Abgang von Bandwürmern, Madenwürmern.[4] – Roheit und Wundwerden bei Kindern bei heißem Wetter.[10]]

China – Schmerzlose Diarrhoe; aufgetriebenes Abdomen, besonders nach jeder Mahlzeit; Tremor und Entkräftung.

Cicuta virosa – Fieber, Kolik, Konvulsionen im Zusammenhang mit den allgemeinen Symptomen von Helminthiasis.

[– Heftige Krämpfe mit eigentümlichen Verdrehungen des Oberkörpers und der Glieder; eigenartige Bewegungen; Kopf dreht oder zuckt nach einer Seite; eigenartiges Verlangen, z.B. Kohle zu essen.[7] – Jucken im Mastdarm, mit Schauder erregendem Brennschmerz nach Reiben.[4]]

Cina – Das Kind bohrt in der Nase [zupft an Nase oder Anus[10]]; ist äußerst schlecht gelaunt und durch nichts zufriedenzustellen, zumindest nicht lange. – Kurzer, hackender Husten; häufige Schluckbewegungen, als ob das Kind etwas herunterschlucken würde. – Harn wird schnell trübe; milchiger Harn. – Umherwerfen und Auffahren im Schlaf. – Oft verdrießlich, will nicht Spielen.

[– *Cina* gehört zu den führenden Arzneien gegen Würmer bzw. Auswirkungen von Wurmbefall.[17] – Wechselhafter Appetit;[17] Heißhunger, Gefräßigkeit.[3] – Zähneknirschen mit Herumwälzen und Herumwerfen im Schlaf.[10] – Zuckungen und Verdrehungen der Glieder.[3] – Das charakteristische Aussehen des *Cina*-Kindes: umschriebene Wangenröte bei Blässe des Gesichtes und kränklichem Aussehen um die Augen; dunkle Ringe um die Augen.[3,17] – Weißes und livides Aussehen um den Mund.[10] – Besonders nützlich bei Rund- und Fadenwürmern, die beträchtliches Jucken des Anus verursachen.[17] – Schmerzen um den Nabel, > durch Druck auf das Abdomen.[17] – Schmerzhaftes Winden um den Nabel, mit Schmerz beim Aufdrücken; Bohren über dem Nabel, durch Aufdrücken vergehend.[4] – Kneifen im Bauch, auch anhaltendes; schneidendes, nur nach Stuhlgang nachlassend.[4] – Wurmkrämpfe, das Kind wird der Länge nach starr.[10] – Krämpfe, das Kind wirft die Arme von Seite zu Seite; spasmodisches Ausstrecken der Füße.[10,17]]

[**Cucurbita pepo** – Ein ausgezeichnetes Mittel gegen den Bandwurm, das Kindern gefahrlos gegeben werden kann.[7] – Die [Kürbis-]Kerne werden abgebrüht und die aufgeweichten äußeren Häute abgeschält; verwendet wird dann das grüne, innere Mark [der Kerne]; für jeden Patienten sollten etwa 60 g Kerne verwendet werden, das ergibt ca. 30 g Mark, das in einem Mörser oder einem anderen Gefäß zu einer glatten Masse zerrieben wird; diese kann mit Milch oder Rahm vermischt, und gesüßt, wie Haferbrei gegessen werden; sollte morgens, nach zwölf- bis sechszehnstündiger Nüchternheit, eingenommen werden; zwei Stunden danach sollte Bibergeil (*Castoreum*) als Purgativ eingenommen werden.[7]]

[**Cuprum oxydatum nigrum** – Dieses Arzneimittel wird besonders von Dr. *Zopfy* gegen Tänien empfohlen; er führt aus, dass sich dieses Arzneimittel in seiner 60jährigen Erfahrung überaus bewährt hat, alle Arten von Würmern zu beseitigen, einschließlich Tänien und Trichinose; er empfiehlt niedrige Potenzen, im Bereich 1x, abwechselnd mit *Nux vomica*, vier- oder fünfmal täglich, über einen Zeitraum von vier bis sechs Wochen.[17]]

Digitalis – Stuhlabgang am *Abend*; enthält große Mengen an Madenwürmern.

Ferrum aceticum – Viel Jucken im Bereich des Anus und schleimige Stühle, die Madenwürmer enthalten. – Erbrechen von Speisen und Wasserausfluss aus dem Munde.

[– Erbrechen des Genossenen gleich nach dem Essen.[4] – Erbrechen von Schleim und Wasser, alle Morgen, mit Wasserausfluss aus dem Mund wie Würmerbeseigen, unter Zusammenziehen der Kehle.[4] – Helminthiasis; elendiges Aussehen; nachts Jucken des Anus.[10]]

[**Filix mas** – Der *männliche Wurmfarn* wird seit der Zeit *Galens* als Vermifugum angesehen; *Hering* sagt, dass die geeigneste Zeit, um dieses Mittel zur Austreibung von Bandwürmern zu geben, der Sommer sei, wenn die frische Wurzel erhältlich ist.[7] – Bei Verabreichung von etwa 28 g der geriebenen Wurzel am Vormittag löst sich der Bandwurm normalerweise noch am Nachmittag ab.[7] – Zu den leitenden Symptomen gehören: Blasses Gesicht mit blauen Ringen um die Augen; nagende, bohrende Schmerzen im Abdomen, < nach Süßigkeiten.[7,10] – Wurmsymptome, besonders wenn Obstipation besteht.[10] – Appetitverlust; belegte Zunge; Jucken der Nase; mürrisch und reizbar.[10] – In einer Reihe von Fällen wurde Blindheit* durch Atrophie des Sehnervs hervorgerufen. *C. S. Spencer* berichtet das Folgende* über die Wirkung durch Einnahme von Kapseln zur Wurmaustreibung, die jeweils ca. 0,6 ml des Farnöls enthielten: „ Übelkeitsgefühl; das Abdomen wurde unter kolikartigen Schmerzen aufgetrieben; die Menses erschienen bei dieser Frau bereits nach nur einer Woche erneut und hielten drei Wochen lang reichlich an; nach dem Essen war ihr sehr übel;“ als diese Symptome wieder verschwanden ging der Wurm ab und die Kapseln wurden abgesetzt.[7] – Wird besonders gegen Bandwürmer empfohlen; das Kind leidet unter Diarrhoe und Erbrechen; Jucken der Nase, blaue Ringe um die Augen etc.[17] – Die typische Wurmkolik in Verbindung mit Obstipation zeigt dieses Mittel bei Wurmbeschwerden von Kindern an.[17] – *Hering* empfiehlt dieses Arzneimittel gemeinsam mit *Kousso* (siehe dort), in der Urtinktur, gegen Bandwürmer; er empfiehlt, dass der Patient einen Tag vor Einnahme der Arznei fasten sollte und zwei Stunden nach Einnahme von einem dieser Mittel eine Gabe Castor-Öl zu sich nehmen sollte.[17]]

[**Granatum** – *Granatapfel* ist ein excellentes Vermifugum, das besonders zum Austreiben von Bandwürmern Verwendung findet.[7] – Kneifen, Stechen und Drehen, um den Nabel und im Magen.[4] – Häufige Bauchschmerzen, auch lange anhaltend; oder mit Übelkeit, Frost und Hinle-

* Diese Hinweise machen deutlich, dass auch diese Arznei, wie jede andere ebenfalls, mit Bedacht und Vorsicht zu verwenden ist; man beachte vor allem, dass es sich bei den o. g. Symptomen um Vergiftungssymptome aufgrund von materiellen Gaben, und nicht um potenzierte, handelt. Anm. d. R.

gen, auch viel mit Schwindel.[4] – Das Kind hat ständig Hunger und es besteht reichlicher Speichelfluss.[17] – Blasse blaue Ringe um die Augen; Jucken, Krabbeln, Kitzeln der Nase; Heißhunger; heftiges Verlangen nach Saurem oder Saftigem.[7] – Konvulsionen bei Kindern aufgrund von Wurmbeschwerden.[17]]

Ignatia – In vielen Fällen, bei denen sich abendliches bzw. nächtliches Jucken des Anus zeigt; das Kind ist nervös und zeigt spasmodische Beschwerden.

[– Kriebeln wie von Madenwürmern; Abgang von Madenwürmern aus dem After.[4] – Krämpfe bei Kindern aufgrund von Würmern; das Kind ist blass, kalt; starrender, unbeweglicher Blick; gelegentliche Schreie; Erbrechen der Speisen; zuvor hastiges Trinken.[10]]

Ipecacuanha – Jucken des Anus; Übelkeit und Brechwürgen.

[**Kousso** – Die Blüten von *Kousso* sind bei den Einwohnern Abessiniens ein beliebtes Mittel gegen den Bandwurm; die Anwendung in der europäischen Praxis hat zur Aufgezeichnung der wenigen beobachteten Symptome geführt, unter denen Durst, Übelkeit und Erbrechen hervorragen. (In einem Fall verursachte *Kou.* Abort!) – Als Bandwurmmittel wird es wie folgt verwendet: ca. 8 g der getrockneten Blüten werden mit etwa 120 ml kochendem, destilliertem Wasser aufgegossen; 15 Minuten ziehen lassen, den Aufguss nicht abfiltern; das Pulver wird morgens auf nüchternen Magen zusammen mit dem Aufguss eingenommen; man kann den Kräutertrank zweimal geben; vor dem Trunk, oder eine oder zwei Stunden danach, soll man ein Abführmittel geben.[7] – Eine Anmerkung von *Alexander Milne* ist hier für den Homöopathen von Bedeutung: „Obwohl *Kou.* zur Austreibung des Wurmes führt, scheint es den krankhaften Zutand, der dem Wurmbefall zugrunde liegt, nicht zu verbessern."[7] – Austreibung von Madenwürmern, toten Taenia solium und von Diphyllobothrium latum.[6] (Lebende Bandwürmer, die in einen Aufguss von *Kousso* gegeben wurden, der mit Milch vermischt war, starben nach ungefähr einer halben Stunde.[7]) – Die Entkräftung, die durch die Behandlung hervorgerufen wird, ist so groß, dass *Milne* rät, eine Gabe *Chin.* oder *Ferr.* folgen zu lassen.[7]]

Lachesis – Jucken des Anus am Morgen, oder immer dann, wenn das Kind geschlafen hat.

Lycopodium – Madenwürmer; Flatulenz, viel Rumpeln und Poltern im Abdomen; roter Sand im Urin; Jucken im Bereich des Anus.

[– Am After Jucken und Spannen, abends im Bett.[10] – Spulwürmer[4] (Askariden).]

Mercurius – Madenwürmer kriechen aus dem Anus und sind auf Perineum und Oberschenkeln zu sehen; auch nachts im Bett. – Selbst Spulwürmer entweichen leicht; Abdomen hart und aufgetrieben.

[– Madenwürmer dringen kriebelnd zum Mastdarm heraus; Abgang mehrerer großer Spulwürmer.[1] – Anhaltende Begierde auf Essen, auch nach dem Essen noch; verdaut nichts richtig und wird schwächer und schwächer.[10] – Mundgestank; am After Jucken wie von Würmern.[4]]

[**Natrium phosphoricum** – Ein ausgezeichnetes Mittel gegen Würmer und Wurmsymptome bei Kindern.[17] – In der Prüfung kam es zu Reizung der Nase und Jucken des Anus, wie durch Würmer.[7] – Hyperazidität mit saurem Erbrechen und saurem Mundgeschmack.[7] – Saures Aufstoßen; Erbrechen saurer, käsiger Massen.[7] – Magenübersäuerung bei Kindern, die mit einem Übermaß an Milch und Zucker ernährt werden.[7] – Gelbbelegte Zunge;[17] Zunge schmutzig weiß belegt, mit dunkelbrauner Mitte.[6] – Kolikartige Schmerzen bei Wurmsymptomen.[17] – Gelblichgrüne, sogenannte „gehackte" Diarrhoe.[7] – Eingeweidewürmer, Spulwürmer; Magenübersäuerung; Zupfen an der Nase; gelegentliches Schielen aufgrund der Darmreizung; Schmerzen in den Därmen; ruheloser Schlaf.[7,10]]

Nux vomica – Zupfen an der Nase; Appetitverlust; Obstipation; Schlaflosigkeit im letzten Teil der Nacht [ab 3 oder 4 Uhr früh]; Schmerzen im Abdomen.

[– Unerträgliches Jucken der Nase.[4] – Obstipation; vergeblicher Stuhldrang, mit Kneifen; Drängen und Drücken; meist Abgang von weichem Kot, wenn etwas abgeht.[4]]

Phosphorus – Jucken im After und bisweilen scharf schießende Schmerzen, nötigen das Kind zum Aufschreien; Verschlimmerung der Beschwerden gegen Abend.

[– Im After kriebelndes Stechen im Gehen; Stechen, Jucken, auch fressendes Kitzeln und Jucken, auch abends; Jucken und Kriebeln nach Gehen im Freien.[4] – Bandwurm; Madenwürmer beim Stuhlabgang.[4] – Heftig brennender Schmerz im Epigastrium, erstreckt sich hinauf bis in den Hals; (dann) erneut im Abdomen, mit Erschöpfung und Ohnmachtschwäche; Wundheit in Mund und Rachen, mit schleimigem, üblem Mundgeschmack und dick belegter Zunge; elendiger Gesichtsausdruck; Abmagerung, Neigung zu Diarrhoe; nach der Gabe von *Phosphorus* häufige Abgänge von Bandwurmsegmenten und Schleimmassen.[10] – Schleimabgang aus dem stets geöffneten After.[4]]

Pulsatilla – Erbrechen von Schleim; übler Geruch des Mundes; schleimige Entleerungen; Aufstoßen von wässriger Flüssigkeit.

Sabadilla – Jucken von Anus, Nase und Ohren; viel Bauchschmerz; schlimmer jeden vierten Tag.

[– Krabbeln, Jucken im Anus; Madenwürmer.[10] – Askariden; Tänien; Wurmfieber.[10] – Erbrechen von Würmern oder Übelkeit und Brechwürgen mit der Empfindung eines Fremdkörpers im Oesophagus.[10] – Bandwurm; mit heftigen brennend-bohrenden Schmerzen im Abdomen; Ansammlung von Speichel im Mund; Frostigkeit und große Kälteempfindlichkeit; Gefühl, als sei das Abdomen eigesunken, oder der Magen zerfressen; Brechwürgen und Geühl eines Fremdkörpers im Hals.[10] – Tänien; Gesichtsröte; einseitiger Kopfschmerz, mit Ziehen, das sich bis in die Schultern erstreckt; einseitiges konvulsivisches Umherwerfen und unwillkürliche Rotationen des Armes der selben Seite; *Sabadilla* heilte; nach Anwendung über einige Wochen Abgang von großen Bandwurmmassen und vollständige Besserung der Beschwerden.[10] – Nervöse Symptome aufgrund von Würmern oder tiefverwurzelten abdominellen Reizungen.[10] – Sehr schwierige Stühle, mit viel Brennen im Abdomen und dem Gefühl von etwas Lebendigem im Bauch.[10]]

[**Santoninum** – Dies ist eines der häufig gebrauchten Mittel zur Wurmbehandlung; die wichtigsten Symptome hierbei sind: fauler Atem, dick belegte Zunge, Ruhelosigkeit und Stöhnen in der Nacht; Zähneknirschen; Jucken der Nase; Enuresis und nächtlicher (Kitzel-) Husten; besonders zur Behandlung von Maden- und Spulwürmern; sollte in der 2. und 3. Trituration verabreicht werden; sollte keinen Kindern gegeben werden, bei denen Fieber oder Obstipation besteht.[17] – *Santoninum* war das bevorzugte Vermifugum der Alten Schule und hat zu heftigen, in ein oder zwei Fällen sogar tödlichen, Vergiftungen geführt: Konvulsionen, linksseitige Lähmung, Delirium, Erbrechen und Abführen des Stuhles waren deren Folge; es kam auch zu Erweiterung der Pupillen, visuellen Sinnestäuschungen, Kollaps, Zyanose, Dyspnoe, Ikterus;[7] dies waren Folgen der Einnahme von *materiellen* Gaben des Wurmsamens, wie sie von der alten Schule verabreicht wurden.]

Silicea – Wenn das Wurmfieber eine schleichende, chronische Form annimmt; bei skrofulösen Kindern mit großen Bäuchen und viel Kopfschweiß; Verschlimmerung der Beschwerden beim Mondwechsel; [zur Zeit des Neumondes, oder auch zur Zeit des Vollmondes[4]].

[– Kleinmütige, kälteempfindliche Kinder, die anfangen zu weinen, wenn man sie freundlich anspricht.[17] – Zu den charakteristischen Symptomen dieses Mittels gehört das Gefühl, von einem Haar auf der Zunge.[17] – Spulwurm-Abgang mit dem Stuhl.[4] – Wurmkolik: mit Obstipation oder schwieriger Stuhlentleerung; mit gelben Händen, blauen Nägeln;mit rötlichen, blutigen Stühlen; > durch Wärme.[10]]

Spigelia – Wenn das Kind auf den Nabel zeigt, als die schmerzhafteste Stelle. – Die Herztätigkeit erscheint ungewöhnlich heftig. – Sehr blasses Gesicht mit gelben Rändern um die Augen.

[– Ein ausgezeichnetes Arzneimittel für eine ganze Reihe von Wurmbeschwerden.[17] – Drücken und Krabbeln im Mastdarm und After.[4] – Übelkeit vor dem Frühstück; das Gefühl, als käme ein Wurm im Hals herauf, immer > nach Essen.[10] – Herzklopfen; Dyspnoe; widerlicher Geruch aus dem Mund.[4,17]]

Stannum – Anfälle von Bauchschmerzen, bei denen sich das Kind mit dem Bauch über harte Gegenstände legt, um Erleichterung zu erlangen; es gibt außerdem viele weitere Symptome, aber dieser Umstand stellt ein zuverlässiges Charakteristikum dar – ein *Keynote.*

Stramonium – Bauchkrämpfe und häufiges Begehren zur Stuhlentleerung. – Beim Erwachen schreckt das Kind beim Anblick von Gegenständen zurück, so als würde es sich davor fürchten, selbst wenn es sich dabei um vertraute Objekte handelt.

Sulphur – Viel Röte und Wundheit um den Anus; papulöse Hauterscheinungen; rauhe, schorfige Haut.

[– Jucken, Kriebeln, Beißen im Mastdarm, wie von Würmern; abends im Sitzen; Knurren im Mastdarm.[4]]

Teucrium – Die Beschwerden aufgrund der Madenwürmer treten jeden Tag in regelmäßigen Zeitabschnitten auf, gefolgt von nächtlicher Ruhelosigkeit.

[– Im After Kriebeln und Stechen, abends im Bett; Gefühl von Schwellung, mit kriebelndem Jucken wie von Würmern, unter großer Nachtunruhe und Umherwerfen.[4] – Ausleerung vieler Madenwürmer, mit zweimonatiger Beseitigung aller damit verbundenen Beschwerden, besonders Kriebeln am After und Appetitmangel.[4] – Ein charakteristisches Symptom ist hier der Verlust des Geruchssinns bei übelriechendem Atem.[17] – Polypen in der Nase.[4] – Dr. *Hughes* hält sehr viel von diesem Mittel und empfiehlt, es in niedrigen Potenzen oder sogar in der Urtinktur zu geben; und er fügt hinzu, dass es kaum jemals bei der Behandlung von Maden- und Spulwürmern versagte.[17]]

Urtica urens – Appetitverlust; Jucken des Anus; Jucken der Nase; nächtliche Ruhelosigkeit, *stechende, brennende Empfindung* in allen Teilen.

[– Madenwürmer, mit großer rektaler Reizung.[10] – Heftiges Jucken am Gesäß, besonders abends; veränderlicher Appetit; leichte Anfälle von Fieber.[10]]

Valeriana – Nächtliches Jucken; Muskelkrämpfe; Schlaflosigkeit.

[– Zucken und Fippern der Muskeln, hier und da.[4] – Schlaflosigkeit, unruhiger Schlaf mit verworrenen, ängstlichen Träumen; auch beim Säugling; Herumwerfen im Schlaf.[4]]

Veratrum album – Anfälle von Erbrechen und Stuhlabgängen mit kaltem Schweiß auf der Stirn und Wurmsymptomen. – Aufgrund dieser Symptome ausgewählt, hat dieses Arzneimittel Tänien ausgetrieben und heilend gewirkt.

Viola odorata – Kann gegeben werden, wenn *Cina* angezeigt schien, aber versagte.

[– Jucken des Anus, jeden Nachmittag.[10]]

Repertorium Kinder

HÄUFIGE MITTEL für Kinder – Abrot. **ACON.** ***aeth.*** Agar. Alum. **AMBR.** Ang. ***ant-c.*** **ANT-T. APIS** Arg-n. ***ars.*** Asaf. ***aur.*** Bac. **BAR-C. BELL. BOR.** ***bry.*** **CALC.** Calc-f. **CALC-P.** Calc-s. Camph. Canth. **CAPS. CARC. CAUST. CHAM.** Chel. Chin. **CIC. CINA** Clem. ***cocc.*** **COFF.** Con. **CROC.** Cupr. Dig. **DROS.** Euph. Ferr. ***ferr-p.*** Graph. ***hell.*** Hep. **HYOS.** ***ign.*** **IP. KALI-C.** ***kali-p. kreos.*** **LACH.** Laur. **LYC.** ***mag-c.*** Mag-p. **MED. MERC.** Mur-ac. ***nat-c.*** **NAT-M.** ***nux-m. nux-v.*** **OP.** Ped. **PHOS.** Ph-ac. Phyt. Plb. ***podo.*** Psor. **PULS.** ***rheum*** **RHOD.** Rhus-t. Ruta ***sabad.*** Sabin. **SAMB.** Sanic. Sec. Seneg. ***squil.*** Senn. Sep. Spig. **SIL.** ***spong.*** Stann. ***staph. stram.*** Sul-ac. **SULPH.** Teucr. **THUJ.** Thyr. **TUB.** ***verat.*** Viol-o. Viol-t. Zinc.

ABDOMEN, vergrößertes – Alum. **BAR-C. CALC.** Calc-p. Caust. Cupr. Mag-m. ***psor. sanic. sars.*** **SIL.** ***staph. sulph.***
  Abmagerung, bei – **CALC.** ***sanic. sars. sil.***
  Auftreibung – **BAR-C. CALC. CAUST.** ***cina*** Cupr. **LYC.** Sil. Staph. **SULPH.**
  Drüsenschwellungen, mit – Mez.
  hart – Calc. Sil.
    heiß, aufgetrieben – ***sil.***
  Mädchen, in der Pubertät – Calc. ***graph.*** Lach. Lyc. Sulph.
  Spannung – Sil.

ABMAGERUNG (siehe auch MARASMUS) – ***abrot.*** **ACET-AC. AETH.** Alum. Ant-c. ***apis arg-n.*** Arn. **ARS. ARS-J.** ***arum-t.*** Aur. Bac. Bar-c. ***bar-j.*** Bell. Bor. **CALC. CALC-P.** ***calc-sil. carb-v.*** Caust. Cham. Chin. Cina Coca ***coff.*** Con. ***ferr.*** Hecla Hep. ***hydr.*** **JOD.** Kali-c. Kali-j. ***kreos. lyc. mag-c.*** Med. Morg. **NAT-M.** ***nux-m. nux-v. ol-j. op.*** Petr. ***phos. plb. podo. psor. puls.*** Sanic. Sars. ***sel. sep.*** **SIL.** ***staph.*** Sul-j. ***sulph.*** Syph. Ther. Thyr. ***tub.***
  alter Mensch, sieht aus wie ein – ***arg-n., nux-v.*** Stram.
  Beine, der – Abrot.
  Cholera infantum, bei – ***ars-j.*** Coff-t. ***crot-t. manc. tab.***
    Gesicht und Hals, besonders im Bereich von – **VERAT.**
  Diarrhoe, bei – Teucr.
  Diarrhoe während Zahnung, durch – ***ars.***
  Drüsenvergrößerung, mit – Jod. Ther.
  Flaschengenährte Säuglinge – Nat-p.

Heißhunger, bei - ***abrot.*** Ars-j. ***bar-c.*** ***bar-j.*** **CALC.** ***calc-p.*** ***caust.*** ***chin.*** **CINA JOD.** ***lyc.*** ***mag-c.*** **NAT-M.** ***nux-v.*** **PETR.** Psor. ***sil.*** Sul-j. ***sulph.*** ***tub.***

Muskeln weich, mit Schwäche - ***podo.***

Rachitis, bei - **BELL.** ***kali-p.***

schnell - ***kreos.***

Sommer, bei Beschwerden im - Coff.

danach - Med.

Würmer, durch - ***cina*** ***ol-j.***

Zahnung - **ARS.**

ADENOIDE VEGETATIONEN - Agra. ***all-c.*** Alumn. ***apis*** Arum-m. Aur. ***bar-c.*** ***bar-m.*** Bell. Cadm-s. CALC. Calc-f. Calc-j. Calc-p.***carb-s.*** **CARC.** Chr-ac. Caust. ***con.*** Form. ***graph.*** Hecla Hep. Hydr. Jod. ***kali-bi.*** Kali-j. ***kali-n.*** Kali-s. Lem-m. Lyc. Lob-s. Merc. Mez. Med. Merc-c. ***merc-j-r.*** Nit-ac. ***phos.*** Phyt. Psor. ***sang-n.*** ***sulph.*** Puls. ***psor.*** **SANG.** ***sep.*** ***sil.*** Staph. Syc. **TEUCR. THUJ. TUB.**Wye. Zinc-chr.

Entfernung, nach der - ***carc.*** Kali-s.

bluten leicht - Calc. Calc-p. ***phos.*** Thuj.

linke Seite - Alumn. Apis Calc. Merc-j-r.

postnasal - ***teucr.***

rechte Seite - ***caust.*** ***kali-n.*** ***sang.***

ÄNGSTLICHE Kinder - Acon. ***ars.*** ***bor.*** Calc. Calc-p. Carc. ***cina*** ***gels.*** ***kali-c.*** ***phos.***

aufmerksam, beobachten jede Geste - Phos.

Brustbeschwerden, bei - ***calc-p.*** ***phos.***

Erwachen am Abend, beim - ***chin.***

morgens - ***chin.***

nachts - ***dros.***

Kleinkinder - ***acon.*** Ars. ***cham.*** Phos.

Schaukeln, während - **BOR.**

Wiege, wenn aus der Wiege hochgenommen - Calc. ***calc-p.*** ***bor.***

ÄRGERLICHE, ZORNIGE Kinder - Anac. ***calc-p.*** **CHAM. CINA** Hep. Nux-v. ***phos.*** ***sanic.*** ***tub.***

ALPTRÄUME bei Kindern - Achy. Acon. Bell. **CALC. CARC.** ***phos.*** ***puls.*** Ter. Tub.

Furcht, gefolgt von - ***acon.*** Alum. ***am-m.*** ***carc.*** ***chin.*** ***cocc.*** ***con.*** Hep. Lyc.

Mag-s. Mur-ac. Nat-c. Ph-ac. Sil. Sulph. Zinc.
Schreckgestalten (Monster), mit – Aloe Bell. **CALC.** ***carc.*** Hydr. Phos. Ped.

ALT aussehend; schwer zu wecken – Kreos.
wie ein alter Mann; Kopf nicht entwickelt, Glieder schlaff, Haut runzelig; hervorragende Schädelknochen während der Geburt – Op.
sieht verwelkt aus, wie ausgetrocknet – ***arg-n.***

ANFÄLLIG (schwächlich, kränklich) – Brom. ***calc-p. caust.*** Irid. ***lyc.*** Mag-c. Phos. Psor. **SIL.**

ANFASSEN, muss alle möglichen Dinge – Carc. ***cina.***

ÄNGSTLICHE KINDER (siehe auch Furcht) – Acon. ***ars. bor.*** Calc. Calc-p. ***carc. cina gels. kali-c. phos.***
Alleinsein, beim – Alco. Arg-n. **ARS.** Cadm-s. Caust. Cortico. ***dros.*** Hep. ***kal-br.*** Kali-c. ***mez.*** Nit-ac. **PHOS.** Rat. ***rhus-t.*** Sep. Tab. Zinc.
Dunkeln, im – Aeth. Calc. Carb-an Carb-v. Nat-m. **PHOS.** ***puls.*** Rhus-t. **STRAM.** Zinc.
Gewitter, während – Carc. Caust. Gels. ***lyc. nat-c.*** Nat-m. ***nit-ac.*** **PHOS.** Sep.
Säuglinge – ***acon. ars. cham.*** Phos.
Erwachen am Abend, beim – **CINA.**
morgens – ***chin.***
nachts – ***dros.***
hochgenommen, wenn aus der Wiege – Calc. ***calc-p.*** Bor.
Schaukeln, Wiegen, beim – **BOR.**

ANKLAMMERN; Kind erwacht erschreckt, erkennt niemanden und klammert sich an umstehende Personen – ***acon. ars.*** **BOR.** ***calc.*** Cham. Cina Stram.
gehalten werden, möchte – Acon. ***ars. cham.*** Gels. Kali-p. Lach. Nux-m. Nux-v. **PULS.** Sang. Sep. Stram.
Besserung dadurch – Diph. **PULS.**
greift nach anderen Personen – ***ant-t.*** Ars. ***camph.*** Op. Phos.
Krankenschwester, nach der, wenn getragen – ***ars.*** Bor. ***gels.*** Puls.
nach Umstehenden – **ANT-T.**
Hand der Mutter halten, möchte ständig die – Ars. Bac. ***bism. phos.*** Puls.

Konvulsionen, vor – **CIC.**

Personen oder Möbelstücken, an – ***bar-c.*** Bism. Bor. Coff. Gels. Phos. Stram.

Ruhelosigkeit, mit – ***ars. carb-v.***

ANUS, HAUTAUSSCHLÄGE um den (siehe auch GESÄSS) – ***agar.*** Am-c. Am-m. Ant-c. Ars. Berb. ***calc.*** Carb-an. Carb-v. Carb-s. ***caust. graph. hep.*** Ign. Kali-c. Lyc. Med. Merc. **NAT-M.** ***nat-s.*** **NIT-AC. PETR.** Sep. ***staph. sulph.*** Thuj.

Aphthöser Zustand des Anus – ***bapt. bor.*** Bry. ***kali-chl. merc. merc-c. mur-ac. nit-ac.*** Sulph. **SUL-AC.**

Bettwärme verschlechtert – ***petr.***

Bläschen – Brom. Carb-v.

brennend – Ars. Calc. ***sulph.***

geschwürig – Kali-c.

Herpes – ***berb. graph.*** Lyc. Med. ***nat-m.*** **PETR.** ***thuj.***

juckend – Ars. Cinnb. Lyc. **PETR.** Staph. Sulph.

Krusten – Berb.

Perineum – Brom. Graph. ***petr.*** Sars. ***sulph.*** Tell. Tep.

Furunkel – Ant-c.

Herpes – Kali-c. **PETR.** Tell.

Pickel – Nit-ac. Sep. Sulph. Sul-ac.

trocken – ***petr.***

Pickel – ***agar.*** Brom. Carb-v. ***cinnb.*** Kali-c. Kali-j. Nit-ac. Staph.

Pusteln – Am-m. Calc. Caust.

Quaddeln – Carb-v. Stann. ***staph. thuj.***

rot – Aloe Ars. Cham. Nat-m. ***petr.*** **SULPH.** Valer. ***zing.***

schorfe – ***petr.***

schwarz – Merc-c.

Schweiß um Anus und Perineum – Agar. ***alum.*** Bell. Carb-an. Con. ***hep.*** Kali-c. Psor. Rhus-t. Thuj.

morgens – ***thuj.***

nachts – Kali-c.

stechend – Nit-ac.

Tuberkel auf dem Perineum – ***thuj.***

WUNDHEIT – ***aesc. agar.*** Agn. All-c. Alum. Am-c. ***apis*** Arg-m. ***ars.*** Arum-t. Asc-c. Aur-m. ***bar-c. berb.*** Bufo ***calc.*** Calen. Calc-s. Carb-an. ***carb-s.*** **CARB-V. CAUST.** ***cham.*** Coloc. Ferr. ***gamb.*** Grat. **GRAPH.** Hep.

hydr. ign. Kali-ar. Kali-c. ***kreos.*** Lach. **LYC.** ***med. merc. merc-c.*** Mur-ac. Nat-a. ***nat-m. nat-p. nit-ac.*** Nux-v. ***petr.*** Phos. ***plan. podo. puls. sanic. sep.*** **SULPH.** Sumb. ***syph. thuj. tub.*** Urt-u. Zinc.

Scharfe Feuchtigkeit, durch - Carb-v. ***merc-c. thuj.*** Zinc.

Stuhl, durch den - **ALOE APIS** Ars. ***bapt.*** Coloc. ***kreos. merc.*** Mur-ac. **NIT-AC.** Nux-m. ***nux-v.*** Rheum Sang. ***sulph. tub.***

ASPHYXIA NEONATORUM - Acon. **ANT-T.** ***arn.*** Bell. **CAMPH.** Carb-v. Chin. **CUPR. LAUR.** ***op.*** Upa.

ASTHMA bei Kindern - ***acon.*** Ambr. **ANT-T. ARS.** ***carc.*** **CHAM. IP.** Kali-br. Kali-c. Kali-j. **KALI-N. KALI-S.** Lob. **MED.** ***mosch.*** **NAT-S.** Nux-v. Psor. **PHOS. PULS. SAMB.** Sanic. ***sil.*** Stram. Sulph. ***thuj.*** **TUB.** Vib.

Impfung, nach - **ANT-T.** ***sil.*** **THUJ.**

AUGENENTZÜNDUNG kleiner Kinder - **ACON.** Alumn. **APIS** ***arg-m.*** **ARG-N.** Arn. **ARS.** Arund. ***bell.*** Bor. ***bry.*** **CALC.** ***cham. dulc.*** **EUPHR.** ***hep. ign. lyc. merc. merc-c.*** **NIT-AC.** ***nux-v.*** **PULS.** ***rhus-t. sulph.*** **THUJ.**

AUTISTISCHE Kinder - ***carc.*** Cann-j. ***nat-m.*** Op. ***staph.*** Thuj.

Impfung, nach - Carc. Thuj.

BADEN, Abneigung gegen - Am-c. **SULPH.**

BEEINDRUCKBARE Kinder (siehe auch SENSITIV) - Ant-c. ***arg-n. carc.*** Con. Croc. Med. **PHOS.** Tarent. Viol-o.

BERUHIGT werden, Kind kann nicht - Ars. Calc-p. **CHAM. CINA**

getragen, nur wenn - **CHAM.**

schnell - Ars. ***cham.***

BESTRAFUNG, Beschwerden durch - Agar. ***anac. carc.*** Cham. ***ign.*** Lyc. ***nat-m. staph.***

BETTNÄSSEN - Acon. Aesc. ***aeth.*** Alum. ***am-c.*** Anac. Anan. **APIS** ***apoc. arg-m.*** **ARG-N. ARN. ARS.** ***aur.*** Aur-m. Aur-s. Bac. Bar-m. **BELL. BENZ-AC.** Bry. Cact. ***calc.*** Canth. ***Carb-s. Carb-v.*** Carc. **Caust.** ***cham.*** Chin. ***chlol.*** Cimx. ***cina*** Coca Con. ***crot-c.*** Cub. Cupr. Dulc. **EQUIS.**

*eup-pur.***FERR.** *ferr-ac.* Ferr-j. Ferr-o. *fl-ac.* **GRAPH.** *hep.* Hyos. Ign. Kali-br. Kali-c. *kali-p.* **KREOS. LAC-C.** Lac-d. *lyc.* Mag-aust. Mag-c. *mag-m.* **MAG-P.** Mag-s. *med. merc.* Mur-ac. *nat-a. nat-c.* **NAT-M.** *nat-p.* **NIT-AC.** Nux-v. *op.* Ox-ac. *petr.* Ph-ac. *phos.* Physal. *plan. podo. psor.* **PULS.** Quas. Rhus-a. **RHUS-T.** *ruta* Sabal. *sanic.* Sant. *sars.* Sec. Sel. *seneg.* **SEP. SIL.** Spig. Squil. Staph. *stram.* **SULPH.** Syc. Tab. Ter. *thuj.* **THYR.** *tub. uran. urt-u.* Uva. Verat. *verb. viol-t.* Zinc.

5 Uhr morgens, nach – Cact.

Gewohnheit, aus; wenn kein anderer Grund als die Gewohnheit besteht – **EQUIS.**

im ersten Schlaf – Benz-ac. **CAUST.** cina *kreos. ph-ac.* **SEP.**

jugendliche – *lac-c.*

Kind ist schwer zu wecken – *bell.* Chlol. **KREOS.** Thuj.

Mitternacht bis morgens – Plan.

Morgen, gegen – Am-c. Cact. Chlol. Zinc.

schwächliche Kinder – *chin.*

Spasmodische Enuresis – **ARG-M.** Bell. Canth. Caps. Cast. China Coloc. *gels.* Hyos. Ign. Lach. Lac. *nux-v.* Op. Puls. Rhus-t. Verat.

Träumen vom Urinieren, beim – *kreos. lac-c.* Lyc. Merc-j-f. *seneg. sep.* Sulph.

BRONCHITIS bei Kindern – Am-c. *ant-t. dulc.* Ferr-p. **IP. KALI-C.** Nat-a. *phos.*

chronisch – **ANT-T.** *dulc.* **IP. KALI-C.** Phos. Sil.

BULIMIE – *carc.* Ign. Jod. Nat-m. Puls. Staph.

CHOLERA INFANTUM (siehe auch DIARRHOE) – acon. **AETH.** Ant-c. Ant-t. *apis* Arg-n. *ars. bell. bism.* Bry. Cadm-s. *calc.* Calc-ac. *calc-p.* Camph. Camph-br. Canth. Carb-v. Cham. Chin. Colch. Coloc. Coloc. Corn. *crot-t.* Cuph. Cupr. Cupr-ac. *cupr-ar. dulc.* Elat. *euph-c. ferr.* Ferr-p. Graph. Grat. **GUAJ.** Hydr-ac. Indol. *ip. iris* Jatr. *jodof.* Kal-bi. Kali-br. *kreos. laur. mag-c. med.* Merc. Nat-m. *op.* Ox-ac. Passi. *phos.* Phyt. *podo. psor. puls.* Raph. *rhus-t.* Sars. *sec.* Sep. *sil. stram.* Sulph. *tab.* Thuj. *verat. zinc-m.*

Körper bleibt warm – Bism.

Opisthotonus, mit – Med.

CHOREA bei Kindern, die zu schnell wachsen – Calc-p. Phos.

CRI ENZEPHALIQUE – **APIS** Arn. Ars. Bell. ***carb-ac.*** Cic. Cupr. Dig. Dulc. ***glon. hell. hyos. kali-j. lyc.*** Merc-c. Phos. ***rhus-t.*** Sol-n. Stram. Sulph. ***zinc.***

DESTRUKTIVES VERHALTEN – Anac. ***bell.*** Cham. ***cina*** Hep. ***hyos.*** Lach. Med. ***nux-v. staph.*** **STRAM.** Tarent. **TUB.** ***verat.***

DIARRHOE bei Kindern – ***acon.*** **AETH.** ***agar.*** Agn. Apis ***arg-n.*** **ARS.** Arund. Bapt. Bar-c. Bell. ***benz-ac.*** Bism. ***bor.*** **CALC.** Chin. ***cina coloc.*** Colos. ***crot-h. dulc.*** Elat. ***ferr. form.*** Gamb. Grat. Hell. Hep. **IP.** ***iris*** Jal. Kali-br. Kreos. Laur. Lyc. Lyss. ***mag-c.*** **MAG-M.** Med. **MERC.** ***merc-c. merc-d. mez. nat-m.*** Nit-ac. Nux-m. ***nux-v.*** Olnd. Paull. ***ph-ac.*** **PHOS. PODO. PSOR.** ***puls.*** **RHEUM** Sabad. Samb. Senn. Sep. **SIL.** Stann. ***staph.*** **STRAM. SULPH.** Sul-ac. **TUB.** ***valer.*** Verat. Zinc.

Säuglinge – Arund. Calc-p. Cham. Colos.

Muttermilch, nach Trinken von – Ant-c. ***crot-t.*** Nat-c. ***nux-v.***

Milch, nach – Aeth. Ars. Bry. **CALC.** Con. Jod. ***kali-ar. kali-c.*** Lac-d. ***lyc. mag-c.*** **MAG-M. NAT-A. NAT-C.** ***nicc.*** Nit-ac. ***nux-m.*** Podo. ***sep. sil. sulph.*** Valer.

heiße Milch bessert – Chel. Crot-t.

saurer Milch, nach – ***podo.***

DOMINANZ ANDERER; Beschwerden durch – ***anac.*** **CARC.** ***ign.*** **LYC.** Med. ***nat-m.*** Sil. **STAPH.** Thuj.

DOWN SYNDROM (siehe auch IDIOTIE) – **BAR-C.** ***bar-m. calc. carc.*** Pituit. Thyr.

DÜNN und SCHWÄCHLICH – Brom. ***calc-p.*** Carc. ***caust.*** Irid. ***lyc.*** Mag-c. ***phos.*** Psor. **SIL.**

EIFERSUCHT, Beschwerden durch – ***apis*** **HYOS.** ***ign. lach.*** **NUX-V.** ***phos.*** **PULS.** Staph.

Kindern, zwischen – Ars. ***lach.*** Lyc. ***nat-m. nux-v. puls.*** Sep.

Tiere und Gegenstände, in bezug auf – **CAUST.** Hyos. Lach. Nux-v.

EIGENSINNIGE Kinder – Abrot. Am-c. ***ant-c.*** Arg-n. Ars. Arum-t. Aur. Bell. **CALC.** ***calc-p. caps.*** Carc. ***cham. chin. cina*** Hyos. Kreos. Lyc. Nux-v. Psor. Sec. ***sil.*** Syph. Tarent. Thuj. **TUB.**

Fettleibigkeit, Neigung zur – **CALC.**
Masturbation; Jungen, nach – Aur.
plagen ihre Umgebung – ***psor.***
schwerfällig (plump), widerspenstig und frierend – ***caps.***
Weinen jedoch, obwohl man sie freundlich anspricht – Sil.

EMPFINDSAME Kinder – ***acon.*** Agar. ***ant-c.*** Ant-c. Ant-t. ***bell.*** Bor. Calc. ***calc-p.*** Calc-sil. **CARC.** ***caust.*** **CHAM.** Chin. ***cina*** Coloc. Croc. Gels. **IGN.** Kali-c. ***kali-p.*** Lyc. Med. **NAT-M.** ***nux-c.*** Op. Ph-ac. **PHOS.** Plat. ***puls.*** Stann. **STAPH.** Stram. Tarent. ***teucr. tub.***

ENCEPHALITIS (siehe auch MENINGITIS) – ***acon.*** Aeth. ***apis*** Apoc. Arn Ars. Bapt. **BELL.** ***bry.*** Cadm-s. Calc. Calc.p. ***camph.*** Canth. Carb-ac. cham. Chin. Chin-s. Chr-ox. Cic. Cina ***con.*** Crot-h. ***eupr. cupr-ar.*** Dig. Gels. Glon. ***hell.*** hydr-ac. ***hyos.*** Hyper. Jod. Jodof. Kali-j. Kreos. Lach. ***merc.*** Merc-c. Merc-d. Mosch. Nux-v. ***op.*** Ox-ac. Par. ***phos.*** Phys. Plb. Puls. Rhus-t. ***sil.*** Sol-n. Stram. Sulph. ***tub.*** Verat-v. Vip. Zinc.
Schlafsucht, mit – Bor.
traumatisch – Acon. ***arn.*** Bell. ***hyper.*** Nat-s. Sil.
tuberkulös – - ***apis bac.*** Bell. Bry. ***calc. calc-p.*** Cocc. Dig. Glon. ***hell.*** Hyos. ***jod. jodof.*** Kali-j. ***lyc. merc.*** Nat-m. Op. ***sil.*** Stram. ***sulph. tub. verat-v. zinc.*** Zinc-oc.

ENTWICKLUNG, gehemmte (siehe auch ZURÜCKGEBLIEBEN) – Aeth. ***agar.*** Aur. Bac. **BAR-C.** ***bar-m.*** Bor. ***calc.*** **CALC-P. CARC.** Caust. Chin. Cupr. Des-ac. ***hell.*** Hyos. Jod. Kali-c. Kreos. Lach. Lac-d. Med. ***nat-m.*** Nep. Ph-ac. ***phos.*** Pin-s. Sep. ***sil.*** Stann. Sulfa. Sulph. ***syph.*** Thyr. ***tub.*** Vip.
Drüsen, der – Bar-c. Jod.
Knochen, der – ***calc.*** Calc-f. ***calc-p.*** Sil.
Muskeln, der – Nat-m.
Nahrungsaufnahme (Assimilation), durch gestörte – Bac. ***bar-c. calc. calc-p.*** Caust. Kreos. Lac-d. Med. Nat-m. Pin-s. ***sil.*** Thyr.

ENURESIS (siehe BETTNÄSSEN)

ERBRICHT die Muttermilch (siehe STILLZEIT)

ERKTIONEN bei Kindern – Aloe ***lach.*** Med. ***merc.*** Ph-ac. Plat. ***tub.***

EXTREMITÄTEN, Verkrümmung von – ***calc. calc-p.*** Lyc. ***sil. syph.***
Beinknochen – Am-c. Hep.

FEDERN; zupft Federn aus dem Bett – Ant-c.
Schreien, mit schrillen – ***bor. lac-c.*** **TUB.**

FEIGHEIT – ***acon.*** Agar. Anac. Arg-n. Ars. **BAR-C.** Bar-j. Bar-m. Calc. Calc-s. ***calc-sil.*** Carb-v. Caust. Cham. **GELS.** Graph. Ign. Jod. Kali-p. **LYC.** Merc. Nat-m. **OP.** Ph-ac. ***phos. puls. sil.*** Staph. ***stram.*** Thuj. ***verat.***

FESTHALTEN, möchte sich (siehe auch ANKLAMMERN) – **ARS.** ***gels.*** Kali-p. Lach. ***nux-m. nux-v. phos.*** **PULS.** ***sang. sep. stram.***

FETTLEIBIGKEIT bei Kindern – ***ant-c. bad.*** Bar-c. Hell. **CALC.** ***caps. ferr. kali-bi.*** Sac-l. Seneg.

FIEBER bei Kleinkindern – **ACON.** Ars. **BELL.** ***bry.*** **CHAM.** ***coff. ferr-p.*** **GELS.** ***ip.*** Nux-v. Stram. Sulph.
jede Nacht, bei Säuglingen – ***cina.***
Neugeborenen, bei, mit Auffahren und tetanischen Krämpfen – **CAMPH.**
Zahnung, während der; bei Hirnreizung und Neigung zu Konvulsionen – ***verat-v.***

FIEBERBLÄSCHEN an den Lippen – **APIS** Ars. Brom. ***calc-f.*** Canth. ***crot-t.*** Graph. Hyos. ***lac-c.*** Med. **NAT-M.** Phos. **RHUS-T.** Sep. Urt-u.

FINGER IN DEN MUND, Kinder stecken die – ***calc.*** Calc-ox. Calc-p. ***cham.*** **IP.** Lyc. Med. Nat-m ***sil.*** Tarent. Verat.
Ohren, bohren mit den Fingern in den – Arund. **CINA** ***psor. sil.***

FLUCHEN, SCHIMPFEN – **ANAC.** ***bell.*** Hyos. ***lyc.*** Lyss. Nit-ac. Nux-v. Plat. ***stram.*** Tarent. ***tub. verat.***

FLUOR bei kleinen Mädchen (siehe VAGINALER AUSFLUSS)

FONTANELLEN, offene – ***apis*** Apoc. **CALC. CALC-P.** ***ip. merc. puls. sep.*** **SIL.** ***syph. sulph.*** Tub. Zinc.
eingesunken – ***apis*** Calc.

hintere Fontanelle – Calc-p. Sil.
eingesunken – Mag-c.
öffnen sich wieder, nachdem bereits geschlossen – Calc-p.

FREMDE PERSONEN; Anwesenheit Fremder verschlechtert – ***ambr.*** Ant-t. **BAR-C.** ***bry.*** Bufo Carb-v. Caust. Cina Con. Lyc. Nat-m. Petr. Phos. ***sep.*** ***stram.*** Tarent. ***thuj.***
Kind hustet beim Anblick von Fremden – Ambr. ***ars.*** Bar-c. Phos.

FRÜHREIF (geistig) – **ASAR.** Calc. **CARC.** Lyc. Merc. ***phos.*** **SULPH.** ***tub.***Verat.

FURCHTSAME Kinder – **ACON.** **ARS.** **BAR-C.** ***calc.*** **CARC.** ***caust.*** **LYC.** **PHOS.**
nachts – **ACON.** Arg-m. **ARS.** ***aur-br.*** **BOR.** **CALC.** Cham. ***chlol.*** Cic. ***cina*** Cypr. ***Kali-br.*** Kali-p. **PHOS.** Scut. Sol-n. ***stram.*** Tub. Zinc.
Zahnung, während der – Kali-br.

FURCHT, vor dem Alleinsein – Act-sp. All-s. Ant-t. ***apis*** **ARG-N.** ***arist-cl.*** **ARS.** ***ars-s-f.*** Asaf. Aur-a. Bell. Bism. Brom. Bry. Bufo Cadm-s. Calc. Calc-ar. ***camph.*** Carc. ***clem.*** ***con.*** **CROT-C.** Cupr-s. Dros. ***elaps*** Gall-ac. ***gels.*** Hep. **HYOS.** Kali-ar. Kali-br. **KALI-C.** ***kali-p.*** ***lac-c.*** **LYC.** ***lyss.*** Merc. Mez. Morg. Naja Nat-c. Nit-ac. Nux-v. **PHOS.** Plb. ***puls.*** Ran-b. Rat. ***sep.*** ***stram.*** Syc. Tab Tarent. Verat. Zinc.
abends – Brom. Dros. Kali-c. Puls. Ran-b. Tab.
Dunkelheit, in der – Kali-br. **PHOS.** Rad-br. Valer.
möchte jedoch alleinsein – Con.
nachts – Arg-n. ***camph.*** ***caust.*** ***hell.*** ***med.*** **STRAM.**
Blitz, vor – Bell. Cycl. Dig. Lach. ***phos.*** Phys. Sil.
Dunkelheit, vor – ***acon.*** Aeth. Am-m. Arg-n. ***ars.*** Bapt. Bell. Brom. Calad. ***calc.*** Calc-ac. Calc-ar. Calc-p. Calc-s. ***camph.*** **CANN-I.** ***cann-s.*** ***carb-an.*** ***carb-v.*** Carc. ***caust.*** Cham. Chin-s. ***cupr.*** Gels. ***grin.*** Hyos. Kali-bi. Kali-br. ***lyc.*** ***manc.*** ***med.*** Morg. ***nat-m.*** Nux-m. Op. **PHOS.** ***puls.*** Rad. Rhus-t. Sanic. Sil. **STRAM.** ***stront-c.*** Valer. Zinc.
Gespenstern, Geistern, vor – ***acon.*** ***agar.*** ***ars.*** ***ars-s-f.*** ***bell.*** **Brom.** **Calc.** **Cann-i.** ***carb-v.*** ***caust.*** Chin. Chin-a. Clem. Cocc. Dros. ***hyos.*** ***kali-br.*** Kali-c. ***lyc.*** ***manc.*** Med. Op. ***phos.*** ***plat.*** ***puls.*** Rad. Ran-b. Rhus-t. Sep. Spong. ***stram.*** ***sulph.*** Zinc. Zinc-p.
Gewitter, vor – Bell. Bor. ***bry.*** ***calc.*** **CALC-P.** Carc. Caust. ***coloc.*** Con.

Cycl. Dig. Dys-co. Electr. ***gels.*** ***graph.*** Hep. Lach. Lyc. ***merc.*** ***nat-c.*** ***nat-m.*** ***nit-ac.*** **PHOS.** Psor. ***rhod.*** ***sep.*** Sil. **STAPH.** Stulph.

nachts - **ACON.** Arg-m. **ARS.** ***aur-br.*** **BOR.** **CALC.** Cham. ***chlol.*** Cic. ***cina*** Cypr. ***kali-br.*** Kali-p. **PHOS.** Scut. Sol-n. ***stram.*** Tub. Zinc.

FURCHT zu fallen - **BOR.** Cupr.

GEBURTSMALE (Naevi) - **ACET-AC.** Arn. Ars. ***calc.*** Calc-f. Carb-an. ***carb-v.*** **CARC.** Cund. **FL-AC.** Lach. ***lyc.*** Med. Nux-v. **PHOS.** Plat. Rad. ***sep.*** Sol. ***sulph.*** **THUJ.** Ust. Vac.

glatt - Con. Phos. Sep. Sulph.

Spinnen Naevi - Carb-v. Lach. ***plat.*** Sep. Thuj.

GEHEN LERNEN, spätes - ***agar.*** ***bar-c.*** Bell. **CALC.** **CALC-P.** **CAUST.** **NAT-M.** Nux-v. ***sanic.*** ***sil.*** SULPH.

Beine, schwache - **CALC.**

Rücken, schwacher - All-s.

unfähig zu Gehen - Mang.

GESICHTSHAARE bei Kindern - Calc. Morg. Nat-m. Ol-j. Psor. Sulph. Tarent. Thuj. Thyr. Tub.

GETRAGEN werden, Kind möchte - Acon. Acet-ac. Ant-c. Ant-t. ***ars.*** Aspar. Bell. Benz-ac. Bor. Brom. Calc. Carb-v. **CHAM.** ***chel.*** ***cina*** Coff. Coloc. Ign. Ip. Kali-c. ***kreos.*** ***lyc.*** ***Kali-c.*** Merc. Podo. Phos. **PULS.** ***rhus-t.*** Sanic. Stann. Staph. Sulph. Vac. ***verat.***

Abneigung dagegen - ***bry.*** ***coff.***

möchte ganz ruhig liegen - ***bry.***

geschaukelt, und - ***cina.***

gestreichelt werden, und - Kreos. Phos. ***puls.***

getragen und liebkost werden, möchte - Acon. Kreos. Puls.

hingelegt werden, möchte nicht - Benz-ac. Bor.

Krupp, bei - Brom.

langsam - **PULS.**

schnell - Acon. **ARS.** Bell. Brom. **CHAM.** ***cina*** Rhus-t. Verat.

Schulter, über der - ***cina*** Podo. Stann.

sitzend, aufrecht - Ant-t. ***puls.***

GEWISSENHAFT, ÜBERGENAU in Kleinigkeiten - **ARS.** ***bar-c.***

Calc. ***calc-p.*** Calc-s. ***carc.*** Cham. Hyos. **IGN.** ***lyc.*** Nat-c. ***nux-v.*** Puls. **SIL.** ***staph. sulph. thuj.*** verat.

GROBHEITEN; kann keine Grobheiten im Fernsehen etc. ansehen – ***calc. carc.*** Caust. Cic. Phos.

HAARE ZIEHEN; Verlangen, sich oder anderen an den Haaren zu ziehen – Ars. **BELL.** ***cina*** Cupr. Lach. ***lil-t.*** Med. Mez. Tarent. Tub.

HAARESCHNEIDEN, Beschwerden nach – ***bell.*** Glon. Kali-j. Phos.
Kind lehnt es ab – ***cina.***

HARNVERHALTUNG bei Kindern – ***acon.*** **APIS** ***art-v.*** Bell. ***benz-ac. calc. caust. cop. dulc.*** Eup-pur. Ferr-p. ***gels.*** Ip. ***op.***
erkältet, jedesmal wenn sich das Kind – **ACON.** Cop. ***dulc.*** Puls. Sulph.
Kind weint deshalb jede Nacht – Acon. Apis.
Neugeborenen, bei – **ACON.** ***apis arn. arz.*** Benz-ac. ***camph. canth. caust.*** Erig. Hyos. ***lyc. op.*** Puls.
Neugeborene uriniert nicht, das – Acon. Arn.

HEIMWEH, Beschwerden durch – ***caps. clem.*** Eup-pur. Hell. ***ign.*** Mag-m. **PH-AC.** Senec.
stiller, schlechter Laune, mit – Nit-ac. ***ph-ac.***
Wangenröte, mit – ***caps.***

HERNIE (Leistenhernie) – **AUR.** ***calc.*** Cina Lyc. ***nit-ac.*** Nux-v. Sil. Sulph.
links – Nux-v.
rechts – Aur. Lyc.

HYDROCELE bei Knaben – ***abrot. ars. aur. calc. calc-s. graph. kali-chl.*** **PULS. RHOD. SIL.** Sul-j. ***sulph.***
angeboren – Rhod.

HYDROCEPHALUS – Acon. Am-c. **APIS** Apoc. ***arg-n.*** Arn. ***ars. aur. bac.*** Bar-c. Bell. ***bry.*** **CALC.** *calc-p.* Canth. Carb-ac. Chin. Chin-s. *con.* Cupr-ac. Cypr. *dig. ferr.* Ferr-j. Gels. *hell. hyos.* Indg. Ip. ***jod. jodof.*** Kali-br. ***kali-j.*** Kali-p. Lach. ***lyc.*** Mag-m. ***merc. nat-m. op.*** Ph-ac. ***phos.*** Plat. Podo.

puls. Samb. **SIL.** Sol-n. ***stram. sulph.*** **TUB.** Verat. Zinc. Zinc-m.
Diarrhoe, nach - Zinc.
Gesichtskälte, mit - Agar. Arg-n. **CAMPH.** Hell. ***verat.***
Kopfschmerz, mit - Petr.
Schweiß, mit - Merc.
Sehvermögens, mit Verlust des - Apoc.

HYPERAKTIVE Kinder (siehe auch RUHELOSIGKEIT) - Anac. ***ars.*** Ars-j. Calc-p. ***cina*** Coff. **HYOS.** ***jod.*** Med. Nux-v. **STRAM.** ***tarent.*** Thuj. ***tub. verat.***

IDIOTIE - Absin. ***aeth.*** Agar. Alum. Anac. Anan Ant-c. Apis Ars. Bac. **BAR-C.** ***bar-m.*** Bell. Bell-p. ***bufo*** Calc. ***Calc-p.*** Caps. Carb-o. ***carb-s.*** Carc. Cent. Cham. Chlol. Cic. ***hell.*** **HYOS.** Lach. Lyc. Med. Merc. Morg. Mosch. Nat-m. Nux-m. Olnd. Op. Ph-ac. ***phos.*** Plb. Sarr. Sec. Stram. Sulph. Tab. Thuj. Thyr. ***tub.*** Verat.
Beissen, Verlangen zu - **BELL. STRAM.**
Kichern - Stry.
Kretinoid - Bac.
Masturbation, mit - Bufo Med. Orig.
Wut, abwechselnd mit - Aeth.

IKTERUS bei Neugeborenen - ***acon. bov.*** Cham. ***chel. chin.*** Chion. Coll. Elat. ***lyc.*** Merc. Merc-d. Myric. ***nat-s.*** Nux-v. Podo. Sep.
biliöse Stühle, dabei - Elat.

IMPFUNGEN, Beschwerden nach - ***acon. ant-t. apis ars. bell.*** Bufo ***calc.*** **CARC.** Crot-h. Echi. Graph. Hep. Kali-chl. ***kali-m.*** Lac-v. **MALAND.** ***merc.*** Merc-sul. **MEZ.** ***ped. per.*** Phos. Plan ***psor.*** Puls. Rhus-t. Sabin. Sarr. **SARS.** Sep. **SIL.** Skook. **SULPH.** Syc. **THUJ. TUB. VAC.** ***vario.***
Abszess in der Achselhöhle - **SIL.**
akute Reaktionen - Acon. Apis Arn. Bell. Calen. Cic. ***hyper. led.*** Plan. Thuj.
Asthma nach Impfungen - **ANT-T.** Carc. ***sil.*** **THUJ.**
Atrophie des rechten Armes nach Revaccination - Thuj.
Diarrhoe - ***sil.*** Thuj.
Erysipel, dunkel, dick - Crot-h.
erysipelatöse Röte - ***apis.***
Fieber, Rückenschmerzen, Kopfschmerzen - **SIL.**

Hautausschläge - Mez. Sars. Sil. Skook. Thuj.
krätzeartige, hindern das Kind am Schlaf - ***mez.*** Psor.
Husten - Ant-t. Carc. Sil. ***thuj.***
Keuchhusten, sofort danach, bei zwei skrofulösen Jungen - ***thuj.***
Imbezillität - Thuj.
Influenzaschübe - Carc. Gels.
Keratitis - Vac. Vario.
Kondylome - Thuj.
Konjunktivitis - Thuj.
Konvulsionen - **SIL.**
Kopfschmerzen - Sil. Thuj.
Pusteln, Jucken, Brennen - Psor.
Pustulöse Ausschläge - Crot-h. Thuj.
am Kopf - Sulph.
Rückenschmerzen - **SIL.**
Schlaflosigkeit - ***thuj.***
Schwellung über dem gesamten Arm, rot und entzündet - **SIL.**
Stimmverlust - Thuj.
Tuberkulose, drohende - Tub.
Übelkeit - **SIL.**

INKOORDINATION - ***agar.*** **ALUM.** Arag. Arg-n. Bell. ***calc.*** Carb-s. Caust. Chlol. Coca Cocc. **CON.** ***cupr. gels.*** Merc. ***onos. ph-ac. phos. plb. sec. stram. sulph.*** Tab. ***zinc.***

KLAGENDE Kinder - Anac. ***ant-c.*** **ARS.** Bell. ***bism.*** Bor. ***bry. bufo*** **CALC-P.** Caps. Caust. **CHAM. CINA** ***coloc.*** Hep. Hyos. Ign. ***lach. lyc.*** Mag-p. ***merc.*** **NIT-AC.** ***nux-v.*** Psor. Puls. Rheum Rhus-t. Sil. Staph. ***sulph.*** Tab. Tarent. **TUB.** ***verat.*** Zinc.

KNABEN SPIELEN MIT DEN GENITALIEN - ***acon.*** Bufo ***merc.*** Plat. ***stram. zinc.***
Husten, bei - ***zinc.***
Krämpfen, bei - ***Sec.Stram.***

KNIE; schlägt die Knie gegeneinander - Agar. Arg-m. ***arg-n.*** Bry. ***caust.***Chel. Clem. Coff. ***colch. con. glon.*** Nux-v.

KNOCHENBILDUNG, unvollkommene - ***calc.*** Calc-f. ***calc-p.*** Sil.

KONVULSIONEN bei Kindern – Absin. Acon. ***aeth.*** Agar. ***ambr. aml-n.*** Ant-t. ***apis*** Arn. Ars. **ART-V.** Asaf. **BELL.** Bry. Bufo **CALC** ***calc-p. camph.*** Canth. Caust. ***cham. chlol. cic.*** Cimic. **CINA** ***cocc. coff.*** Colch. ***crot-c. cupr. cupr-ac. cypr.*** Dol. ***gels.*** Glon. ***guare.*** **HELL.** ***hep. hydr-ac. hyos. ign. ip. kali-br.*** Kali-c. Kali-p. Kreos. ***lach.*** Laur. ***lyc. mag-p.*** Meli. Merc. Mosch. Nux-m. ***nux-v.*** **OP.** Passi. Ph-ac. Phos. Plat. Scut. Sec. ***sil. stann.*** **STRAM.** ***sulph.*** Ter. Upa. **VERAT.** ***verat-v.*** **ZINC.** ***zinc-cy.*** Zinc-s. ***zinc-valer.***

Diarrhoe, bei – Nux-m.

Fremde Personen, durch sich nähernde – Lyss. Op. Tarent.

gehalten werden bessert – Nicc.

Kleinkinder – ***art-v.*** **BELL.** Bufo ***cham. cupr.*** **Hell.** ***hydr-ac. mag-p. meli.***

Neugeborene – ***art-v. bell. cupr.*** Nux-v.

Spielen oder Lachen, durch exzessives – Coff.

Stillphase, in der; durch zornige oder erschreckte Mutter – Bufo.

Zahnung, während der – ***acon. aeth.*** Art-v. Arum-t. ***bell.*** **CALC.** ***calc-p. caust.*** **CHAM.** ***cic. cina coff. colch. cupr. cupr-ac. cypr. gels. hyos. ign. ip.*** **KALI-BR.** ***kreos. lach.*** Mag-p- ***meli.*** Merc. Mill. Nux-m. Passi. ***podo.*** Rheum. Sin-a. ***stann. stram.*** Sulph. Thyr. Verat-v. Zinc.

Speichelfluß, durch unterdrückten – ***kali-br. merc.***

KONZENTRATION ist schwierig (siehe auch LERNEN) – ***aeth.*** Am-c. **BAR-C.** ***carc.*** Graph. Lach. **MED.** Ph-ac. ***phos.*** Sil. Zinc.

kann die Aufmerksam nicht sammeln und auf ein Objekt richten – ***aesc.*** Bov. Hipp. Hyos. Ign. **MED.** ***phos.*** **SIL. SIN-N.** Verat.

Lernen, Lesen, beim – Acon. **AETH.** Agar. ***agn.*** Alum. Ambr. Ang. Asar. ***bar-c.*** Bar-m. Bell. Calc-f. Calc-sil. Carb-ac. Carb-s. Caust. Cham. Coff. Corn. ***dros.*** Fago. Ferr-j. **HELL.** Jod. Kali-bi. Kali-c. ***kali-p.*** Kali-sil. Lach. Lyc. ***med.*** Merc. Mur-ac. Nat-a. ***nat-c.*** Nat-p. **NUX-V.** Olnd. Ox-ac. ***phos.*** Pic-ac. Scut. **SIL.** Sin-a. Spig. ***staph.*** Sul-j. Sulph. ***syph.*** Tab. Zinc-p.

KOPF, großer – ***bar-c.*** Caj. ***calc. calc-p.*** Cor-r. Merc. Sil.

KOPF; kann den Kopf nicht aufrecht halten – Abrot. Cupr-m.

Suturen, offen – **CALC-P.** ***sil.***

KOORDINATION (siehe INKOORDINATION)

KRETINISMUS – Absin. ***aeth. anac.*** Arn. Bac. ***bar-c.*** Bar-m. ***bufo*** Calc-p. Bell. Ign. Jod. ***lap-a.*** Lol. Nat-c. Oxyt. Ph-ac. Plb. Sep. Sulph. ***thyr.***

LÄHMUNG bei Kindern – ***acon. aeth.*** Bung. ***caust.*** Chr-s. ***gels.*** Kali-p. Lath. Nux-v. Phos. ***plb.*** Rhus-t. Sec. Sulph. Vip.

Parese, nach – Olnd.

Zahnung, während der – Kali-p.

LÄUSE – Am-c. Ars. Lach. ***lyc. merc.*** Nit-ac. Olnd. ***psor. sabad.*** Staph. ***sulph.*** Vinc.

Kopfläuse – Am-c. Apis Ars. Bell-p. ***carb-ac.*** Lach. Led. Lyc. ***merc.*** Nit-ac. Olnd. ***psor.*** **STAPH.** Sulph. Tub. Vinc.

LANGSAMKEIT, geistige – Alum. ***anac.*** **BAR-C. CALC.** Carc. Caust. Con. Cortiso. Gels. ***graph.*** **HELL.** Hyos. Kali-bi. Kali-br. Lyc. Merc. Nat-m. ***op.*** **PH-AC. PHOS.** Puls. ***sil.*** Thuj. ***verat.*** Zinc.

LAUNENHAFTE Kinder – Calc-p. Carc. ***cham. cina*** Ign. Puls. Sac-alb.

LERNEN fällt schwer; Unvermögen zu Lernen (siehe auch KONZENTRATION) – **AGAR.** Agn. ***anac. ars.*** **BAR-C. CALC.** ***calc-p.*** **CARC.** Caste. Caust. Cham. Con. Kali-sil. **LYC.** Mag-p. Med. Nat-m Olnd. Okou. Ph-ac. ***phos.*** Rib-ac. ***sil.***

Begriffsvermögen, schwaches – Agn. ***ail.*** Alum. ***anac.*** **BAR-C.** ***bapt.*** **CARC.** Cocc. ***gels. hell.*** Kali-p. Lyc. Nat-c. ***nux-m.*** Olnd. ***op. ph-ac.*** Phos. Plb. Xero. ***zinc.***

LICHT, Verlangen nach – ***acon. am-m.*** Asar. **BELL.** ***calc.*** Cann-s. Carb-an. **GELS.** Grin. Lac-c. Nat-m. Phos. Plb. Ruta Sanic. **STRAM.** ***stront-c.*** Valer.

Besserung durch Licht – **AM-M.** Anac. ***ars. bar-c.*** **CALC. CARB-AN. CARB-V.** Coff. **PLAT.** ***staph. stram.*** **STRONT. VALER.**

LIPPEN, zupft an den – Apis ***arn.*** Ars. **ARUM-T. BRY. CINA** Cob. Con. Hell. Kali-br. ***lach.*** **NAT-M.** ***nit-ac. nux-v.*** Ph-ac. Rheum Sanic. ***stram.*** Tarent. Zinc. Zinc-m.

Oberlippe – Acon. Kali-bi.

LUNGENENTZÜNDUNG bei kleinen Kindern – ***acon.*** **ANT-T.** ***bry. ferr-p.*** **IP.** ***kali-c. lob. lyc. merc. nux-v.*** Op. **PHOS.** ***sulph.***

Beschwerden nach – ***carc. phos. tub.***

MARASMUS (siehe auch ABMAGERUNG) – ***abrot. acet-ac.*** **AETH.**

Alf. ***ant-c. apis*** Arg-n. ***ars.*** Bac. Bar-c. *bell.* **CALC.** ***calc-p.*** Caps. ***cham.*** Coca ***con.*** Ferr-m. ***hydr. jod.*** Kreos. Lac-d. ***lyc. mag-c.*** Med. **NAT-M.*****nux-m. nux-v. ol-j. op.*** Petr. Pin-s. ***podo. sars.*** **SIL.** ***sulph.*** Thyr. Tub.

Abdomen, großes – ***calc.***

alter Mann, sieht aus wie ein; Kopf nicht entwickelt, schlaffe Glieder, runzelige Haut; Schädelknochen ragten während der Geburt hervor – Op.

Aufstoßen, mit saurem; < nachts – Con.

beginnender – ***cham.***

Betätigung, Abneigung gegen; eingefallenes, runzeliges Gesicht;

Fehlernährung, durch – ***nat-m.***

Flaschenkinder – Nat-p.

Gesäßbacken abgemagert – ***nat-m.***

Gewichtsverminderung – ***hydr.***

Haar, trockenes – ***calc.***

Haut trocken und runzelig – ***calc.***

letztes Stadium – ***nuph.***

Nahrungsverwertung (Assimilation), durch Störungen bei der – Bac. ***bar-c. calc. calc-p.*** Caust. Kreos. Lac-d. Med. Nat-m. Pin-s. ***sil.*** Thyr.

Neigung zu Marasmus – Jod.

nervöse, ruhelose, schwächliche Kinder – Sul-ac.

reizbares Kind; niemand soll sich ihm nähern – ***jod.***

Schluckauf, ruckartiger, nach der Nahrungsaufnahme; mit Aufstoßen, ohne Nahrung hochzubringen- ***teucr.***

MASCULINE EIGENSCHAFTEN bei Mädchen – Carb-v. ***nat-m. sep.*** Petr. Plat.

MASERN – **ACON.** ***am-c. ant-c.*** **APIS** ***arn. ars. bell.*** **BRY.** Camph. ***carb-s. carb-v.*** Cham. ***chel.*** Chin. ***chlor. coff. cop. crot-h. dros. euph.*** **EUPHR.** ***ferr-p. gels.*** Hyos. Ign. ***ip. kali-bi.*** Kali-m. Kali-s. ***lach.*** Mag-c. **MORBILL.** Nux-v. ***phos.*** Phyt. **PULS** ***rhus-t. squil.*** Stict. ***stram.*** **SULPH.** Verat. Zinc.

Atmung erschwert, aufgrund unterdrückter Masern – **CHAM. PULS** ***zinc.***

Ausschlagsartig, an Gliedern – Cop. Rhus-t.

hämorrhagische Masern – ***crot-h.*** Ferr-p.

Husten während Masern – Coff. ***cop.*** Eup-per. Spong. Squil.

tagsüber – Cupr.

tagsüber,mit sich entwickelndem Ausschlag, wodurch Besserung entsteht – Cupr.

Konjunktivitis, mit – Euphr. Puls.
prophylaktisch – ***acon.*** Ars. Morbil. ***puls.***
vor Erscheinen des Exanthams – ***bry. puls. stram.***
zurücktretendes Exanthem – ***bry. phos. puls.*** Rhus-t.

MASERN, BESCHWERDEN NACH – Acon. Am-c. Ant-c. ***aret-t. arg-m. ars. bell.*** Bry. ***calc.*** **CAMPH.** ***carb-s.*** **CARB-V.** ***caust.*** Cham. Chin. Cina Coff. Cupr-ac. ***dros. dulc.*** Euphr. ***hell. hyos.*** Ign. ***ip. kali-c.*** Jod. ***kali-m.*** Lob. **MORBILL.** Mosch. Nux-m. Nux-v. ***phos.*** **PULS.** ***rhus-t. sep. stict.*** Stram. ***sulph.*** Zinc.

Husten – Ant-c. ***arn.*** Bry. ***calc.*** Camph. ***carb-v.*** Cham. Chel. Chin. Coff. Con. Cop. Cupr. **DROS.** Dulc. Euphr. ***eup-per.*** Gels. Hep. ***hyos.*** Ign. ***kali-c.*** Murx. ***nat-c.*** Nux-v. **PULS.** Stict. Squil. ***sulph.***

Kopfschmerzen – Bell. ***carb-v.*** Dulc. Hell. Hyos. ***puls.*** Rhus-t. ***sulph.***

Ohren, Absonderung aus den – ***bor.*** Cact. ***carb-v.*** Colch. ***crot-h. lyc.*** Merc. ***nit-ac.*** **PULS.** Sulph.

MASTOIDITIS – Aur. Calc-p. Canth. **CAPS.** Ferr-p. Hep. Lach. ***phos.*** Sil.

drohende Karies des Processus mastoideus – **AUR. CAPS.** Carb-an. ***fl-ac. hep. lach. nit-ac.*** **SIL.**

MASTURBATION bei Kindern – Bell-p. ***carc.*** Hyos. ***med.*** Orig. Plat. ***scirr.*** Stann. Staph. Thuj.

Mädchen, bei – ***med.*** Orig. Plat.

Jucken der Vulva, aufgrund von – ***calad. orig.*** Plat. Zinc.

MENINGITIS – Acon. Aeth. ***agar.*** Ail. **APIS** Apoc. Arg-n. ***arn.*** Ars. Atro. Bapt. **BELL.** ***bry. calc.*** Calc-br. ***calc-p.*** Camph. Canth. Carb-ac. Chin. Chin-s. Chr-ox. ***cic.*** Cimic. ***cina cocc.*** Crot-c. Crot-h. ***cupr. cupr-ac. cupr-m.*** Dig. Echi. ***gels. glon.*** **HELL.** ***hippoz. hydr-ac. hyos.*** Hyper. Ip. Jod. Jodof. ***kali-br.*** Kali-j. Kreos. ***lach.*** Med. ***merc.*** Merc-c. Merc-d. Mosch. ***nat-m.*** Nat-s. ***op.*** Oreo. Ox-ac. ***phos.*** Phys. ***plb. rhus-t. sil.*** Sol-n. **STRAM.** ***sulph. tub.*** Verat-v. Vip. **ZINC.** ***zinc-c. zinc-m.***

Harn, mit blassem – Bell. Hyos. Lach. Phos.

M. cerebrospinalis – Acon. Aeth. Agar. Am-c. Ant-t. **APIS** ***arg-n.*** Arn. Ars Bapt. **BELL.** Bry. Cact. Camph. Canth. ***cic.*** Cocc. Crot-h. Cupr.

Dig. **GELS.** Glon. Hell. Hydr-ac. Hyos. ***ign.*** Lyc. ***nat-m.*** **NAT-S** ***nux-v.*** **OP.** ***phos.*** Plb. ***rhus-t.*** Sol-n. Tarent. Verat. **VERAT-V.** ***zinc.***

Meningitis spinalis – ***acon.*** **APIS BELL.** ***bry. calc. cic. ciic.*** Cocc. Crot-h. Cupr. Dulc. **GELS.** ***hyos.*** Hyper. Kali-j. ***ip.*** Merc. ***nat-m. nat-s.*** Nux-v. ***op.*** Ox-ac. ***plb. rhus-t.*** Sec. Verat-v. ***zinc.***

Quecksilbermißbrauch, nach – Kali-j.

Scharlach oder Masern, bei; wenn das Exanthem nicht herauskommt – Dulc.

Otorrhoe, durch unterdrückte – Stram.

MIKTION, schmerzhafte, das Kind weint – **CANTH. BOR.** Lach. **LYC.** ***nux-v.*** **SARS.** Staph.

Genitalien, faßt sich an die Genitalien und schreit auf – **ACON.** Merc.

Harndrang, während – ***bor.*** Sars.

nachts, plötzlich; Kind erwacht und kann das Bett nicht schnell genug verlassen – Kreos.

springt auf und nieder – ***petros.***

MILCH, Abneigung gegen – **AETH.** Alum-p. Am-c. Ammc. ***ant-t. arn.*** Ars. Bell. Bov. ***bry. cact.*** Calad. ***calc. calc-s.*** Calc-sil. Carb-s. ***carb-v. carc.*** Chin. ***cina*** Con. Convo-s. Elaps. Ferr. Ferr-p. ***guaj.*** Guare. ***ign.*** Jod. Kali-j. **LAC-D.** Lach. ***lec.*** Mag-c. ***mag-m.*** Merc. ***mez.*** **NAT-C.** ***nat-m.*** Nat-p. ***nat-s.*** Nicot. Nit-ac. Nux-m. Nux-v. Ol-j. Past. Pers. ***phos.*** Podo. ***puls.*** Rheum Rhus-t. ***sep. sil.*** Stann. **STAPH.** Sul-ac. ***sulph.*** Tub.

gekochte – ***phos.***

Geruch von Milch, gegen den – Bell.

morgens – Puls.

Sauermilch, Yoghurt – ***nat-s.***

MILCH, Verlangen nach – Anac. ***apis*** Aran. ***ars. asar. aur.*** Aur-a. Aur-s. Bapt. Bor. Bov. ***bry. calc.*** Calc-sil. ***carc. chel. elaps*** Kali-j. ***lac-c.*** Lach. lact. ***lycps.*** Mag-c. Mang. ***merc. nat-m. nux-v. phel. ph-ac. phos.*** **RHUS-T. SABAD.** ***sabal*** Sabin. Sanic. ***sil. staph. stront-c.*** Sulph. **TUB.** ***verat. vip.***

gekochte – Abrot. Nat-s.

heiße – ***calc.*** Chel. Graph. Hyper.

kalte – ***apis*** Calc. Calc-p. Phel. ***ph-ac. phos. rhus-t.*** Sabad. Sanic. Staph. **TUB.**

saure – Ant-t. Man. Mang. Nat-s.
warme – Calc. Chel. ***bry.***

MUMPS – ***acon.*** Ail. ***am-c.*** Ant-t. Anthr. ***ars.*** ***arum-t.*** ***aur.*** Aur-m. **BAR-C.** ***bar-m.*** **BELL.** ***brom.*** ***calc.*** ***carb-an.*** **CARB-V.** ***cham.*** **CIST.** Cocc. ***con.*** ***crot-h.*** Dor. Dulc. Euphr. ***ferr-p.*** ***hep.*** Hippoz. **JAB.** Kali-ar. ***kali-bi.*** ***kali-c.*** Kali-m. Kali-p. ***lach.*** ***lyc.*** Mag-p. **MERC.** Merc-j-f. Merc-j-r. ***nat-m.*** Petr. ***phos.*** Phyt. ***piloc.*** **PULS.** ***rhus-t.*** Sars. ***sil.*** Sul-j. Sulph. Trif-p. Trif-r.
Eiterung, mit – **ARS.** **BROM.** ***bry.*** **CALC.** ***con.*** **HEP.** ***lach.*** **MERC.** ***nat-m.*** ***phos.*** **RHUS-T.** **SIL.** Sul-ac.
gangränös – Anthr.
links – **BROM.** ***lach.*** **RHUS-T.** Con. Sul-ac.
Metastasierung zum Gehirn – Apis Bell. Hyos.
Mammae, zu den – Carb-v. Con. Piloc. **PULS.**
Testes, zu den – ***abrot.*** ***ars.*** ***carb-v.*** ***clem.*** ***ham.*** Jab. Nat-m. **PULS.** Rhus-t.
persistierend – Bar-ac. Bar-c. ***con.*** ***jod.*** Sil.
prophylaktisch – Trif-r.
rechts – ***bar-m.*** ***calc.*** ***kali-bi.*** ***kali-c.*** **MERC.**
dann links – **LYC.**
Scharlach, bei – ***calc.***

MUNDFÄULE – Arum-t. **BOR.** Jod. Lac-c. ***kali-chl.*** **MERC.** Merc-cy. Mur-ac. **NAT-M.** Nit-ac. Sang. Sulph. **SUL-AC.** Syph. Thuj.

MUTTERMILCH, Abneigung gegen die (siehe auch STILLZEIT), – Ant-c. Ant-t. ***bor.*** ***calc.*** **CALC-P.** Cham. ***cina*** Lach. ***merc.*** Nat-c. Rheum **SIL.** Stann. Stram.

MYELITIS – Acon. ***alum-m.*** Agar. ***apis*** ***ars.*** Bar-m. ***bell.*** ***benz-ac.*** Calc. Camph. Canth. Caust. Cedr. Cic. Cocc Colch. crot-h. ***dulc.*** **GELS.** Hyos. Kali-j. ***lach.*** Lath. Lyc. Merc. Nat-m. ***nat-s.*** ***nux-v.*** **OP.** Ox-ac. ***par.*** **PHOS.** Phys. ***pic-ac.*** Plb. Rhus-t. Sec. Sil. Stry-p. Sulph. Tarent.
chronisch – ***ars.*** ***crot-h.*** Lath. ***ox-ac.*** ***plb.*** Stry. Thal.
Erstickungsgefühl, schlimmer im warmen Zimmer – **APIS** Op.
Hautausschläge; wenn Hautausschläge nicht herauskommen – Bry. Dulc.

NABEL; Absonderung aus dem – ***Abrot.*** ***Calc.*** ***Calc-p.*** ***Kali-c.*** Lyc. ***Nat-m.*** Nux-m. Stann.

Blutung aus dem, bei Neugeborenen – Abrot. ***calc-p.*** Phos.
blutige Flüssigkeit – Abrot. ***Calc. Calc-p. Nux-m.*** Phos.
eingezogen – Acon. ***Alum.*** Bar-c. Calc-p. Carb-s. ***Chel.*** Grat. Kali-c. – Mosch. Nat-c. **PLB.** Podo. Ran-b. Tab. Ter. Zinc-s.
Bücken, beim – Tab.
Liegen, im – Ter.
morgens – Acon.
Sitzen, im – Kali-c.
Stuhlgang, vor – Crot-t.
Entzündung – Kali-n.
Geschwüre um den Nabel – ***aesc.*** Apis ***ars.*** **CALC.** Lach. Lyc. ***Nux-m.*** Petr. Rhus-t. Sep. Sil. Sulf. Thuj.
Granulationen, überstehende – **CALC.**
hart – Bry. Plb. Rhus-t.
Hernie – ***calc. lach nux-m.*** **NUX-V.** Op.
Schwellung – Bry Caust. Plb. Prun. Ptel. Puls. Sep.
vorgewölbt – Calc. Con. Lyc. Nat-m. Sulf. Sulf-ac.
Wucherung, feuchte – ***calc.***

NÄGELBEISSEN – ***acon.*** Ant-t. ***am-br.*** Arn. Ars. **ARUM-T.** ***bar-c.*** Brom. Calc. ***carc.*** **CINA** Hura. ***hyos. Lyc.*** Lyss. Mag-c. ***med. nat-m.*** Nit-ac. Phos. Plb. Sanic. Senec. ***sil.*** Staph. Stram. ***sulph. verat.***

NASENBLUTEN bei Kindern – Bell. Calc. Chin-s. ***croc.*** **FERR. FERR-P.** ***ham.*** Merc. Nat-n. **PHOS.** ***sil. ter.***

NIEDERGESCHLAGENHEIT bei Kindern – Abrot. ***ars.*** Aur. ***calc.*** Carc. Caust. ***lach.*** Lyc. **NAT-M.** Rhus-t. Sulph.

OBSTIPATION bei Kindern – Acon. ***aesc.*** **ALUM.** ***ant-c.*** Apis Bell. **BRY. CALC.** Caust. ***cham. coll.*** Croc. ***graph. hep. hydr.*** Hydr-ac. Kreos. **LYC.** ***mag-m.*** Meph. ***nat-m. nit-ac.*** **NUX-V.** Nyct. **OP.** ***parat. plat. plb.*** Podo. ***psor.*** Sanic. ***sep. sil.*** Sulph. Verat.
Flaschennahrung, durch künstliche – Alum. Calc. Nux-v. Op.
Kleinkinder – Aesc. ***alum.*** Bry. ***calc.*** Caust. Coll. Lyc. Mag-m. ***nux-v. op.*** Plb. Psor. Sel. Sep. Verat.
Neugeborene – Alum. ***calc.*** Caust. Med. **NUX-V. OP.** ***sulph.*** Verat. ***zinc.***

ÖDEME bei Neugeborenen – ***apis*** Carb-v. Coffin. Dig. Lach. Sec.

OHREN, Entzündung, innen - *acon.* Arund. ***bar-c. bar-m.*** **BELL.** Bor. Bov. Bry. ***cact.*** **CALC. CALC-S.** Canth. ***caps.*** Carb-s. Carb-v. ***caust.*** **CHAM.** Cur. ***con.*** Ferr-p. **GRAPH. HEP.** ***kali-bi. kali-c. kali-chl. kali-j.*** Kin. ***lach.*** Led. **LYC.** ***mag-c.*** Mag-m. **MERC.** ***merc-c.*** Mez. ***nat-s. nit-ac. petr.*** Phos. ***pic-ac. psor. puls. rhus-t. sang.*** Sep. ***sil.*** Spig. **SULPH.** Ter. Ther. ***thuj.*** Verb. Verat-v. Zinc.

Mittelohrentzündung - ***apis arn. bar-c.*** **BELL.** ***bor.*** **CALC. CALC-S.** ***caps. carb-v. caust.*** **CHAM.** Cur. ***dulc. ferr-p.*** Gels. **HEP.** Hydr. **KALI-BI.** ***kali-c. kali-chl. kali-j.*** **LYC. MERC. MERC-D.** ***nat-c. nat-m. psor.*** **PULS.** Rhus-t. **SIL. SULPH.** ***tell. thuj.*** Tub. Zinc.

chronisch - Calc. Calc-f. ***carc.*** Caust. Cham. Hep. **MERC.** ***merc-d. psor. puls. sil.*** Thuj.

Absonderung, mit - Caust. ***sil.*** Tub.

OHREN, rote - ***sulph.***

bohrt mit den Fingern in den Ohren - Arund. **CINA** ***psor. sil.***

OHRENBESCHWERDEN, chronische - Bell. Calc. Calc-p. Caust. ***cham. hep.*** Kali-m. Lyc. ***merc.*** Phos. ***puls.*** Sil. Thuj. ***zinc.***

PAROTITIS EPIDEMICA (siehe MUMPS)

PHIMOSE - Acon. Apis ***arn.*** Bell. Calad. ***calc. cann-s. canth. cinnb.*** Coloc. Cycl. ***dig.*** Euphr. ***ham. hep.*** Jac. ***lyc.*** **MERC.** Nat-m. **NIT-AC.** Ph-ac. ***rhus-t.*** Sabad. Sabin. Sep. ***sulph.*** Sumb. Thuj.

Eiterung, mit - ***caps. cinnb. hep. merc. nit-ac.***

Paraphimose - Bell. ***coloc.*** Kali-j. ***lach.*** **MERC.** ***merc-c.*** Nat-m. **NIT-AC.** ***rhus-t.*** Sep. Thuj.

Gangrän, drohende - ***ars.*** Canth. ***cinnb. lach. merc-j-r.***

Schwellung der Eichel, ausgedehnte - ***kali-j.***

POLIOMYELITIS - ***acon.*** Aeth. Alum. Arg-n. Arn. Ars. Bell. ***bung. calc.*** Carb-ac. ***caust.*** Chin-a. Chr-s. Cur. Dulc. Ferr-j. Ferr-p. **GELS.** Hydr-ac. Hydrph. Hyos. Kali-j. Kali-p. Karw-h. Kreos. Lach. **LATH.** Merc. Nux-v. Phos. Phys. ***plb.*** Plb-j. ***rhus-t.*** Sec. Stry-p. Sulph. Verat. Verat-v.

Diaphragma,mit Lähmung des - Cupr. Op. Sil.

neuralgischen Schmerzen, nach vorangehenden - Rhus-t.

POLYPEN (siehe ADENOIDE VEGETATIONEN)

PUBERTÄT, Beschwerden in der - ***acon.*** Agar. ***ant-c.*** Apoc. Aur. Bell. ***calc. calc-p.*** Caust. Cimic. Croc. Cupr Ferr. ***ferr-p.*** **GELS.** ***graph.*** Guaj. Hell. Helon. Ign. Jod. ***jug-r.*** Kali-br. ***Kali-c.*** Kali-p. ***lach.*** Mag-p. Mill. ***nat-m. ph-ac.*** **PHOS.** Plat. **PULS.** ***senec.*** Sep. Sil. Stram. Ther. Verat. Viol-o.

Chlorose mit Verlangen nach unverdaulichen Dingen- Alum.

Frühreif, Anämie, exzessive Muskelschwäche - **PHOS.**

Geistige Affektionen während der Pubertät - Ant-c. Hell. ***ign.*** Manc. ***nat-m. puls. sep.***

Mädchen, bei - ***aur. bar-c. bell. calc-p. ferr.*** Fil. Ign. **LACH.** Nat-m. ***phos. puls.*** **SEP.**

Herzklopfen, nervöses - ***puls.***

Melancholie - ***hell.*** Nat-m.

schlank, hochgewachsen; Nasenbluten - ***phos.***

verzögerte Pubertät; milde Gemütsart - ***puls.***

RACHITIS - Am-c. Arg-m. Ars. **ASAF.** Bar-c. ***bell.*** Bufo **CALC. CALC-P.** Caust. Cic. Con. ***ferr. ferr-j.*** Ferr-m. Ferr-p. ***guij.*** Hecla Hed. ***hep. ip.*** Iris Jod. ***kali-j.*** Lac-c. ***lyc. mag-m.*** **MERC.** Mez. ***nit-ac.*** Nux-m. ***ol-j.*** Op. Petr. ***ph-ac.*** **PHOS.** Plb. ***psor. puls.*** Rhod. ***rhus-t.*** Ruta Sacch. Sanic. ***sep.*** **SIL.** ***staph. sulph.*** Tarent. Ther. Thuj. Tub.

Appetit, gieriger - ***ol-j.***

Beine, gekrümmte - **CALC. CALC-P.**

Bronchialbeschwerden - ***sil.***

Kopf empfindlich; Otitis - ***kali-j.***

REIZBARE Kinder - Abrot. Ant-c. Ant-t. Ars. Benz-ac. Bor. Bry. ***calc-p. carc.*** Caust. **CHAM.** ***chin.*** **CINA** Cupr. Dulc. Gels. Graph. Ip. ***jod.*** Kali-br. Kali-p. Kreos. Lac-c. Lyc. **MAG-C.** Phos. Puls. Rheum Rumx. Sanic. Sep. ***sil. staph. tub.*** Zinc.

krank, wenn - ***cham. lyc.***

schlaflos, tag und nacht - ***psor.***

mürrisch; abends gehts jedoch gut - **LYC.**

mürrisch am Abend; sonst geht es gut - ***jal.***

schreit, wenn es berührt wird - **ANT-T.**

schubst die Krankenschwester weg - Lyc.

RELIGIÖSE AFFEKTIONEN bei Kindern - ***ars. calc.*** Carc. ***lach. stram. sulph.***

RHEUMATISCHES FIEBER – Acon. Bell. Kalm. Rhus-t.

RUHELOSIGKEIT (siehe auch HYPERAKTIVITÄT) – Absin. Ambr. ***anac.*** Ant-t. ***arg-n.*** **ARS.** Bor. Bufo Calc-br. ***carc. cham.*** Cina Cypr. Hyos. Ign. Ip. ***jal.*** Kali-c. Mag-c. **MED. MERC.** Rheum **RHUS-T.** Sulph. ***tarent. tub.*** Verat. Zinc.

Babies, bei – Ars. Kali-p. Sil.

Hautausschlägen, bei – ***psor.***

nachts – Acon. Ars. Kali-c.

doch morgens munter und lebhaft – ***psor.***

umhergetragen werden bessert – Ant-t. Ars. ***cham.*** Cina Kali-c.

umherschweifen, umhergehen – Bell. Bry. Nux-v.

Zahnung, während – **RHEUM.**

SAURER Geruch – ***calc. hep. mag-c.*** **RHEUM** Sul-ac.

Geschrei, mit viel – Rheum.

gewaschen, obwohl sorgfältig – Sul-ac.

SCHAMLOSES Verhalten bei Kindern – Hyos. Med. Plat. ***tub.***

SCHARLACH – Acon. **AIL. AM-C. APIS** ***arg-n.*** Arn. ***ars. arum-t.*** Bar-c. **BELL.** ***bry. calc.*** Canth. ***carb-ac. carb-v. cham*** Chin. ***crot-h. cupr. echi. gels.*** Hep. ***hyos.*** Ip. **LACH. LYC. MERC.** Mur-ac. **NIT-AC.** Nux-m. ***ph-ac. phos.*** Phyt. **RHUS-T.** Sec. ***stram. sulph. ter. zinc.***

Flecken, in größeren – ***ail.***

gangränös – ***ail.*** **AM-C.** ***ars.*** **CARB-AC.** ***lach. phos.***

glatt – ***am-c.*** **BELL.** Euphr. Hyos. Merc.

zurücktretend – ***am-c. phos. sulph.*** **ZINC.**

SCHARLACH, Beschwerden nach – **AM-C. AM-M.** Aur. Bar-c. **BELL.** ***bry. calc. carb-ac. carb-v.*** **CHAM.** Dulc. Euph. ***hep.*** Hyos. ***lach.*** Lyc. ***merc.*** Nit-ac. Petros. Phos. Rhus-t. ***sulph.***

Drüsen, Schwellung der – **BAR-C.**

Kopfschmerzen – Am-c. Bell. ***bry.*** Carb-v. Cham. Dulc. Hell. Hep. Lach. ***merc.*** Rhus-t.

Ohren, Absonderung aus den – ***apis asar. aur. bar-m. bor.*** Brom. Calc-s. **CARB-V.** ***crot-h. graph. hep. kali-bi.*** **LYC.** ***merc. nit-ac.*** **PSOR.** ***puls. sulph.*** **TELL.** ***verb.***

SCHLAFFHEIT – CALC

dünn – **CALC-P.**

SCHLAFLOSIGKEIT bei Kindern – ***absin. acon. ars.*** Arund. ***bell.*** Calc. **CARC. CHAM.** ***cina*** **COFF.** ***cypr.*** Hyos. ***kali-br. mag-m.*** Passi. Phos. ***puls. stict.*** Sulph. Tub.

geschaukelt, Kind muß gewiegt, geschaukelt werden – ***carc.*** Cham. Cina ***stict.***

getragen werden, Kind muß – Cham. Puls.

Lachen, mit – Cypr.

liebkost werden, Kind muß – ***kreos.***

nervös; während des Hustens – Stict.

Spielen; möchte Spielen und lacht – ***cypr.***

unzufrieden die ganze Nacht, am nächsten Tag lebhaft und munter – ***psor.***

SCHLAGEN bei Kindern – **CHAM.** Chel. **CINA** Cur. Lyc. ***tub.***

SCHMUTZIGE Kinder – **AM-C.** Bor. Calc-s. ***caps. crot-h.*** Med. Merc. ***nux-v.*** Petr. ***plat.*** **PSOR.** Sil. ***staph.*** **SULPH.** Verat.

Haut, schmutzige – Am-c. Ars. Lyx. Nux-v. ***psor. sulph.***

Urinieren und Defäkieren überall hin – ***sep.*** Sil. Sulph.

SCHNIPPISCH – ***calc-p.*** **CHAM. CINA** Lil-t. ***nux-v. sep.***

SCHRECK, Beschwerden durch, bei sehr erregbaren, nervösen Kindern – Acon. ***arg-n.*** Carc. Coff. Gels. Hyosin. ***ign.*** Op. Phos.

SCHREIEN bei Kindern – Aeth. Ail. Anac. ***apis*** Bell. Benz-ac. **BOR.** Calc. ***calc-p.*** Camph. Carc. Caste. **CHAM.** ***cina*** Coff. Cupr. Dor. Dulc. ***glon. bell. ign.*** Ip. ***jal.*** Kali-br. ***kali-p. kreos.*** **LAC-C.** Lyc. Mag-c. ***nux-v.*** Puls. ***rheum senn.*** Sil. Stram. Syph. **TUB.**

abends – ***cham.*** **CINA** Cinnm. Zinc.

angefaßt, wenn – Ant-t.

angesprochen, wenn – Sil.

Erwachen, beim – Alum. Apis Arn. Ars. ***bry.*** Caps. ***cham. cina*** Con. Gels. Guaj. ***hydr-ac. hyos. ign. kali-br. kali-p.*** Kali-s. ***lyc. mag-c.*** Meny. Phos. Ruta Sep. Sil. Stram. Sulph. **ZINC.**

Kolik, bei – **CHAM.** Mag-p. ***nux-v.***

Miktion, vor der – Sars.

nachts – ***cham. chlol.*** Jal. ***kali-p. lac-c.***

doch tagsüber lebhaft und spielend – Psor.

Schlaf, im – **APIS** ***arn.*** Bell. Bor. ***calc-p.*** Caste. ***ign.*** Inul. ***Lyc. Psor.***

PULS. SULPH. ***tub.***
Träume, durch - Acon. Tub.
Schmerzen, bei - **ACON.** ***ars.*** **BELL.** ***bry.*** **CACT. CHAM.** Cic. **COFF. COLOC.** Gels. Kali-n. Mag-c. Mag-m. Mag-p. Op. **PLAT.** Plb. Podo. Puls. Sep.
Stillen, beim - Bor.
Stuhlgang, während - ***kreos.*** **RHEUM.**
Stuhldrang, bei - **RHEUM.**
Tag und Nacht - Calc. Rheum.
Trost verschlechtert - Bell. Cham. Ign.
Weinen, und - ***cham.*** Ign. Nux-v.

SCHÜCHTERNHEIT (siehe auch VERSTECKEN) - Aloe ***ambr.*** Anac. Arg-n. Ars-s-f. Aur. ***bar-c.*** Bar-s. Bell. ***calc.*** Calc-s. Calc-sil. ***carb-an.*** Carb-v. Caust. ***chin.*** **COCA** Con. Coff. ***cupr.*** Graph. Hyos. ***ign.*** Jod. Kali-bi. ***kali-p.*** Lil-t. Manc. Mang. Meli. Merc. Mez. ***nat-c.*** Nat-p. Nit-ac. Nux-v. ***petr.*** Phos. **PULS.** Sil. ***staph. stram. sulph.*** Tab. Tarent. ***zinc.***
schaut durch seine Finger - Bar-c.

SCHÜCHTERNHEIT bei Schulkindern - Carc. Lyc. Puls. Sil.

SCHULMÄDCHEN, Kopfschmerz bei - Acon. Bell. ***calc.*** **CALC-P.** Kali-p. ***lac-c.*** Mag-p. ***nat-m. nux-v.*** **PH-AC.** ***puls.*** Tarent.

SCHWÄCHLICHE Kinder - Ars. Bar-c. Bell. Calc. Carb-v. ***carc.*** Cham. ***cina*** Ferr-p. Kali-c. Lach. ***lyc.*** Med. Nux-v. **SIL.** ***sulph.*** Thuj. Tub.
erregbar - **COFF.** Phos.
Kopf gut entwickelt, doch kleiner, schwacher Körper - Lyc.
kränklich, anfällig - Cina Sil. ***staph. thuj.***
Ursache, ohne ersichtliche - Sul-ac.
Wachstum, nach schnellem - Calc-p. Hipp. Ph-ac.
zart, zerbrechlich - Calc-p. ***caust. phos. sil.***

SEBORRHOE - ***am-m. ars.*** Bry. Bufo Calc. Chin. Graph. ***jod.*** Kali-br. Kali-c. Kali-s. Lyc. Merc. Mez. Nat-m. Phos. ***plb.*** Psor. Raph. Rhus-t. Sars. Sel. Sep. Staph. Sulph. Thuj. ***vinc.***

SELBSTVERTRAUEN, Mangel an - ***anac.*** Arg-n. Ars. Aur. **BAR-C.** ***calc.*** **CALC-F.** Calc-p. Calc-sil. Carb-v. **CARC.** Caust. Gels. Hyos. Ign.

kali-p. Kali-s. ***lac-c.*** Lach. **LYC.** ***med.*** Merc. Nat-c. **NAT-M.** Nat-s. Nit-ac. Phos. ***psor.*** ***puls.*** Sant. **SIL.** **STAPH.** Stram. Syph. ***thuj.*** Verat.

SPIELEN und Traurigkeit wechseln sich ab – Psor.

Abneigung gegen – ***bar-c.*** Bar-m. Carc. ***cina*** ***hep.*** ***lyc.*** Nat-m. **RHEUM** ***sulph.***

Sitzt in der Ecke und spielt – Bar-c. Bar-m. Calc.

Unfähigkeit zu – Merc. Nat-m. Sulph.

Verlangen zu – ***con.*** Tarent.

Gras, im – Elaps.

nachts – Cypr. ***med.***

Verstecken spielen – Bell.

SPINA BIFIDA – Arn. Ars. Asaf. Bar-c. Bry. ***calc.*** ***calc-p.*** ***calc-s.*** Carb-v. Dulc. Graph. Hep. Lach. Lyc. Merc. Mez. Nit-ac. Phos. ***psor.*** Ruta **SIL.** Staph. Sulph. Syph. Tub.

SPRECHEN LERNEN, langsames – **AGAR.** ***bar-c.*** Bell. Bor. ***calc.*** Calc-p. Caust. Med. **NAT-M.** Nux-m. Ph-ac. Phos. Sanic. Sil. Sulph.

SPRINGEN; über Stühle, Tische, Öfen – ***bell.***

abends – **CINA.**

springt plötzlich auf und schreit schrecklich – Nat-c. Sulph.

STILLZEIT, Beschwerden der Kinder während der – Acon. Agn. ***ars.*** ***bell.*** **BOR.** ***bry.*** **CALC.** **CALC-P.** Carb-an. Carb-v. **CHAM.** Chel. ***chin.*** ***cina*** Con. Crot-t. ***dulc.*** Ferr. Graph. ***ign.*** ***ip.*** Jod. Kali-c. Lach. Lyc. ***mag-c.*** Merc. Nat-c. Nat-m. **NAT-P.** ***nux-v.*** Phel. ***ph-ac.*** Phos. Phyt. **PULS.** Rheum ***rhus-t.*** Samb. Sec. Sel. **SEP.** Sil. Spig. ***squil.*** Stann. ***staph.*** Stann. ***Staph.*** Stram. ***sulph.*** Zinc.

Abstillen des Kindes, beim – **BELL.** Carb-an. ***cham.*** Frag-v. Lac-c. Lac-d. **PULS.** Urt-u. Vinc.

erbricht die Muttermilch – Acet-ac. Aeth. ***ant-c.*** Calc. Calc-p. ***nat-c.*** ***ph-ac.*** ***sanic.*** **SIL.** ***valer.***

Muttermilch verschlechtert – Acet-ac. Ant-c. ***bor.*** Calc. **CALC-P.** ***cina*** Lach. ***merc.*** ***nat-c.*** ***ph-ac.*** ***sanic.*** **SIL.** Stann. ***valer.***

weist die Muttermilch zurück – ***acet-ac.*** ***bor.*** ***calc.*** **CALC-P.** Cina Lach. Mag-c. ***merc.*** ***ph-ac.*** Rheum Sabal. **SIL.** Stann. Sulph.

TRÄGHEIT **ARG-N. BAR-C.** Bar-m. **CALC. CALC-P.** Carb-s. Jod. ***lyc. med.*** Merc. ***sil.*** **SULPH.** Zinc.

TRETEN, Kinder die – ***bell.*** Carb-v. ***cham.*** Cina ***lyc.*** Nux-v. Prot. ***stram.*** Stry. Tarent. Verat-v.

Beinen, mit den – Ign.
mürrisch, tritt und schimpft beim Erwachen – Lyc.
Schlaf, im – **BELL.** Cina Nat-c. Phos. ***sulph.***
steif; wird steif und tritt, wenn getragen – ***cham.*** Cina.
Wurmbeschwerden, bei – ***carb-v.*** Cina.

TUBENKATARRH – Alf. Alum. Ars-j. **ASAR.** Bar-m. **CALC.** Calc-s. Caps. ***caust.*** Cench. Con. Ferr-j. Ferr-p. Gels. Graph. Hep. ***hydr. jod. kali-bi. kali-chl. kali-j.*** **KALI-M. KALI-S.** Kali-sil. Lach. Lob. ***mang.*** Menthol. ***merc.*** **MERC-D.** Merc-sul. ***nat-m. nit-ac.*** **PETR.** ***phos.*** Phyt. **PULS.** Ros-d. ***sang.*** Sang-n. Sep. **SIL.** Thiosin. Visc.

ÜBELLAUNIG – ***calc-p.*** **CHAM. CINA** Lyc. ***nux-v.*** Puls. Psor. Tub. Upa.

Erwachen, beim – **LYC. NUX-V.**
ungesundes Aussehen; unerträglicher Geruch – ***psor.***
wechselhafte Laune; blaß und frostig – ***puls.***

UNGEHORSAME Kinder – ***cham. chin. cina*** Med. Thuj. ***tub.*** Verat.

UNVERSCHÄMT, ANMASSEND – Sac-alb.

UNZUFRIEDENE Kinder – Calc-p. Carc. ***cham. cina tub.***

VAGINALER AUSFLUSS bei kleinen Mädchen – ***asper.*** Bar-c. Bufo ***calc.*** Calc-p. ***cann-s.*** Carb-ac. Carb-v. ***caul.*** Caust. ***cina cub.*** Hydr. Kali-p. Mang. Med. **MERC.** ***merc-j-f. mill. puls.*** Senec. **SEP.** ***syph.*** Viol-t.

beißend – Cub.
gelb – Merc-j-f.
Kleinkindern, bei – Cann-j. Cann-s.

VERDRIESSLICH – ***ant-c. ant-t.*** Ars. Bor. Calc. **CHAM.** ***cina*** Graph. Hep. Psor. ***puls.*** Rheum Sac-alb. Sil.

angesprochen, wenn – ***nat-m.***
frühmorgens – **STAPH.**

getragen zu werden, verlangt – Benz-ac. Cham.
weint, wenn es berührt wird – **ANT-C.**

VERLEGENHEIT, Beschwerden durch – Anac. Arg-n. Coloc. Gels. **IGN.** Kali-br. **LYC. NAT-M.** ***op.*** Ph-ac. Plat. Sep. ***staph.*** **SULPH.**

VERPFLICHTUNGEN; mag keine Verpflichtungen übernehmen – **LYC.** ***med.*** Phos.
Unfähig, Verpflichtungen zu übernehmen – Fl-ac., Lyc.
Überverantwortlichkeit – Aur. ***calc.*** Calc-p. ***carc.*** Ign. Nat-m. Nat-s.

VERSCHLINGT alle möglichen Dinge – ***sulph.***

VERSTECKEN, möchte sich – Ars. Aur. ***bar-c.*** **BELL.** Camph. Chlol. ***chlor.*** Cupr. Eug. ***bell.*** Hyos. ***ign.*** Lach. ***puls.*** **STAPH.** ***stram.*** Tarent.
Fremden, vor – Bar-c.
Furcht, aus – ***ars. bell.*** Cupr.
Angriff, aus Furcht vor einem – Tarent.
Gegenstände, versteckt – Bell.
Glaubt, alle Besucher lachen es aus und versteckt sich hinter den Möbeln – ***bar-c.***
rennt weg und versteckt sich – Meli.

VERSTOPFUNG (siehe OBSTIPATION)

VERWEICHLICHTE JUNGEN – ***calc.*** **LYC.** Med. ***plat.*** **PULS.** ***sil.*** Staph. **THUJ.**

WASCHEN, Abneigung gegen – Am-c. **SULPH.**

WACHSTUMSSCHMERZEN – Acon. Agar. Bell. Calc. **CALC-P.** ***ferr-ac. guaj.*** Mang. Ol-an. **PH-AC.** Phos. Sil.
Beinen, in den – Bell. **CALC-P.** Cimic. ***eup-per.*** **GUAJ.** Kali-p. Mag-aust. Mag-p. Mang. Nat-p. **PH-AC.**
nachts – Calc-p.

WÄCHST zu schnell – ***calc.*** **CALC-P.** Ferr. Ferr-ac. Irid. Jod. Kreos. **PH-AC. Phos.**
Längenwachstum, zu schnelles – ***calc. calc-p.*** Ferr. Hippoz. Ferr-ac. Irid. Jod. Kreos. ***ph-ac. Phos.***

WEINEN bei Kindern – ***ars. bell. bor. camph.*** Carc. Caust. **CHAM.** Chin. Cina ***coff. graph. hyos. ign. jal. kali-c. lyc. nit-ac.*** **PULS. RHEUM** ***seneg. sil.***

Erwachen, beim – Alum. Am-c. Am-m. Ant-t. Arn. Bell. Bor. Bufo Carb-an. Chin-s. ***cic.*** Cina Guaj. Hyos. Kali-j. Lach. Lyc. ***mag-c.*** Merc. Nicc. Nux-v. Op. Paull. Phos. Plan. Puls. Raph. Ruta Sabad. Sep. Sil. ***stram.*** Sulph.

Fieber, während – **ACON.** ***anac. ant-c.*** Apis **BELL.** Bry. Calc. ***caps.*** Cham. Coff. Cupr. Graph. Ign.Ip. ***lyc. petr.*** Plat. **PULS.** ***spig.*** **SPONG.** ***stram.*** Sulph. Til. Vac. Verat.

getragen, wenn – Chel. Cina Sil.

Kind ist nur ruhig, wenn es getragen wird – **CHAM.** Cina.

herzzerreißend, wenn getragen – ***cina.*** Sil.

Husten, während – Ant-t. Arn. Ars. ***bad. bell. cain.*** Cham. Chin. ***cina*** **HEP.** Ip. Lyc. Osm. Ph-ac. Samb. Sep. Sil. Spong. Sulph. Verat.

Keuchhusten, bei – ***ant-t. arn. caust.***

nach – Arn. Bell. Caps. Cina Hep. Op.

vor – Ant-t. ***arn.*** **BELL.** Bor. **BRY. HEP.** Phos.

lautes – Acon. Alum. Carb-an. ***cham.*** Cic. ***cocc.*** Coff. Con. Crot-c. Cupr. ***hep.*** Hyos. ***ign.*** Kali-c. Lob. **LYC.** Lyss. ***mag-p.*** Merc. Nat-c. Nat-m. Nux-v. ***op.*** Phos. Plat. Plb. Plect. Puls. Sabin. ***sep.*** Staph. ***stram.*** Sulph.

nachts – Arund. ***bor. lac-c. psor. rheum.***

die ganze Nacht über unruhig – Ars. ***psor. rheum.***

Säuglingen, bei – ***acon.*** Ars. Bell. Bor. Calc. ***carc. cham.*** Coff. Ign. Ip. Jal. ***puls. rhod.*** Senn. Syph. Thuj.

Geburt, seit der – Acon. Carc. Cham. Syph.

Trost verschlechtert – Bell. Cact Calc. ***calc-p.*** Cham. Chin. Hell. **IGN.** Kali-c. Lil-t. Lyc. Merc. Nat-c. **NAT-M.** Nit-ac. Nux -v. ***plat.*** **SEP. SIL.** Staph. Sulph. ***tarent.*** Thuj.

bessert – ***puls.***

Widerspruch, durch – ***nux-v.*** Stram. Tarent.

Willen nicht bekommt, wenn es seinen – Calc-p. Cham. **CINA** Tub.

Wimmern – ***ars. aur.*** Bell. Calc. Canth. Caust. ***cham. chin.*** Cic. Cocc. Colch. Cupr. Hyos. Ign. ***ip. kreos. merc.*** Nit-ac. Nux-v. Phos. **PULS.** Rheum Rhus-t. Squil. Stram. Sulph. Verat. Zinc.

nachts – Ars. Phos.

Schlaf, während – Alum. Anac. ***arn. ars. aur. bar-c. bry.*** Calc. ***caust. cham.*** Chin. ***hyos. ign.*** Ip. Lach. Lyc. Merc. Nat-m. ***nit-ac. nux-v.*** Op. Ph-ac. Phos. Puls. Rheum Sil. Stann. Sulph. Verat.

Zorn, bei – Zinc.

Zahnung, aufgrund von schwieriger – Cham. ***phyt.***

WIMPERN, feine – Phos.

WINDELAUSSCHLAG (siehe auch ANUS) – ***bapt. bor.*** Bry. ***kali-chl. merc. merc-c. mur-ac. nit-ac. sulph.*** **SUL-AC.**

WINDPOCKEN – Acon. **ANT-C.** ***ant-t.*** Ars. Asaf. ***bell.*** Canth. ***carb-v.*** Caust. Coff. Con. Cycl. Hyos. Ip. ***led. merc.*** Nat-c. Nat-m. **PULS. RHUS-T.** ***sep.*** Sil. **SULPH.** ***thuj.***

WIRBELSÄULENVERKRÜMMUNG – **ASAF.** Aur. Bar-c. ***Bar-m.*** **CALC. CALC-F.** Calc-j. **CALC-P. CALC-S.** Carb-s. ***Carb-v. con.*** Dros. Ferr-j. Hecla Hep. ***lyc. merc.*** **MERC-C.** Op. **PH-AC. PHOS.** Psor. ***puls.*** Sep. **SIL. SULPH.** Tarent. Ther. Thuj.

Rückenlage, liegt in, mit hochgezogenen Knien – **MERC-C.**

Schmerzen der Wirbelsäule, mit – ***aesc.*** Hecla **LYC. SIL.**

Halswirbelsäule – ***calc.*** Phos. ***syph.***

thorakal – Bar-c. Bufo ***calc. calc-s. con. lyc.*** Plb. ***puls. rhus-t. sil. sulph. syph.*** Thuj.

WÜRMER – Acon. Aesc. All-c. All-s. ***ambro.*** Apoc. Apoc-a. Arg-n. ***ars.*** Art-v. Bapt. Bell. Calad. ***calc.*** Carb-v. Carc. ***chelo.*** Chin. Cupr-ac. Cupr-o. ***cic.*** **CINA** Dol. ***ferr. ferr-m.*** Ferr-s. Fil. ***gran.*** Graph. Helm. Ign. Indg. Ip. Kali-m. Lyc. Med. Merc. Merc-c. Morg. ***naphtin.*** **NAT-M. NAT-P.** ***nux-m.*** Nux-v. Passi. Petr. Podo. Puls. Quas. ***rat. ruta sabad. sant.*** Sec. ***sil. sin-n.*** **SPIG.** Spong. Squil. ***stann.*** **SULPH.** Sumb. ***ter.*** Teucr. Tub. ***valer.*** Verat. Viol-o. Viol-t.

Ankylostomiasis (Hakenwürmer) – Carb-chl. Chen-a. ***thymol.***

Oxyuren (Madenwürmer) – Abrot. Acet-ac Aco. Aesc Agn. Ant-c. Ant-t. ***ars.*** Asar. Asc-t. Bapt. **BAR-C.** Bar-m. ***calc.*** Carb-s. Carb-v. ***chelo.*** Chin. ***cina*** Crot-t. Cupr. Dig. Dol. ***ferr.*** Ferr-m. Gran.Graph. Grat. Hyos. ***ign. indg.*** Kali-chl. Lyc. Mag-c. ***mag-s.*** Merc. Merc-d. Naphtin. **NAT-M.** ***nat-p.*** Nux-v. Petr. Phos. Pon-s. Plat. ***ptel. rat.*** **SABAD.** ***sant. scirr. sep.*** Sil. ***sin-n. spig. spong.*** Squil. Stann. ***sulph.*** Tell.**TER.** ***teucr.*** Thuj. Urt-u. ***valer.*** Viol-o.

Jucken des Anus durch Würmer – ***calc.*** Calc-f. Chin. ***cina ferr.*** Ign. ***nat-p. sabad.*** Sin-a. ***teucr. urt-u.***

Kindern besonders zu berücksichtigen, bei – **CALC.** ***carc.*** **CINA** ***ga-ert. ign. lyc.*** **NAT-P.** ***nux-m. ruta*** **SPIG.**

bei Zahnung, mit Verstopfung – ***dol.***
schwierige Zahnung – **SIL.**
Masturbation, mit – Calad.
Verhaltensschwierigkeiten – **CINA.**

Kopfschmerzen bei Würmern – ***calc.*** Chin. ***cina graph.*** Nux-v. Plat. Sabad. ***sil.*** Spig. ***sulph.***

Lumbrikoide (Spülwürmer, Askariden) – Acon. All-s. Anac. ***ars.*** Asar. Bar-c. Bell. Calc. Carb-s. Cic. Chem. ***chel.*** **CINA** ***ferr-s. gran.*** Graph. Hyos. Kali-c. Lyc. Mag-c. Merc. Nat-m. Nux-v. Rhus-t. Ruta ***sabad.*** Sec. ***sil.*** **SPIG.** Stann. **SULPH.** Ter.

Nerven- und Augenbeschwerden – Art-v. Cina.

Taenien – ***ail.*** Arg-n. **CALC.** ***carb-an.*** Carb-s. ***carb-v.*** Chin. Cina Cupr. Cupr-ac. Cur. ***fil. form.*** Frag-v. ***gran. graph.*** Grat. Kali-c. Kali-j. Mag-m. Merc. ***nat-c.*** Nat-s. Nux-v. Ptr. Phos. ***plat. puls. sabad.*** Sant. ***sep.***

Trichinen – Ars. Bapt. Cina.

WUNDHEIT (siehe ANUS)

ZAHNUNG, Beschwerden bei der

ZAHNUNG, Beschwerden bei der – **ACON.** ***aeth.*** Am-c. ***ant-c. ant-t. apis arn.*** **ARS.** Arund. **BELL.** ***bism.*** **BOR.** ***bry.*** **CALC.** Calc-f. **CALC-P.** ***canth. caust.*** **CHAM.** Cheir. Chor. Cic. Cimic. ***cina coff. colch. coloc.*** Cupr. Cypr. ***dol. dulc. ferr. ferr-p. gels. graph. hecla hell.*** Hep. Hyos. ***ign. ip. kali-br. kreos. lyc. mag-c.*** Mag-p. **MERC.** ***merc-c.*** Mill. Nat-m. Pit-ac. ***nux-v.*** Op. Passi. ***phyt.*** Plat. ***podo.*** Puls. ***rheum*** Scut. Sec. Sep. **SIL.** Sol-n. Stann. **STAPH. SULPH.** Syph. ***ter.*** Tub. Tub-k. Zinc. Zinc-br.

Augensymptomen, mit – Bell. Calc. Puls.

Diarrhoe, mit – Acet-ac. Aeth. Apoc. ***ars.*** Arund. ***calc.*** Calc-ac. ***calc-p. cham.*** Ferr-p. Ip. Jal. Kreos. Mag-c. ***mag-p.*** Merc. Olnd. Phos. ***phyt.*** Podo. Puls. Rheum ***sil.***

Effusion des Gehirns, mit drohender – ***apis*** Hell. Tub. ***zinc-m.***

Hirn und Nervensymptome – Acon. Agar. ***bell. cham.*** Cimic. Cypr. Dol. ***hell.*** Kali-br. ***podo.*** Sol-n. Ter. ***zinc.***

Husten, mit – Acon. Bell. Ferr-p. Kreos.

Intertrigo, mit – Caust. Lyc.

Konvulsionen, mit – ***bell.*** Calc. ***cham. cic.*** Cupr. Glon. Kali-br. ***mag-p.*** Sol-n. Stann.

langsame (verzögerte) Zahnung – Aster. **CALC.** Calc-f. **CALC-P.** ***fl-ac.*** Mag-c. Mag-m. Mag-p. Merc. Nep. Phos. **SIL.** Sulfa. ***sulph.*** Thuj. **TUB.** Zinc.

Milch, mit Unverdaulichkeit von – Aeth. Calc. ***mag-m.***
Obstipation, allgemeiner Reizung und Kachexie, bei – ***kreos.*** Nux-v. Op.
Schlaflosigkeit, mit – Bell. Cham. ***coff. cypr.*** Kreos. Passi. Scut.
Speichelfluß, mit – Bor.
Saurer Geruch des Körpers – Kreos.
Schwäche, Blässe, Reizbarkeit und muß schnell getragen werden – Ars.
Taubheit, Otorrhoe und verstopfte Nase, mit – Cheir.
Würmern, mit – ***cina*** Merc. Stann.

ZEPHALHÄMATOM – ***calc-f. merc.*** **SIL.**

ZURÜCKGEBLIEBEN, geistig – Absin. ***aeth.*** Agar. Anac. Anan. Ant-c. **BAR-C.** ***bar-m.*** Bell. ***bufo calc-p.*** Caps. ***carb-s.*** **CARC.** Cent. Cham. Chlol. ***hell.*** Hyos. ***med.*** Merc. Nat-m. Nux-m. ***phos.*** Plb. Sars. Tab. ***tub.***

ZURÜCKWEISUNG, emotionale, macht Beschwerden – Ign. **NAT-M.** Puls. **STAPH.** Thuj.

ZWERGWUCHS, Zwergenhaftigkeit – Ambr. Aster. Bac. **BAR-C.** ***bar-m.*** Bor. ***calc.*** **CALC-P.** ***carb-s. carc. con.*** Jod. Lyc. Mag-m. ***med.*** Merc. Merc-pr.-a. Nat-m. Nep. ***ol-j.*** Op. Ph-ac. Sec. ***sil.*** Sulfa. **SULPH.** Syph. Thyr. Tub. Zinc.

ZYANOSE bei Neugeborenen – Arn. Ars. ***bor. cact. camph. carb-v.*** Chin. **DIG. LACH. LAUR.** ***naja*** Op. ***phos.*** Psor. Rhus-t. Sec. Sulph.

Index

Arzneimittel-Index

1) Hahnemann, Samuel; Reine Arzneimittellehre.
2) Hahnemann, Samuel; Die chronischen Krankheiten; 2., viel vermehrte Auflage.
3) Jahr, Georg H. G.; Handbuch der Haupt-Anzeigen für die richtige Wahl der homöopathischen Heilmittel, 2., umgearbeitete, verbesserte und vermehrte Ausgabe.
4) Jahr, Georg, H. G., Ausführlicher Symptomen-Kodex der homöopathischen Arzneimittellehre. Erster Teil. Übersicht der homöopathischen Heilmittel in ihren Erstwirkungen und Heilanzeigen.
5) Noack, Alphons; Trinks, Carl Friedrich; Handbuch der homöopathischen Arzneimittellehre, Erster Band; und Trinks, Carl Friedrich; Müller, Clotar; Handbuch der homöopathischen Arzneimittellehre.
6) Allen, Timothy Field; The Encyclopedia of Pure Materia Medica.
7) Clarke, John Henry; Dictionary of Practical Materia Medica.
8) Guernsey, Henry N.; Keynotes to the Materia Medica; As taught by Henry N. Guernsey, edited by Joseph C. Guernsey.
9) Hale, Edwin Moses; Materia Medica and special Therapeutics of the New Remedies, 5. ed., Vol. 1., 2.
10) Hering, Constantin; The Guiding Symptoms of our Materia Medica.
11) Hughes, Richard and Dake; J. P. (ed.) A Cyclopedia of Drug Pathogenesy.
12) Lippe, Adolph von; Text Book of Materia Medica.
13) Teste, Alphonse; The Homoeopathic Materia Medica, Arranged Systematically and Practically, transl. from the French and ed. by Charles J. Hempel.
14) Kent, James T.; Lectures on Homoeopathic Materia Medica.
15) Allen, H. C.; Keynotes and Characteristics with Comparisons; eighth Edition.
16) Boericke, William; Pocket Manual of Homoeopathic Materia Medica; ninth Edition.
17) Santwani, M. T.; Common Ailmentes of Children and their Homoeopathic Treatment.
18) Lillenthal, Samuel; Homöopathische Therapeutika, Band 1-5, deutsche erweiterte Ausgabe.

Für die Erstellung des Repertoriums wurden außerdem verwendet:
Kent; James Tyler; Repertory of the Homoeopathic Materia Medica, sixth Edition.
Knerr, C. B., A Repertory of Hering's Guiding Symptoms of our Materia Medica.
Murphy, Robin; Homoeopathic Medical Repertory.

SIMILIMUM VERLAG · ALEKSANDAR STEFANOVIC

HOMÖOPATHISCHE LITERATUR • STOCKUM 8 • D-53809 RUPPICHTEROTH • ✆ 02247-89744 • FAX 12182

C. M. Boger

Synoptik Key – kurzgefaßter Arzneimittelschlüssel

Deutsche Übersetzung, ca. 400 Seiten, geb., handliches Taschenformat.
Subskriptionspreis bis Erscheinen (Frühling 2001) DM 89,–;
danach DM 99,–.

ISBN 3-930256-30-4

Die Würze der Kürze! Ursprünglich als Leitfaden für Schüler der Homöopathie verfaßt, hat sich dieses handliche Pocket-Manual als genialer Arzneimittelfinder erwiesen.

Das wirklich wesentliche von 328 Arzneien.

Idealer Begleiter außer Haus und auf der Reise.

Materia medica und Repertorium in einem.

Nutzen Sie den Subskriptionsvorteil!

SIMILIMUM VERLAG ALEKSANDAR STEFANOVIC

HOMÖOPATHISCHE LITERATUR • STOCKUM 8 • D-53809 RUPPICHTEROTH • ✆ 02247 - 89744 • FAX 12182

In Vorbereitung

F. Kroschewski-König

Grundlegende Prinzipien in der Homöopathie

Ein Lehr- und Arbeitsbuch, das über die Grundlagen hinausführt.

Ca. 300 Seiten, geb.; mit beiliegender CD-Rom. Erscheint voraussichtlich im Sommer 2001. Subskriptionspreis DM 59,—; nach Erscheinen DM 69,—.

ISBN 3-930256-42-8

Eine fundiert aufgebaute Darstellung der grundlegenden Prinzipien zum Verständnis und Anwendung der Homöopathie.

Aus dem Inhalt:

Das vollständige Symptom als wesentliche Grundlage der homöopathischen Arzneimittelfindung. Der „krankmachende" Reiz und die individuelle Empfänglichkeit des Patienten. Konditionierung und Kompensation. Zwangsmuster des Patienten. Fallbeispiele mit Analysen und vieles mehr.

Inclusive CD-Rom: mit Videosequenzen behandelter Fälle; Videoanimationen (mit Text unterlegt); Fotodarstellungen.

Nutzen Sie den Subskriptionsvorteil!